Biopsychologie der Emotionen

Biopsychologie der Emotionen

Studien zu Aktiviertheit und Emotionalität

von Rainer Bösel

mit Beiträgen von
Jürgen H. Otto und Rainer Wieland-Eckelmann

Walter de Gruyter
Berlin · New York 1986

Prof. Dr. Rainer Bösel
Freie Universität Berlin
Fachbereich Philosophie und Sozialwissenschaften 1
Psychologisches Institut
Habelschwerdter Allee 45
1000 Berlin 33

Das Buch enthält 73 Abbildungen und 10 Tabellen

CIP-Kurztitelaufnahme der Deutschen Bibliothek

Bösel, Rainer:
Biopsychologie der Emotionen : Studien zu Aktiviertheit u. Emotionalität / von Rainer Bösel. Mit Beitr. von Jürgen H. Otto u. Rainer Wieland-Eckelmann. - Berlin ; New York : de Gruyter, 1986.
ISBN 3-11-010961-1

Druck: Gerike GmbH, Berlin. - Bindung: Dieter Mikolai, Berlin.

Vorwort

Aktiviertheit im Sinne von körperlicher Erregtheit wird seit W. B. Cannon als Ursache bzw. als Begleiterscheinung von Emotionalität angesehen. Unter Emotionalität wird hier die Gefühlsgeleitetheit von Urteilen und Handlungen, sowie der Bericht über die eigene Aufgeregtheit verstanden. Gibt es Entsprechungen zwischen bestimmten Gefühlen und Syndromen körperlicher Erregtheit? In welchem Verhältnis stehen gedankliche und körperliche Prozesse?

Aufbauend auf den evolutionsbiologischen Grundlagen der emotionssteuernden Gehirnteile werden die Syndrome erklärt und diskutiert, die man neuropsychologisch unterscheiden kann. In seltenen Fällen werden solche Syndrome bereits verhaltensrelevant. Meist tragen sie nur zu einer Aufmerksamkeitsverschiebung bei, die Auswirkungen auf den Selbstbericht über die emotionale Befindlichkeit und auf die Bewertung und Verarbeitung von Sinnesinformation hat. Spätestens dann setzt ein bio-kognitiver Selbstregulationsprozeß ein, der Gegenstand mehrerer Emotionstheorien ist. Die Rolle von emotionalen Vorstellungsbildern und aggregierten Informationen über emotionale Vorgänge wird besprochen. Komponenten von Selbstregulationsprozessen sind Gedanken, körperliche Erregungsprozesse und/oder Handlungen, die ihrerseits Befinden und kognitive Verarbeitung beeinflussen. Schließlich wird die besondere Rolle von Emotionalität im sozialen Kontext in einem abschließenden Kapitel behandelt.

Im Anhang befindet sich eine kurzgefaßte Anatomie des limbischen Systems, ein Versuch einer formalen Theorie der Gefühle und einige paradigmatische Anordnungen für eine experimentelle Analyse.

Vorausgesetzt werden beim Leser Grundkenntnisse der Physiologischen Psychologie. Ziel des Buches ist, zu weiteren Forschungen in diesem spannenden Problemfeld zwischen Körper und Geist anzuregen. Dann hätte es seinen Zweck erfüllt.

Den Herren Drs. Otto und Wieland-Eckelmann danke ich für ihre wertvollen Beiträge. Die Abbildungen sind Verkleinerungen von Um- bzw. Originalzeichnungen, die von mir stammen. Bei der Schreibarbeit am Textverarbeitungssystem hat mir Frau Laaser geholfen, die Literaturliste erstellte Frau Müller. Schließlich möchte ich noch meiner Frau danken, die mich im persönlichen Bereich unterstützte.

Berlin, im Juni 1986 Rainer Bösel

Inhalt

EINLEITUNG

1. Aktiviertheit und Emotionalität

Aktiviertheit im Sinne von körperlicher Erregtheit wird seit W.B. Cannon als Ursache bzw. als Begleiterscheinung von Emotionalität angesehen. Unter Emotionalität wollen wir hier die Gefühlsgeleitetheit von Urteilen und Handlungen, sowie den Bericht über die eigene Aufgeregtheit verstehen. Gibt es Entsprechungen zwischen bestimmten Gefühlen und Syndromen körperlicher Erregtheit? In welchem Verhältnis stehen gedankliche und körperliche Prozesse überhaupt?

Aktiviertheit ist ein Erklärungsbegriff innerhalb der Vielfalt psychophysischer Zustände. Er soll Zustände des Organismus (und damit in der Regel des Nervensystems) beschreiben, die als Globalreaktion (mass reaction) auf Umwelteinflüsse aufgefaßt werden können (vgl. Fahrenberg 1980). Für die Herstellung und Veränderung dieser Zustände werden abgrenzbare Strukturen und eigenständige Prozesse verantwortlich gemacht (emotionaler Aspekt). Deren Tätigkeit soll sinnvollerweise auch so interpretiert werden können, daß sie die Reaktionslage des Organismus in Richtung auf eine Bereitschaft zu einer bestimmten Klasse von Verhaltensweisen verschiebt (motivationaler Aspekt).

Bezeichnungen wie Aktivierung, Aktivation und Arousal werden nicht immer einheitlich verwendet. Im deutschsprachigen Raum wird Aktivierung und Aktivation weitgehend synonym verwendet, und zwar zur Bezeichnung einer Zustandsveränderung. Der Zustand, Aktiviertheit oder activation, ist jeweils durch eine bestimmte Reaktionslage gekennzeichnet (vgl. auch Fahrenberg et al. 1979, S. 12; Schandry 1981, S. 45). Die Bezeichnung Arousal wird häufig kurzzeitigen Zustandverschiebungen vorbehalten, die als organismische Reaktion im Zusammenhang mit dem Prozeß der Informationsaufnahme gesehen werden (vgl. Pribram und McGuinness 1975).

In zahlreichen Aktivierungskonzepten herrscht die Vorstellung, daß der Organismuszustand durch eine eindimensional variierende Zustandsgröße beschrieben werden könnte (Lindsley 1951, 1970). Um die emotionale Vielfalt beschreiben und erklären zu können, bedarf es allerdings noch der Existenz spezifizierender ("kognitiver") Prozesse, die die Verbindung von Aktiviertheit und verhaltensrelevanter Emotionalität herstellen (Schachter 1964, 1975). In dieser Tradition wird Aktivierung häufig als Vorbereitung für (motorische) Aktivität bzw. als Veränderung der Handlungsbereitschaft interpretiert (Duffy 1972, Janke 1974).

Aktivierung als integrative Globalfunktion des Organismus kann in sehr verschiedenen Verhaltensbereichen auftreten, sei es beim Übergang vom Schlafen zum Wachen, sei es bei vorsorglicher Anspannung vor Beanspruchungssituationen. Insofern handelt es sich um ein Globalkonzept, das Differenzierungen häufig nur auf der Dimension Erregung-Beruhigung erlaubt.

Der Erklärungswert einer solchen globalen, eindimensionalen Sichtweise bleibt naturgemäß beschränkt. Sie wurde vor allem von Lacey (1967) kritisiert, der demgegenüber eine anforderungsabhängige Fraktionierung (directoral fractioning) der Aktivierungsfunktionen sieht. Seither gibt es zahlreiche Versuche, in der Vielfalt einzelner Körperprozesse sinnvolle Zusammenhänge zu entdecken. Vor dem Hintergrund psychologisch relevanter Fragestellungen sollte eine repräsentative Zusammenfassung von Einzelfunktionen zu Globalzuständen bzw. Globalreaktionen des Organismus möglich sein.

Die Nützlichkeit solcher Versuche steht außer Zweifel. Im Bereich der psychologischen Konzeptbildung, wo innerorganismische Prozesse nur einen zweitrangigen Platz einnehmen können, sollten wenigstens einige repräsentative Dimensionen des Orgamismuszustandes berücksichtigbar sein. Bei psychophysiologischen Untersuchungen, deren Anliegen es ist, möglichst differenzierte Aussagen über die organismische Reaktivität unter ausgewählten Bedingungen zu machen, ist wieder aus ethischen, versuchspraktischen und meßtechnischen Gründen eine Beschränkung auf repräsentative Kenngrößen notwendig. Aber auch in der neuropsychologischen Forschung gibt es Evidenzen dafür, daß in den höheren Anteilen des Nervensystems Impulsmuster auftreten, die offenbar Klassen von sehr komplexen, gesamtkörperlichen Zuständen repräsentieren.

Ist das noch Aktivierungsforschung? Von physiologisch orientierten Psychologen wurde ohnehin seit jeher ein enger Zusammenhang zwischen physiologischer Aktivierung und den Qualitäten emotionalen Erlebens gesehen, der über eine bloße Anregung hinausgeht.

Spätestens seit Cannon (1927) wird, wie erwähnt, Aktivation immer wieder als Grundlage von Emotionalität angesehen (vgl. Böcher 1976). Kontrovers bleibt, mit welcher Differenziertheit die Aktivität bestimmter neuraler Strukturen kognitive, körperliche und Handlungsprozesse korrespondierend beeinflußt. Außerdem wurde auch in der klassischen Aktivierungsforschung nie gänzlich auf die Erhebung differenzierter Selbstberichtsdaten verzichtet, wiewohl deren geringe Kovariation mit den physiologischen Indikatoren immer wieder bedauert wurde (Schönpflug 1969, Fahrenberg 1979).

In der jüngeren Geschichte der Aktivierungsforschung gab es zahlreiche Versuche, zu einer sinnvollen, globalen Klassifizierung von Einzelprozessen des Körpers zu gelangen (vgl. z.B. Schandry 1981). Der bislang wohl umfassendste Versuch beruht auf multivariater Analyse von Aktivierungskenngrößen. Dabei sollte auf der Basis von Kovariationen zwischen und innerhalb möglichst vieler Kennwerte (von Fahrenberg et al. 1979 wurden 161 erfaßt) auf innerorganismische Funktionssysteme geschlossen werden. Diese könnten dann durch "Leitvariablen" indiziert werden, deren Profil unterschiedliche Aktiviertheitszustände kennzeichnen.

Ohne daß hier im einzelnen auf die von Fahrenberg et al (1979) gefundenen acht Leitvariablen eingegangen werden soll, müssen doch zumindest drei grundsätzliche Probleme bei einem solchen multivariaten Vorgeben angeführt werden.

1. Psychophysiologische Variablen weisen wegen der hohen funktionellen Flexibilität der beobachteten Systeme erfahrungsgemäß nur geringe Kovariationen auf.

2. Die große Anzahl der in einer multivariaten Analyse berücksichtigten Variablen darf nicht darüber hinwegtäuschen, daß diese Anzahl auf Grund einer systematischen Auswahl beschränkt ist. Implizite Konzepte und die methodisch bedingte Auswahl beeinflussen in hohem Grade direkt die qualitativen Aussagen der Ergebnisse. Insbesondere hat es ohne Zweifel einen erheblichen Einfluß auf die Gestalt der gewonnenen Klassen, wenn aus methodologischen Gründen zentrale Indizes weggelassen werden.

3. Die Gestalt der Klassen wird auch durch die gewählte Klassenzahl bestimmt. Post facto muß eine Entscheidung getroffen werden, welche Zahl von Klassen gerade noch sinnvoll interpretiert werden und einschlägigen Validierungsstudien zugemutet werden kann.

Demgegenüber sind auch andere Strategien denkbar und angewandt worden, nach denen eine eng zusammenhängende und - im mikroskopischen Bereich - zufällig variierende Vielfalt heuristisch sinnvoll klassifiziert werden kann. So bietet sich eine Analyse nach kausalgenetischen Prinzipien an, die im Falle psychophysischer Reaktivität auf stammesgeschichtlichen Argumenten aufbauen müßte (Gray 1982, Obuchowski 1982). Ein anderer Ansatz könnte von der Definition globaler Funktionsbereiche ausgehen, denen bestimmte psychophysische Mechanismen zugeordnet werden können. Dabei kann die Definition der Funktionsbereiche vom funktionellen Substrat her gewonnen werden, d.h. also aus dem funktionellen Aufbau des Nervensystems erschlossen werden (z.B. Routtenberg 1968, Pribram und McGuinness 1975). Grundfunktionen des Organismus können aber auch aus Konzepten zur Einordnung der Verhaltensvielfalt erschlossen werden (z.B. Lacey und Lacey 1974, Pribram und Tubbs 1967, Schönpflug 1979).

Die konzeptionelle Vielfalt der genannten Strategien darf allerdings nicht darüber hinwegtäuschen, daß ihnen ein gemeinsames Ziel zugrundeliegt: Die Reduktion der Verhaltensvielfalt auf Kategorien, die einen heuristischen Wert für die Psychologie besitzen. Dies hat mitunter einen fatalen Nebeneffekt. So wird implizit oder auch ausdrücklich in neuropsychologischen Ansätzen mit Begriffen operiert, die häufig einem vergleichsweise beliebig ausgewählten psychologischen Konzept entstammen. Paradox wird die Situation, wenn - wie es leider in zahlreichen Lehrbüchern mit psychophysiologischen Themen geschieht - zusätzlich aus der Komplexität der neuralen Strukturen Teilstrukturen zu Einheiten zusammengefaßt werden, deren funktioneller Zusammenhang mit schlecht validierbaren psychologischen Konstrukten z.B. aus dem Bereich der Emotionspsychologie, begründet wird.

Etwas strengeren Kriterien müssen phylogenetisch und neuroethologisch motivierte Aktivierungskonzepte genügen. Hinter ihnen steht die große Tradition von Verhaltensbiologie, Verhaltensphysiologie, Verhaltenstheorie und neuerdings Verhaltensgenetik. Auf Grund dieser Restriktionen ist es in der Regel schwierig, eine Anpassung oder Korespondenz zur traditionellen psychologischen Konzeptbildung herzustellen (vgl. Schurig 1975, Immelmann 1979, Ewert 1976). Die Überwindung dieser Kluft durch Hypothesen zur spezifisch menschlichen Verhaltensgenese im Tier-Mensch-Übergangsfeld ist häufig durch schwer belegbare Zusatzannahmen belastet. Emotionspsychologisch relevante Befunde aus der Biologie der Verhaltensentwicklung beim Menschen sind bislang noch selten.

Die klassischen Aktivierungskonzepte (Duffy 1962; aber auch Routtenberg

1968 und Pribram & McGuinness 1975) sind jedoch ergänzungsbedürftig. Auch muß die Vorstellung von einer klar umgrenzbaren anatomischen Struktur, die für einen bestimmten Aktivierungsprozeß oder gar für eine Komponente einer bestimmten Emotion zuständig ist, korrigiert werden. Einzelne "Aktivierungssysteme" lassen sich wahrscheinlich nicht einmal durch einen Transmitterstoff charakterisieren, wiewohl im folgenden mitunter von noradrenerger oder cholinerger Aktivierung die Rede sein wird. Vielmehr sollte man sich am Muster der Erregungsverteilung orientieren, daß als Abbild der Interaktion im dynamischen innerorganismischen Wirkgefüge zu verstehen ist. Die vegetative Physiologie liefert hier erst Informationen "aus zweiter Hand".

Im folgenden soll versucht werden, zwischen allgemein-biologischen Voraussetzungen und funktionellen Beschreibungen des Nervensystems einerseits und aktivierungstheoretischen Befunden andererseits Korrespondenzen aufzudecken, die innerhalb der psychologischen Konzeptbildung einordenbar sind. Auf Grund dieser Korrespondenzen soll im Bereich der Emotionsforschung auf einige grundlegende innerorganismische Mechanismen und Strukturen geschlossen werden.

Aktivierung wird unter dieser Perspektive als integrative Globalfunktion des Organismus auf der Basis des Wirkens von neuralen Aktivierungssystemen verstanden, die in mehr oder weniger enger funktionaler und zeitlicher Kopplung in bestimmte kortikale, vegetative und motorische Prozesse steuernd eingreifen. Infolge dieser Regulation werden Veränderungen im Erleben und Selbstbericht, im offenen Verhalten und auf den peripher-physiologischen und zentralen Indikatoren erkennbar (Abb. 1).

Indikatorebenen und Datenniveau bleiben unter diesen Voraussetzungen aber ebenso wie in der klassischen Aktivierungsforschung zunächst noch völlig offen.

Den Fortschritt sehen wir aber (1) in der Hoffnung größerer Kovariationen zwischen den Meßebenen, solange man innerhalb einer Systemwirkung, dem "Aktivierungssyndrom", bleibt und (2) in der Zuversicht, zur Erklärung des Gesamtverhaltens brauchbarere Verhaltenseinheiten zu besitzen, als es im eindimensionalen Aktivierungskonstrukt mit all seinen Ausnahmeregeln vorliegt.

Bereits von der Alltagsanmutung her eröffnet sich hier - um nur ein Beispiel zu nennen - zumindest die Möglichkeit, zwischen den Formen von vitaler Aktiviertheit und ängstlicher Anspannung zu unterscheiden, was sicherlich auch ein zentrales Anliegen der klassischen Aktivierungsforschung ist. Wir werden dazu im Kapitel 4 ausführlicher Stellung nehmen.

Der potentielle Wert von differenzierten Aktivierungssyndromen der genannten Art hängt allerdings auch von deren Anzahl ab. Aus Gründen der vorhandenen Komplexität dürfte weder vom neurologischen Substrat her noch von der beobachtbaren Verhaltensvielfalt eine Beschränkung nach oben zu erwarten sein. Allerdings ist bei derartigen Klassifizierungsversuchen erfahrungsgemäß der heuristische Wert bei großen Anzahlen ebenso gering wie bei den Zahlen eins und zwei.

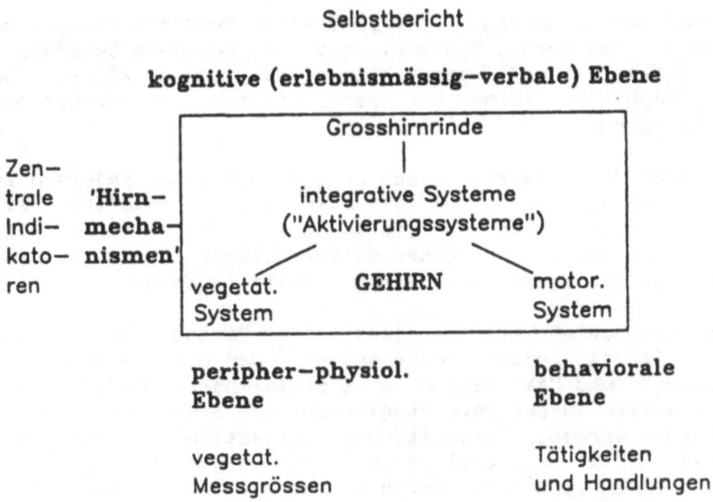

Abb. 1: Konzeptuelle Zusammenhänge zwischen dem "neurologischen Substrat", den klassischen Meßebenen und den wichtigsten Aktivierungs-Indikatoren.

Das Wundt'sche Konzept, das Kontinuum der Gefühle in drei Dimensionen abzubilden, scheint sich trotz aller Kritiken heuristisch ebenso zu bewähren wie die Versuche, aus dem emotionalen Ausdruck eine geringe Zahl von mitteilbaren Grundemotionen zu extrahieren, aus deren Mischung sich die Vielfalt der Gefühlswelt ergibt. (Auch darüber werden wir schwerpunktmäßig im Kapitel 4 ausführlicher zu berichten haben).

Nach unserer Darstellung der Geschichte der neuropsychologischen Aktivierungsforschung (Abschnitt 4) läßt sich eine Anzahl von sechs cerebro-behavioralen Syndromen angeben. Diese werden wir in den darauffolgenden Abschnitten detaillierter besprechen und es wird auch unter anderem die Frage zu erörtern sein, in welchem Verhältnis sie zu den Dimensionen der Gefühlswelt stehen.

Die Annahme von "Aktivierungssyndromen" stellt gewissermaßen ein Kernstück in unserem Aufbau von Konzepten der Aktiviertheit und Emotionalität dar. Deshalb sind noch einige Bemerkungen zum Kapitel 2 anzufügen. Ziel dieses Kapitels ist es, zunächst aktivierungstheoretisch bedeutsame Basissyndrome des Organismus zu unterscheiden, sie aufzulisten und sie zu brauchbaren Klassen zusammenzufassen. Der Schwerpunkt wird aber auch auf einer gewissen Vereinbarkeit der einzuführenden Konstrukte mit den bisher vorgestellten ethologischen Konzepten (den "verhaltens-theoretischen" im weitesten Sinn) liegen. Bezüglich der Einordnung anatomischer Details sei auf den Anhang verwiesen. Die dort erfolgte Auflistung ist keineswegs vollständig. Nicht auf alle der im Abschnitt 5 erwähnten ethologischen Prozesse kann ausführlich eingegangen werden. Über zahlreiche Funktionsmechanismen, wie z.B. den des serotoninergen Systems, ist noch zu wenig bekannt, um sie zufriedenstellend in das vorliegende Konzept einfügen zu können. Auch eine große Zahl psychophysiologischer Phänomene, wie z.B. das der Ermüdung, wird nur kurz erwähnt werden.

Zu den zu behandelnden, psychologisch bedeutsamen organismischen Zuständen liegen z.T. durchaus widersprüchliche Befunde vor. Insofern ist unsere Darstellung sicherlich noch auf vielen Ebenen korrekturbedürftig. Wie glauben jedoch, daß der Versuch einer differenzierten Aktivationskonzeption lohnt und auch auf dem derzeitigen Stand bereits fruchtbar sein kann.

Ein Problem besonderer Art entsteht beim Umgang mit eingeführten Bezeichnungen. Es ist nicht zu vermeiden, daß die eingangs erwähnten Beriffe "Arousal" und "Aktivation" eine etwas andere Bedeutung erhalten werden, als vielfach in der psychologischen Literatur üblich. Insbesondere wird vorgeschlagen werden, "Arousal" und "Aktivation" im Sinne von Pribram und McGuinness (1975) als zwei verschiedene organismische Prozesse zu verstehen, den einen verursacht durch einen Stop-Mechanismus, den anderen bedingt durch einen Go-Mechanismus. In teilweisem Gegensatz zu den genannten Autoren wird jedoch die Auffassung vertreten, daß "Aktivation" mit energetischer Mobilisierung assoziiert werden kann. "Arousal" wird als ein die Informationsaufnahme unterstützender Prozeß verstanden.

Im Abschnitt 7 werden die zur Grundlegung unseres Verständnisses von Aktivierung angeführten Aktivierungsprozesse bzw. Zustände von Aktiviertheit nocheinmal zusammenfassend kurz charakterisiert werden.

Auf welches Integrationsniveau (von Verhaltenseinheiten) beziehen sich diese Konzepte? Kardiosomatische Kopplungen lassen sich teilweise nur für sehr kurze Zeitspannen nachweisen und beziehen sich auf mikroskopische Prozesse. Befindesmessungen, die beispielsweise zwischen ängstlicher Anpannung und vitaler Aktivierung differenzieren, können dagegen Stimmungsverläufe über sehr lange Zeiträume bzw. makroskopische Prozesse betreffen.

Da wir im ersten Schritt unserer Konzeptbildung auf neuropsychologischen Befunden aufbauen wollen, stehen hier mikroskopische Verhaltensprozesse im Vordergrund. Ein Beispiel dafür ist der Versuch, die Orientierungsreaktion durch das Zusammenwirken von zwei oder drei Aktivierungsprozessen zu erklären (vgl. Abschnitt 11). Allerdings wäre es grob unangemessen, nur mit solchen Paradigmen Emotionspsychologie zu betreiben.

Gerade seitens der Neurowissenschaftler wird immer wieder auf den Unterschied zwischen biologisch programmierten Verhaltenstendenzen und menschlichen Emotionen hingewiesen (vgl. z.B. Vanderwolf und Goodale 1982). Jedoch können tierexperimentelle Befunde und die mikroskopische Verhaltensanalyse am Menschen dazu dienen, die "Sprache" unseres Nervensystems zu verstehen. Aus den einzelnen "Worten", die wir so zu lernen glauben, müssen dann die Nachrichten und Bedeutungen des emotionalen Geschehens zusammengesetzt gedacht werden. Allerdings schätzen wir diese "Worte" nicht gering ein: Auch sie können schon sehr bedeutungsvoll sein. So kann man sich leicht Paradigmen denken, in denen das eine oder andere Aktivierungssyndrom dominant vorherrscht (mit Bedacht wird in Abschnitt 5 bereits eine differenziertere Ethologiediskussion geführt). Solche Paradigmen sind besonders geeignet, Aktivierungsprozesse zu studieren. Umgekehrt erklärt Aktivierung hier in hohem Grade bereits das emotionale Verhalten. Die Kapitel 3 und 4 werden davon handeln.

Komplizierter wird es dort, wo durch verschiedenartige, mehr oder weniger gleichzeitig auftretende Beanspruchungen ein rascher Wechsel des Aktivierungsmusters zu erwarten ist. Einzelne Komponenten der wechselnden Syndrome können (wegen der Intensität oder wegen der Häufigkeit ihrer Mobilisierung) länger erhalten bleiben, verselbständigen sich gewissermaßen und greifen ihrerseits in das regulative Geschehen steuernd ein. Als Psychologe wird man hier die Informationsaggregation im Gedächtnis berücksichtigen müssen, als Physiologe kann man an langsame vegetative Anpassungen oder gar an hormonelle Veränderungen denken. Diesen "höheren Aggregationsprozessen", sind die Abschnitte ab Kapitel 5 gewidmet.

Der Zusammenhang von Emotion und Kognition, zweier seit altersher gesondert betrachteter Konstrukte in der Geschichte der Psychologie (vgl. Scherer, 1981), wird immer wieder betont und beschworen (vgl. z.B. Piaget, 1981). Dennoch existiert hier ein theoretisches Defizit und es besteht das Bedürfnis "... nach einem integrativen Modell der Relation von Emotion und Kognition" (Mandl & Huber, 1983, S. 8).

Ein Grund für dieses theoretische Defizit liegt sicherlich sowohl im generell niedrigen Forschungsstand der Gefühlsforschung (vgl. z.B. Debus, 1977, S. 157), als auch in den Defiziten der kognitiven Prozessforschung (vgl. z.B. Dörner, 1976, S. 141).Ein zusätzliches Hindernis für das Zustandekommen integrativer Konzeptionen liegt in der Gefahr, durch theoretische Brücken und Aussagen über Interaktionen den Dualismus zu zementieren (vgl. dazu ebenfalls Piaget, 1981, S. 5).

Traditionellerweise werden einerseits antezedent-motivationale Aspekte der Emotionalität betont, d.h. ihre präkognitive und verhaltensdeterminierende Funktion (z.B. Reykowski 1968; Holzkamp-Osterkamp 1975; Holzkamp 1983; Zajonc 1980, 1984). Andererseits werden im Anschluß an kognitive Theorien Emotionen als postkognitives Phänomen erklärt (Lazarus 1966, Schachter & Singer 1962; Valins 1967).

Aus neuropsychologischer Sicht gibt es keine 'kalte' Informationsverarbeitung. Wechselwirkungen zwischen emotionalen und kognitiven Prozessen treten nur mit Sekundärprozessen auf höherem Integrationsniveau auf (vgl. Abschnitt 20, z.B. Attributionen, Zuschreibungen oder interpretative Prozesse, wie sie von Schachter & Singer 1962; Valins 1967; Weiner 1980 angenommen werden).

Organismische Vorgänge intervenieren also nicht bei emotionalen (oder aufmerksamkeitsregulierenden) Personen sondern sie liegen ihnen zugrunde. Die neuropsychologische Grundlage der Emotionen ist ein Zusammenspiel allokortikaler und subkortikaler Aktivierungsmechanismen. Diese sind über entsprechende Vermittlunsinstanzen (kortikale Projektionen, frontale Selektionsmechanismen) als Emotionen integraler Bestandteil kortikaler Informationsverarbeitung (vgl. Pribram 1976; Pribram & McGuinness 1975; Simonov 1972) und zeichnen auch für die periphere physiologische Reaktionslage verantwortlich.

Dadurch wird es möglich, daß (1) die Aktivität der Aktivierungsmechanismen durch die direkte Art ihrer Wirkung auf die kortikale Informationsverarbeitung Gegenstand des Erlebens wird. Emotionen sind (2) auch indirekt, d.h. durch die Wahrnehmung und "Etikettierung" peripherer Phänomene, kognitiv repräsentiert. Emotionale Stimmungen beruhen wohl (3) auf der Existenz eines über längere Zeit andauernden Bezugssystems für informationsverarbeitende Prozesse, das hauptsächlich durch den Abruf emotionaler Ereignisse (der Arten (1) und (2)) aus dem Gedächtnisspeicher aufgebaut wird. Schließlich bleibt (4) zu erwähnen, daß emotionales Handeln auch immer im sozialen Kontext und entsprechenden Motiven zu sehen ist.

Dieses Verständnis von Emotionalität wird in den Kapiteln 6 bis 8 durch die Erörterung bio-kognitiver Regulationen, interozeptiver Bewertungsprozesse und von emotionalem Sozialverhalten exemplarisch vertieft.

Kapitel 1

BIOLOGISCHE GRUNDLAGEN DER AKTIVIERUNG

2. Phylogenetische Rahmenbedingungen

In der Geschichte des Lebes auf der Erde gab es immer wieder Zeiten, in denen sich bestimmte Baupläne von Organismen unter den jeweils herrschenden Lebensbedingungen in besonders hohem Grade bewährten und eine Vielzahl von speziellen Anpassungsformen erlaubten. Eine solche Epoche war für den Bauplan der Wirbeltiere, der auch für den Menschen gilt, die Zeit vor etwa 250 Millionen Jahren, das Karbon. Damals entwickelten sich die ersten Landwirbeltiere, die Amphibien und die Vorläufer der heutigen Reptilien (Abb. 2). Die Vielfalt des Lebensraums außerhalb des Wassers wurde dann durch die Eiszeit des Perm für etliche Millionen Jahre eingeengt. Damit wurde auch die Variationsbreite der Landwirbeltiere beschnitten. Danach, im Trias, begann der hohe Bewährungsgrad des Landwirbeltierbauplans seine Früchte zu zeigen.

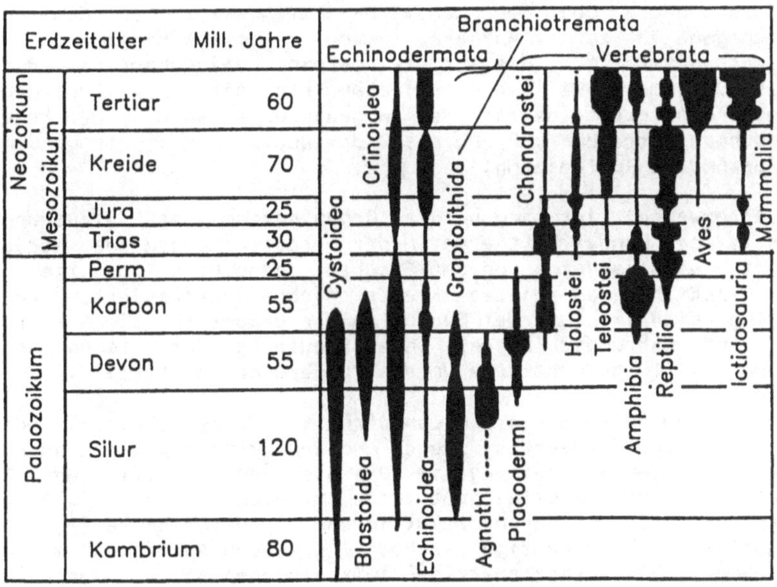

Abb. 2: Das Auftreten von höheren Tieren in den verschiedenen Perioden der Erdgeschichte (nach Wurmbach 1968).

In den ca. 150 Millionen Jahren des Mesozoikums (Trias, Jura, Kreide) begann die Evolution einer heute kaum mehr zu erahnenden Vielfalt von Lebensformen, die alle auf dem Bauplan des Reptilienstamms beruhte. Ihm entstammten seit der Trias die Säugetiere, seit der Jura die Vögel und während der Kreidezeit die Saurier.

Dem Interesse an den Grundprinzipien der Verhaltenssteuerung im menschlichen Organismus folgend, mag es sinnvoll sein, die Organisation der Verhaltenssteuerung in dieser, in der Geschichte der höheren Tiere so zweckmäßigen und fruchtbaren Entwicklungsstufe näher zu betrachten.

Einen Einblick in die Organisation der Verhaltenssteuerung dieser Tiere gibt die Struktur ihres Nervensystems, wie sie auch heute noch bei den sogenannten niederen Wirbeltieren existiert. Die Zellen des Nervensystems, die Nervenzellen, bilden mit ihren Fortsätzen, die Kontakt zu anderen Nervenzellen oder zu Zellen anderer Körpergewebe aufnehmen können, das Datenverarbeitungsnetz des Organismus. Bei den Wirbeltieren besitzt dieses Netz eine Konzentration in einem längsgestreckten, dorsal gelegenen Rohr, dem Neuralrohr oder zentralen Nervensystem.

Schon bei Fischen, vor allem aber bei Amphibien und Reptilien, weist das zentrale Rohr des Nervensystems am Kopfende eine Auftreibung auf, das Gehirn. Insbesondere bei den Landwirbeltieren sitzen am Kopfende die Hauptsinnesorgane zur Aufnahme von Umweltinformation. Die Steuerungsmechanismen für die Motorik übernimmt weitgehend der Rest des Rohres, das Rückenmark. Bei einigen Dinosauriern, die - was Körpergröße und Bewegungsgeschwindigkeit betraf - einen gewissen Aufwand in der Regulation ihrer Bewegungen betreiben mußten, besaß das Rückenmark in der Lendengegend noch eine besondere Auftreibung.

Bemerkenswerterweise ist auch die Organisation der Steuerung des Stoffwechsels bei Landwirbeltieren in der vorderen Gegend des Nervenrohrs konzentriert. Dies ist eine von den Fischen übernommene Tradition, deren spezielle Geschichte an dieser Stelle nicht interessiert. Jedenfalls organisierten sich im Laufe der Evolution die Organe für die Steuerung von Beutefang und Nahrungsaufnahme, die Steuerung der Atmung und der Koordination des Fluchtverhaltens um das Vorderende des Körpers.

Dieser Bauplan wurde auch bei den Landwirbeltieren beibehalten, bei denen die Fernsinnesorgane für Geruch, Sehen und Erschütterungswahrnehmung eine entsprechende Datenverarbeitung im Dienste von Angriff und Flucht, Nahrungsaufnahme und Stoffwechsel und im Dienste der Fortpflanzung vorzunehmen hatten. Die daraus resultierende Struktur hatte (in Anlehnung an die Organisation beim heutigen Krokodil) etwa ein Aussehen, wie es die Abb. 3a zeigt. Die bläschenartigen Auftreibungen an der Oberseite des Neuralrohr-Vorderendes sind gewissermaßen als phylogenetische Neuerwerbungen anzusehen, während die Verdickungen an der Basis des Gehirns eher die phylogenetisch alten Programme enthalten.

Säugetiere unterscheiden sich von Reptilien vor allem durch ihre besondere Haut. Während die Haut der Reptilien im wesentlichen einen Panzer darstellt, der vor Austrocknung schützt, ist die Säugetierhaut ein viel aktiveres Organ. Sie atmet, kann Flüssigkeit aufnehmen und absondern. Hautmuskeln halten die Haut mechanisch und thermisch flexibel. Die von der

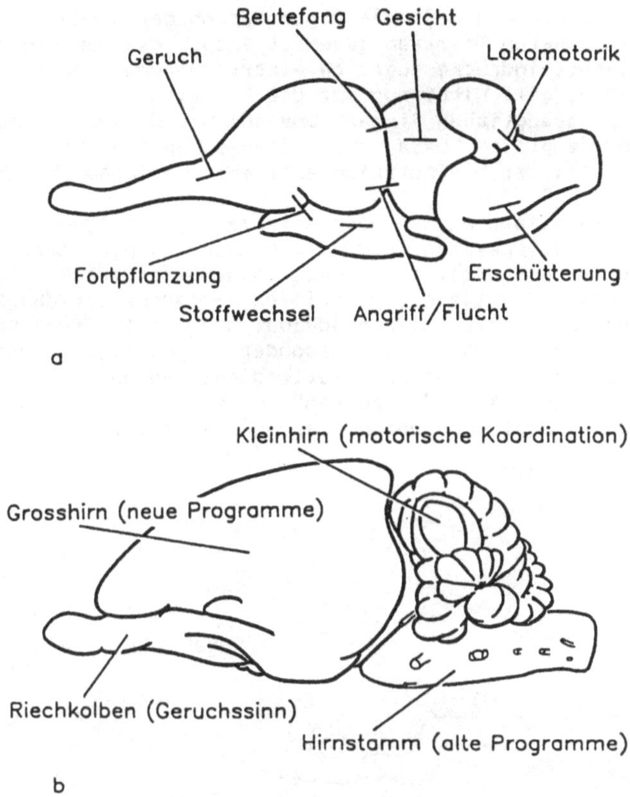

Abb. 3: Aufbau von Wirbeltiergehirnen. Schematische Darstellung für ein Krokodil-Gehirn (a) und für ein Kaninchen-Gehirn (b).

so stoffwechselaktiven Haut gebildeten Drüsen übernehmen verschiedenste Funktionen: Schweißdrüsen, Duftdrüsen, Milchdrüsen.

In diesem Zusammenhang spielt der Riechsinn eine besondere Rolle, etwa bei der Erkennung eines lebenswerten Biotops, bei der Fortpflanzung, beim Beutefang. Alte Verhaltensprogramme werden ergänzt um ein Informationsverarbeitungssystem, das Geruchsdaten mitauswertet. Das Vorderhirn, insbesondere die Schnittstelle zwischen Vorderhirn und dem restlichen Gehirn gewinnt an Bedeutung. Dies findet sein Korrelat auch in der Anatomie des Gehirns. Abb. 3b zeigt die Grobtopographie eines Kaninchengehirns.

Von jetzt ab setzt eine Entwicklung ein, die evolutionstheoretisch nicht mehr so einfach zu erklären ist, da sie in Anbetracht der großen Zeiträume der bisherigen Geschichte vergleichsweise jung ist.

Im Bereich der Wahrnehmung läßt die Organisation der Sinnesorgane und des Nervensystems bei höheren Primaten jedenfalls zu, daß vom gleichen Objekt verschiedenste Sinneseindrücke zugleich eintreffen und simultan verarbeitet werden können. Dies gilt nicht nur für die Fernsinne. Ein Schimpanse kann etwa mit seinen beweglichen Fingern und auf Grund seiner Augenstellung einen Gegenstand zugleich betasten, stereoskopisch betrachten, sowie beriechen und die bei der Manipulation entstehenden Geräusche wahrnehmen.

Zu dieser Sinnesvielfalt müssen noch alle jene Meldungen hinzugerechnet werden, die das Nervensystem auf Grund von körperinneren Prozessen, momentaner Stoffwechselaktivität und augenblicklichem Zustand des motorischen Systems, dazuliefert. Freilich differenziert das Nervensystem nicht alle Komponenten physikalisch adäquat und nicht alle Kombinationen von Sinneseindrücken führen zu gesonderten Erregungszuständen von Nervenbahnen. Manche Kombinationen allerdings werden eine spezifische Resonanz finden; sie sind "bedeutsam" und führen zu Veränderungen des organismischen Zustandes, zu inneren oder äußeren Reaktionen.

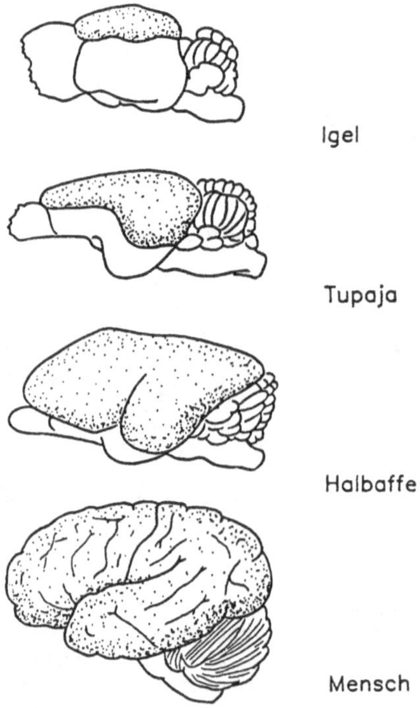

Abb. 4: Evolution des Endhirns (nach Kahle 1976). Tupajas (= Spitzhörnchen) sind die ursprünglichsten Primaten.

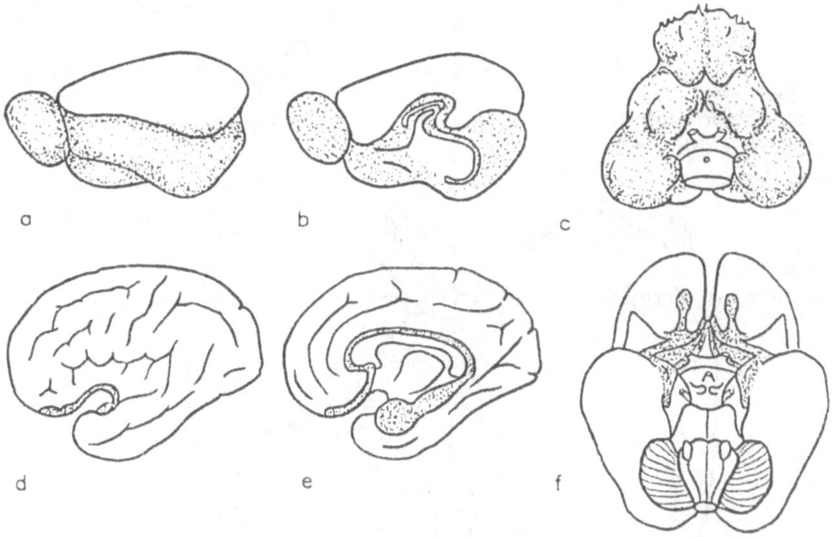

Abb. 5: Die Ausdehnung des Allocortex bei einem niederen Säugetier (obere Reihe) und beim Menschen (untere Reihe). Oben das Gehirn eines Igels, unten das auf vergleichbare Größenverhältnisse gebrachte Gehirn eines erwachsenen Menschen (d und e) bzw. eines 6 Monate alten Fötus (f). a und d sind Oberflächenbilder, b und e Medianschnitte, c und f Basisansichten (a,b,d,e nach Economo 1927, c nach Stephan 1975, f nach Villiger 1930).

Die Steuerung von motorischen Aktivitäten erfolgt bei höheren Primaten in hohem Maße auf Grund von Erfahrung. Nicht nur angeborene Erkennungssysteme, sondern auch die erworbene Kenntnis über bedeutsame Reizkombinationen tragen zur organismischen Tätigkeit bei.

Höhere Landwirbeltiere sind mitunter sehr verschiedenartigen Umgebungen ausgesetzt. Ihre Temperaturregulation befähigt sie, relativ unabhängig von Witterung und Jahreszeit aktiv zu sein. Ihre Sinnesorgane nehmen Umgebungen differenziert wahr. In wechselnden oder differenziert wahrgenommenen Umgebungen ist die Vielfalt dessen, dem man im Laufe eines individuellen Lebens begegnen kann, um Potenzen höher als bei monotoner oder grob kategorisierter Wahrnehmung. Für eine "hardwaremäßige" Anpassung stand weder die dazu notwendige Entwicklungszeit noch das erforderliche Material zur Verfügung. Vielmehr hilft der individuelle Gedächtnisspeicher in komplexen Umwelten, die "Bedeutung" von Reizen hinsichtlich ihrer zukünftigen Konsequenzen zu erschließen.

Der wohl wichtigste Träger des menschlichen, individuellen Gedächtnisses ist das Vorderhirn. Sein phylogenetisch junger Teil, der Neocortex, überwächst im Laufe von Phylogenese (Abb. 4) und Ontogenese (Abb 43 und 44; vgl. Abschnitt 30) fast alle anderen Gehirnteile, auch die alten

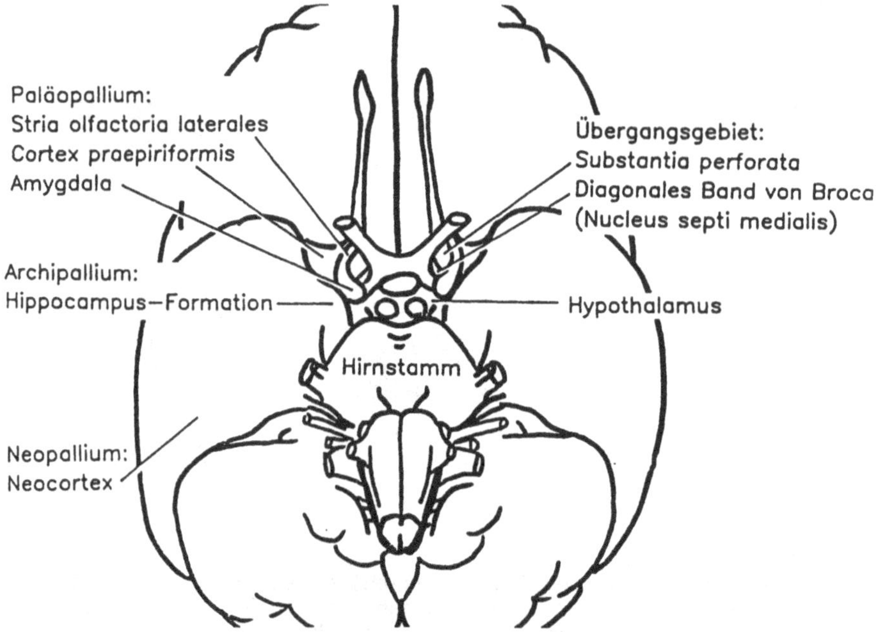

Abb. 6: Phylogenetisch alte Hirnteile in der Ansicht von der Hirnbasis her.

Vorderhirnstrukturen von Paläo- und Archicortex, die die Schnittstelle zu den übrigen Gehirnteilen bilden (Abb. 5). Die letztgenannten Strukturen, die gemeinsam auch als Allocortex bezeichnet werden, sind am erwachsenen menschlichen Gehirn von außen nur mehr an der Gehirnbasis zu erkennen (Abb. 6).

Diese alten, basalen Vorderhirnstrukturen des Allocortex bilden den wichtigsten Teil des sogenannten limbischen Systems (Abb. 7a), das phylogenetisch als das Bindeglied zwischen den bewährten, lebenserhaltenden Automatismen und der individuellen Sphäre persönlicher Erfahrung angesehen werden könnte. Erfahrungsbildung und Erfahrungsnutzung dürfte in ihnen strukturell verankert sein. In einer vielzitierten Arbeit versuchte McLean (1970a, Kurzfassung in 1970b), die funktionelle Stellung des Limbischen Systems, wie sie durch die Phylogenese festgelegt wurde, zu beschreiben (Abb. 7b).

Die bei den ersten Landwirbeltieren hauptsächlich bedeutsamen Gehirnteile nennt er "protoreptilisch". Dazu gehören die meisten unter dem Großhirn liegenden Strukturen, sowie die motorischen Großhirnkerne. Sie wären für überlebensnotwendige, ererbt-stereotype Verhaltensweisen zuständig, die man heute als Erbkoordinationen beschreibt, z.B. Atmung, Nahrungsaufnahme, Fortpflanzung, sowie Angriffs- und Fluchtverhaltensweisen.

Das Limbische System prägt nach McLean das Verhalten der frühen Säugetiere. Er nennt es deshalb auch das "paläomammalische" Gehirn. Seine Besonderheit ist die Berücksichtigung von Meldungen aus dem Körperinnern (McLean nennt es auch "visceral brain"), die es befähigt, den momentanen individuellen Zustand bei der "höheren" Informationsverarbeitung zu berücksichtigen. Dies ist die Voraussetzung für die Bildung individuell bedeutsamer Erfahrung, die Säugetiere in weit höherem Maße als andere Tiere im individuellen Gedächtnis speichern können. So ist eine Anpassung an differenzierte und wechselnde Umwelten möglich. Die stoffwechselaktive Haut der Säugetiere macht die Geruchsverarbeitung zusätzlich zu einer wichtigen Schaltstelle für soziale Informationen.

Individuell bedeutsame Informationen prägen das Leben von Tieren, die nachgeburtlich vom elterlichen Organismus abhängig sind und insbesondere von Organismen, die in sozialer Abhängigkeit stehen. Das "neomammalische" Gehirn nach McLean, d.h. die Großhirnrinde (und zum Teil auch die Rinde des Kleinhirns für automatisierte Bewegungsabläufe), schafft mit seinem individuellen Gedächtnisspeicher die Voraussetzung für diese Lebensweise. Individuelles Wissen und damit individuelles Vorauswissen ermöglicht individuelle Handlungspläne. Die Entwicklung von Konzepten und Strategien wäre Aufgabe dieses Gehirnteils. Zusammen mit sozialer Lebensform ist es die Voraussetzung für kollektives Handeln und kollektive Traditionsbildung.

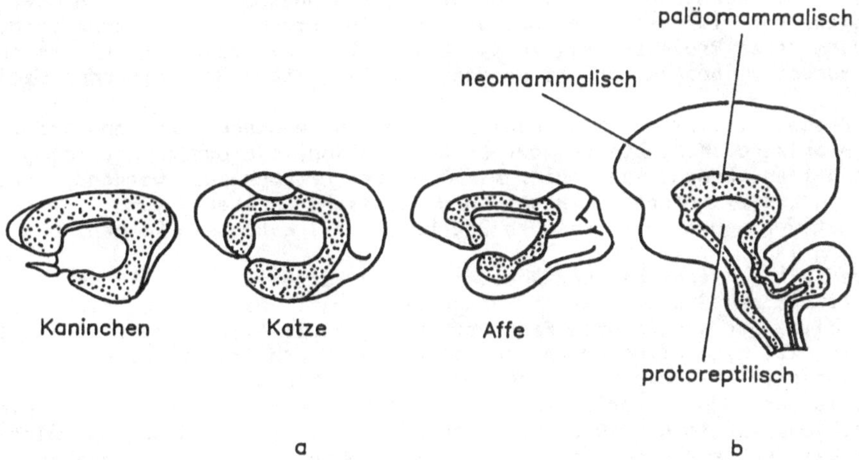

Abb. 7: Zur Evolution des limbischen Systems. (a) Medialansichten von Säugetiergehirnen verschiedener Organisationsstufen (nach MacLean 1954). (b) Schema der evolutiv-funktionellen Organisation des Säugetiergehirns (nach MacLean 1967).

3. Strategien zum Verständnis der neuralen Funktionen

Zu den wichtigsten anatomischen Strukturen des limbischen Systems gehören die der sogenannten Hippocampus-Formation. Innerhalb des im vorangegangenen Abschnitts 2 entwickelten, groben Rahmens für die Einordnung des limbischen Funktionen gibt es eine große Anzahl von psychologischen Theorien, die sich speziell mit den Funktionen der Hippocampus-Formation beschäftigen. Eine Auswahl davon integriert Isaacson (1982). Das Sammelreferat von Schmajuk (1984) gibt speziell für Psychologen einen recht informativen Überblick. Es zählt 6 Theorien auf, die sich mit aufmerksamkeitssteuernden Mechanismen des Hippocampus auseinandersetzen, 4 Theorien zur Hippocampus-gesteuerten Response-Hemmung und 9 Theorien zu Gedächtnisfunktionen.

Nun ist es grundsätzlich ein Problem, nach funktionellen Beschreibungen anatomischer Einheiten zu fragen (vgl. Bösel 1981, S. 307). Unter der Voraussetzung, daß parallel zur Evolution des limbischen Systems offensichtliche Verhaltensanpassungen stattgefunden haben, mag es gerechtfertigt erscheinen, bestimmte gesamtorganismische Funktionen schwerpunktmäßig mit der Hippocampus-Formation zu assoziieren. So gesehen, scheint vor allem das Modell von Kornhuber (1973) paradigmatisch zu sein. Er weist der Hippocampus-Formation eine Rolle bei der Funktion zu, Informationen aus dem Kurzzeitgedächtnis zur Langzeitspeicherung auszuwählen. Dazu bedarf es einer Erkennung von "Neuheit" und einer Bewertung vor dem Hintergrund eines "motivationalen" Systems.

Was es im Einzelnen bedeutet, wenn aktuelle Sinnesdaten vor dem Hintergrund gespeicherter Informationen und vor dem Hintergrund gerade stattfindender organismischer Prozesse gefiltert, bewertet und in reduzierter Form in den Bewertungsspeicher integriert werden, ist Gegenstand der folgenden Kapitel.

Der Frage, inwieweit Philosophien der organismischen Funktionen oder gar psychologische Konzepte bei der Interpretation biologisch-physiologischer Daten helfen können, soll hier nicht weiter nachgegangen werden. Vielmehr soll geprüft werden, welche neurologischen Daten zum Verständnis integrativer neuraler Funktionen überhaupt hilfreich sein können.

Bleiben wir zunächst bei der Anatomie. Ein kurzgefaßter Abriß der Anatomie des limbischen Systems ist im Anhang beigefügt. Dort findet sich auch ein Schemabild der wichtigsten Faserverbindungen des limbischen Systems (Abb. 47). Es gibt hier offenbar keinen einfachen Verarbeitungsweg. Auch wenn man die internen Faserverbindungen des limbischen Systems mit den großen sensorischen und motorischen Wegen im Zentralnervensystem in Verbindung bringt (das ist in der Abb. 47 durch breite Pfeile angedeutet), wird ihre Rolle bei der neuronalen Datenverarbeitung nicht hinreichend transparent.

Man sieht zwar, daß das limbische System einerseits Informationen von den Bahnen der aufsteigenden Formatio reticularis bezieht, diese mit den neocorticalen, gedächtnis- und aufmerksamkeitsgesteuerten Informationen verknüpfen kann und ihrerseits über den sogenannten frontalen Cortex zu Aufmerksamkeitsprozessen und über die sogenannten Amygdala bzw. die extrapyramidal-motorischen Systeme zu vegetativen und motorischen Efferenzen beiträgt. Eine Übersicht über die feinere Netzwerkstruktur der

Verarbeitungswege wird aber nicht nur durch ihre komplizierte räumliche Anordnung erschwert.

Selbst der quantitative Umfang von Faserbündeln sagt nichts über die funktionelle Bedeutung aus. Einer der prominentesten Faserzüge, der Fasciculus telencephalicus medialis, ist eine Ansammlung von mindestens zwei Dutzend qualitativ verschiedener Verbindungsbahnen. Immer wieder wird darauf hingewiesen, daß von Nervenfasern bestimmte Wege einfach deshalb gewählt werden, weil sie "gangbar" sind. Andere Verbindungen folgen der Mechanik des Nervenzellwachstums in der Ontogenese (vgl. Bösel 1974). Abgesehen davon bedeutet eine dicke Faserverbindung in der Regel eine Kopplung zweier Verarbeitungszentren auf niedriger Verarbeitungebene (wie z.B. beim Sehnerv); die einzelne Faser trägt dann wenig Information. Eine vergleichsweise dünne Faserverbindung kann dagegen wichtige Führungsgrößen auf gehobener Verarbeitungsebene übermitteln und damit große Wichtigkeit besitzen (wie z.B. bei den Fibrae nigrostiatales).

Die funktionelle Bedeutung der zahlreichen Regelschleifen läßt sich aus den anatomischen Beziehungen wohl grundsätzlich nicht ableiten. Sie entstehen sicherlich in der Evolution (und im mikroskopischen Bereich auch ontogenetisch) zunächst "zufällig" und bleiben erhalten, sofern sie sich bewähren oder zumindest nicht stören.

Reizungs- und Ausschaltungsexperimente sind daher wichtige Hilfsmittel der funktionellen Analyse. Ihre Ergebnisse sind jedoch mitunter, insbesondere wenn geeignete Hypothesen fehlen, nur schwer zu deuten. Ist es doch schon für einen Fachmann bei einem einfachen Fernsehgerät sehr aufwendig, von einer Störung auf das kaputte Schaltelement zu schließen. Umso schwieriger ist die Analyse eines Netzwerks, dessen Funktionen nur auf einer phänomenalen Ebene zu beschreiben sind, ohne daß einzelne Teilprozesse hinreichend benannt werden können. Diesem Mangel ist eigentlich nur durch einen systematischen Bauplanvergleich zwischen Tieren mit verschiedenen Fähigkeiten beizukommen.

Im folgenden soll jedoch vor allem auf Befunde von Ableitungsexperimenten zurückgegriffen werden, die im Zusammenhang mit Verhaltensbeobachtung nicht nur in der Psychophysiologie, sondern auch in der Neuropsychologie außerordentlich wichtige Einblicke in den Verhaltensmechanismus erlauben. Allerdings werden in der Beschreibung dadurch behaviorale Konzepte (samt ihrer immanenten Probleme) in den Vordergrund gerückt.

In diesem Zusammenhang muß hier aber zuvor noch eine grundsätzliche Schwierigkeit bei der Deutung der Aktivität von Nervenzellen diskutiert werden. Bei Einzelzellableitungen gibt es drei Arten von Erregungsprozessen (spontan, gehemmt, aktiv), die je nach ihrer erregenden oder hemmenden Wirkung in fünf Qualitäten beschrieben werden können: spontan, aktiv erregend, aktiv hemmend, gehemmt und damit passiv desaktivierend, gehemmt und damit durch Wegfall von Hemmung fördernd. Die Interpretation von Summenableitungen wirft jedoch andere Probleme auf. Dies kann am Beispiel des Hintergrund-EEG verdeutlicht werden.

Rhythmische, d.h. in der Regel niederfrequente, hochamplitudige Signale, werden als Zeichen von Ruheaktivität gedeutet; spontane Impulse ohne aktivierende Zuflüsse unterliegen einer wechselseitigen Synchronisation.

Hochfrequente Signale entstehen bei breiter Erregung durch ankommende, andauernde Impulssalven; man spricht von aktiviertem Wachzustand. Die Effizienz der daraus resultierenden Informationsverarbeitung ist jedoch in Frage zu stellen. Wenn alle Teile des beobachteten Organs zugleich voll tätig sind, ist kaum mit der Produktion redundanter, also strukturtragender Information zu rechnen. Selektive Informationsverarbeitung und damit die Erzeugung strukturierter Signale dürfte durch irreguläre, breitbandige Signale im Summenverhalten der Erregungsprozesse gekennzeichnet sein.

Rhythmisch aktive Nervenzellgruppen finden sich an zahlreichen Stellen des Nervensystems. Im Bereich des limbischen Systems ist vor allem das sogenannte Stratum granulosum-moleculare der Fascia dentata zu erwähnen (Abb. 8). Die dort angesiedelten Körnerzellen (i) zeigen ein rhythmisches Impulsmuster mit einer Vorzugsfrequenz zwischen 4 und 12 Hz (Hippocampus-Theta).

Bei der Ratte erscheinen langsame, rhythmische Frequenzen (rhythmic slow activity RSA) im ventralen Tegmentum (VMT) bei Exploration in neuer Umgebung bzw. nach dem Erwachen, sowie bei Schlafbewegungen, insbesondere beim Übergang vom Slow-wave-(Tief-)Schlaf zum paradoxen (REM-)Schlaf.

(i) Die Axone der Körnerzellen ziehen zu den ventrikelnahen Pyramidenzellen des Ammonshorns (d.i. der Teil des Hippocampus, der sich, von der dünnen Faserschicht des Alveus bedeckt, nach innen gegen den Hohlraum des Endhirns vorwölbt). Im schläfenlappennahen Teil des Ammonshorns (Area CA 1), wo die Pyramidenzellen kleiner sind, läßt sich in der äußersten Schicht, dem Stratum oriens, ebenfalls rhythmische Aktivität vergleichbarer Frequenz, jedoch mit verschobener Phasenlage beobachten (Bland, Andersen und Ganes 1975; Bland und Whishaw 1976). In dieser Schicht des Ammonshorns befinden sich sogenannte Korbzellen, die von den Axonen der Pyramidenzellen Kollateralen erhalten und ihrerseits mit den Zellkörpern der Pyramidenzellen Kontakt aufnehmen.

Das Ammonshorn erhält über die Fornix Zuflüsse vom medialen Septum und vom Kern des diagonalen Bandes von Broca (Kemper 1976, Meibach und Siegel 1977). Letzgenannter Kern innerviert zumindest bei der Ratte auch die Fascia dentata (Domesick 1976). In diesen septalen Bereichen sind bereits seit längerem rhythmisch aktive Zellen bekannt, die als Urheber des hippocampalen Theta-Rhythmus angesehen werden (Green und Arduini 1954; Petsche und Stumpf 1960; Petsche, Stumpf und Gogolak 1962; Stumpf 1965; Gray 1971).

Andererseits projiziert die mediale Septalregion, insbesondere der Kern des diagonalen Bandes von Broca, über das mediale Vorderhirnbündel in die Area tegmentalis ventralis des Mittelhirns (Conrad und Pfaff 1976a). Die gleiche Region erhält auch Fasern aus dem septo-hippocampalen Bereich über die postcommissurale Fornix (Valenstein und Nauta 1959; Livingston und Escobar 1971). Dort, im ventralen Tegmentum des Mittelhirns (VMT), wurde bei der Ratte ebenfalls rhythmische Zellaktivität von 6 bis 8 Hz nachgewiesen (LeMoal und Cardo 1975). Läsionen des medialen Septums beschleunigten den VMT-Rhythmus auf 20 bis 30 Hz und reduzierten die Ampitude auf etwa die Hälfte. So gesehen, erscheint die mediale Septalregion als der zentrale Rhythmusgeber des limbischen Systems.

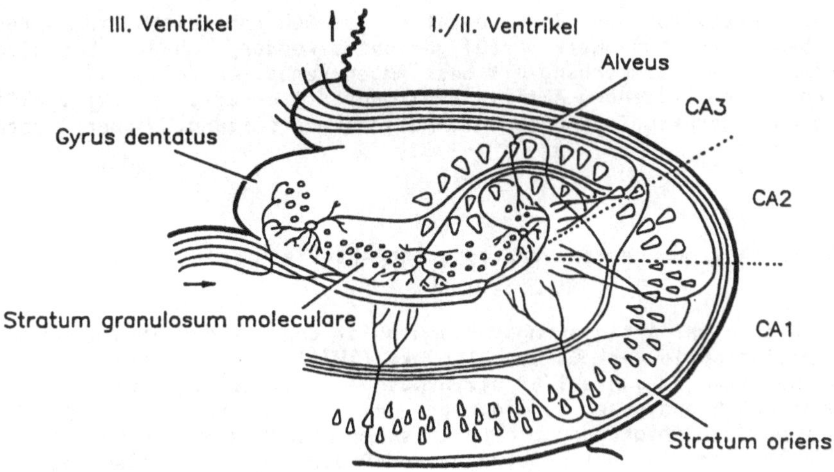

Abb. 8: Generatorzonen des Hippocampus (nach Kahle 1976).

Der Rhythmus synchronisiert sich auf 7 Hz, wenn eine hungrige Ratte Futter wittert (LeMoal und Cardo 1975). VMT-RSA wäre zu erwarten, wenn "behavioral control and attentive vigilance are predominant" (S. 146).

Rhythmische Aktivität im Hippocampus wurde von zahlreichen Autoren (meist mit Hilfe einer Differenzmessung aus den beiden im Kleindruck beschriebenen Generatorzonen) mit Verhaltensweisen in Zusammenhang gebracht (Lit. bei Vanderwolf und Robinson 1981). Im letztgenannten Bericht heißt es über Hippocammpus-RSA bei der Ratte: "...locomotion is always accompanied by RSA regardless of wheter it occurs ..." (S. 463). Als Beispiele werden folgende Situationen genannt: neue Umgebung, Nahrungsentzug, Amphetaminbehandlung, Schwanzquetschen, eingeübtes Futtersuchen oder Schockvermeiden, Tretmühllaufen, aus einer Box springen, Lagewechsel beim Dösen.

An der Großhirnrinde treten Thea-Wellen (4-8 Hz) beim Übergang vom Dösen zum Leichtschlaf auf, im REM-Schlaf, aber auch beim aktiven, tiefen Meditieren, sowie in psychischen Grenzsituationen (bei tiefer Niedergeschlagenheit nach Hasset 1978, S. 104). Bei hoher Konzentration sind Thea-Wellen im Frontalbereich beobachtet worden; der Zusammenhang zwischen frontalem Auftreten und Augenbewegungen ist z.Zt. jedoch nicht hinreichend geklärt. Die eigene Grundfrequenz der Hirnrinde ist der Alpha-Rhythmus (8-12 Hz), der durch thalamische Fasern getriggert wird (ii).

(ii) Creutzfeld (1971) nimmt an, daß die von der Formatio reticularis angeregten, intralaminären Kerne des Thalamus die spezifischen Thalamuskerne (z.B. Nucleus ventralis lateralis oder Nucleus lateralis posterior) zur Synchronisation von exzitatorischen postsynaptischen Potentialen an den Pyramidenzellen der Hirnrinde veranlassen. Intralaminäre Axone projizieren auch direkt in die Hirnrinde (Jones und Leavitt 1974).

Statt von Aktivität oder Inaktivität eines Gehirnbereichs zu sprechen, sollte besonderer Augenmerk darauf gerichtet werden, ob die betreffenden Zellverbände im Zusammenhang mit bestimmten Verhaltensweisen (in einer Art tonischen, vorbereitenden Aktivierung) generell erregt, selektiv aktiv im Sinne einer strukturierenden Informationsverarbeitung, oder synchron-inaktiv sind.

4.Zur Geschichte der neuropsychologischen Aktivierungsforschung

Die Geschichte der Aktivierungsforschung ist eng mit der Hirnforschung und der Enzephalographie verknüpft. Studynka (1974) verweist darauf, daß David Hartley bereits im Jahre 1749 die Hypothese aufstellte, daß psychische Funktionen in rhythmischen Schwingungen des Gehirns ihren Ursprung haben - 40 Jahre vor der Entdeckung bioelektrischer Phänomene durch Galvani (1789) und 100 Jahre vor den ersten Galvanometer-Experimenten am Froschhirn durch Bois-Reymond (1849). 1874 meinte der Engländer Canton festzustellen, daß sich die vom Kaninchen- und Affenhirn galvanometrisch ableitbaren Stromschwankungen bei Belichtung verstärken. Am 6. November 1883 reichte Fleischl von Marxow die erste ausführliche Beschreibung von electroencephalographischen Belichtungsexperimenten an verschiedenen Tieren an der Kaiserlichen Wiener Akademie der Wissenschaften ein (publ. 1890).

Die Suche nach der "psychischen Energie" war es auch, die Hans Berger aus Jena zur Encephalographie führte. In festem Glauben an organische Korrelate seelischer Störungen untersuchte er zunächst die Blutzirkulation in der Schädelhöhle (1901), später unter anderem die Gehirntemperatur (1910). Am 6. Juli 1924 fand dann die berühmte, erste EEG-Ableitung am Menschen mittels eines Saitengalvanometers statt (publ. 1929).

Die Abhängigkeit der Aktivität der Großhirnrinde von der Hirnstammaktivität vedeutlichte Bremer (1935). Bei Durchtrennung des Hirnstamms im Bereich des Mittelhirns ("Cerveau isole") tritt im Neocortex nur synchrones Schlaf-EEG auf, u.zw. wegen der fehlenden Stimulation der Hirnrinde durch die sog. Retikulärformation. Diese Hirnstruktur wird ihrerseits durch unspezifische Komponenten der Sinnesmeldungen erregt.

Hinsichtlich der integrativen Leistungen des Nervensystems in bezug auf gesamtkörperliche Aktivitäten verwies Papez (1937) auf das limbische System. Dieser phylogenetisch alte Hirnrindenbereich mit nur zwei bis drei Zellschichten wird als "Allocortex" den phylogenetisch jüngeren Rindenbezirken ("Neocortex" mit 6 bis 7 Zellschichten) gegenübergestellt. Die wichtigsten allocorticalen Strukturen werden wie bereits erwähnt, als "Hippocampus- Formation" bezeichnet. 1954 wiesen Green und Arduini nach, daß eine elektrische Stimulation in der Retikulärformation nicht nur, wie bereits bekannt, eine Desynchronisation (low voltage fast activity LVFA) der elektischen Aktivität des Neocortex erzeugt, sondern zugleich eine rhythmische Slow-wave-Aktivität im Allocortex.

1975 fanden Vanderwolf, Kramis, Gillespie und Bland Unterschiede in der Hippocampus-Aktivität der Ratte bei verschiedenen Bewegungsweisen (Abb. 9). Rhythmische Aktivität (rhythmic slow wave activity RSA) trat bei

Hippocampus–Aktivität und Verhalten der Ratte

Hippocampus	Verhalten
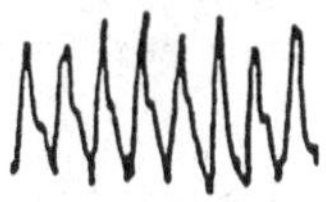	TYP 1. Gehen, laufen, schwimmen, aufrichten, springen, graben, Gegenstände mit den Pfoten anfassen, isolierte Bewegungen des Kopfes oder einer Gliedmasse, Stellungsänderungen. ENGL. TERMS: voluntary, appetitive, instrumental, purposive, operant, or "theta" behavior.
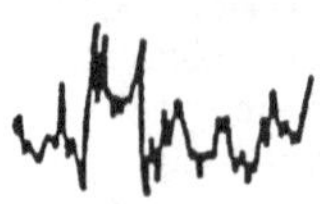	TYP 2. a) in irgendeiner Stellung unbewegt wach b) lecken, kauen, Zähne wetzen, niesen, erschrecken, Laut geben, frieren, zittern, Gesicht waschen, Fell kratzen, Beckenstösse ausführen, ejakulaieren, koten, urinieren, Haare sträuben. ENGL. TERMS: automatic, reflexive, consummatory, respondent, or "non–theta" behavior.

Abb. 9: Beziehung zwischen Hippocampus-Aktivität und Verhalten bei der Ratte; oben RSA (rhythmic slow wave activity), unten LIA (low voltage irregular activity) (nach Vanderwolf, Kramis, Gillespie und Bland 1975).

Bewegungsweisen auf, die die Autoren als "voluntary, appetetive, instrumental" bezeichnen (Typ 1 - Verhalten). Irreguläre Aktivität (low voltage irregular activity LIA) war bei Verhaltensweisen zu beobachten, die mit "autonomic, reflexive, consumatory" charakterisiert werden (Typ 2 - Verhalten). Eine vergleichbare Unterscheidung in der Bewegungs-Klassifizierung von Tieren trifft Lorenz (1978, S. 106), wenn er "Mehrzweckbewegungen" von "spezialisierten Instinktbewegungen" abgrenzt:

"Prinzipiell können nahezu alle Instinktbewegungen einen autotomen Antrieb des Verhaltens liefern und ebenso können fast alle durch Einflüsse, die aus anderen Motivationsquellen stammen, angetrieben werden. In quantitativer Hinsicht aber sind die Fähigkeiten zum Antreiben und zum Sich-Antreiben-Lassen bei den einzelnen Arten erbkoordinierter Bewegungsweisen sehr verschieden. Solche, die auf sehr spezielle und nicht allzu häufig ausgeführte Funktionen spezialisiert sind, wie etwa jene der Begattung, und die man daher nur in einer einzigen, ebenso spezifischen Außensituation zu sehen bekommt, können nur wenig von einem anderen System, etwa von einer übergeordneten Instanz her, angetrieben werden, es sei denn, daß man Hormone als solche bezeichnet. Auf der anderen Seite werden die schon erwähnten Mehrzweckbewegungen im Dienste sehr verschiedener übergeordneter Systeme ausgeführt und von andersartigen Appetenzen angetrieben."

Erschreckt man eine ruhig liegende Ratte z.B. durch Händeklatschen, so wird sie aufspringen und den Kopf zunächst ruhig halten. Dann wird sie den Kopf drehen und entweder weglaufen oder im Uebersprung das Gesicht säubern. Der Hippocampus zeigt in diesem Fall irreguläre Aktivität. Erschreckt man in vergleichbarer Weise ein ruhig liegendes Kaninchen, so wird es seine Position nur unmerklich verändern und längere Zeit bewegungslos verharren. Der Hippocampus zeigt RSA, auch wenn sich das Kaninchen das Gesicht säubert (Robinson 1980, Creery und Bland 1980).

Le Moal und Cardo (1975) nahmen bei ihren Ratten gleichzeitige Ableitungen vor aus dem okzipitalen Neokortex, aus dem Stratum oriens CA1 des Hippocampus sowie aus dem Nucleus ventralis tegmenti (VMT, vgl. dazu die Abschnitte 3 und 30). Die Autoren beobachteten Exploration eines leeren Versuchskäfigs, Kopfdrehen in Richtung Futter und Schnuppern bei Futtergabe, sowie Fressen. Die Aktivität in Hippocampus und VMT verläuft gleichartig: für die ersten beiden Situationen RSA, für die letztgenannte irreguläre Aktivität mit kleiner Amplitude. Im Neocortex wird unter den genannten Bedingungen stets LVFA beobachtet.

Das Typ1/Typ2 - Schema ist sicherlich unzureichend. Überhaupt ist die Laborratte, an der die meisten einschlägigen Befunde gewonnen wurden, hierfür ein vergleichsweise ungeeignetes Untersuchungsobjekt, da sie von der Wanderratte abstammt und als bewegungsaktiv zu gelten hat.

Aus diesem Grund werden wir im folgenden auch darauf verzichten, behaviorale Phänomene wie behavior suppression, response inhibition und freezing für physiologisch-verhaltensmäßige Korrelationen heranzuziehen. Ihre Generalisierbarkeit über Tiergruppen und Paradigmata hinweg ist nicht unproblematisch.

Es gibt jedenfalls Exporationsverhalten auch bei unbewegtem Körper, nicht nur beim Menschen, sondern auch bei Tieren. Wir werden in diesem Fall im folgenden von "orientierender Informationsverarbeitung" sprechen. Ein gutes Beispiel dafür liefert auch die jagende Katze. Smith (1972) und Kimura et al. (1980) konnten nachweisen, daß die Impulse für Hippocampus-RSA bei unbewegtem Körper von der Retikulärformation stammen und über den Kern des diagonalen Bandes von Broca ("mediales Septum") zur Hippocampus-Formation gelangen. Vanderwolf und Robinson (1981) ergänzen dazu, daß diese orientierende Informationsverarbeitung (Typ 1a - Verhalten der Autoren) von einem cholinergen Teil der Formatio reticularis in Gang gesetzt wird.

Schon zuvor hatte Gray (1978) darauf hingewiesen, daß sich die Frequenz der rhythmischen Hippocampus-Aktivität je nach Spezifität der nicht-reizgebundenen Tätigkeit verändert. Insbesondere treten bei "orientierender Informationsverarbeitung" langsame Frequenzen des sog. Theta-Bandes auf, während bei Explorationstätigkeiten (Typ 1) rasche Theta-Frequenzen (bzw. langsame Alpha-Wellen) zu beobachten sind.

Frequenzen im mittleren Theata-Bereich wurden hingegen unter drei Bedingungen beobachtet:

- secondary punishing (Auftreten von Mißerfolgs-Vorsignalen)
- frustrative non-reward (Ausbleiben einer Belohnung)
- novel stimuli (Konfrontation mit einer unbekannten Umgebung)

Eine dem dazugehörigen innerorganismischen Prozeß adäquate Bezeichnung für diesen Aktivierungsprozeß zu finden, ohne zu kopflastig zu interpretieren, ist schwierig. Da dieser Aktivierungsprozeß physiologisch mit einer noradrenergen Stimulierung verbunden ist und offenbar immer dann stattfindet, wenn wir beim Menschen eine Anstrengung unterstellen können, sowie unter Bezug auf eine entsprechende Konzeptualisierung, wie sie von Pribram und McGuinness (1975) vorgenommen wurde ("effort"), sprechen wir von "Psychophysiologischer Anstrengung".

Differenzierungen, wie sie in Abgrenzung zum Explorationsverhalten der Laborratte vorgenommen wurden, scheinen auch für Aktivierungsprozesse erforderlich, die an irreguläre limbische Erregung gebunden sind. Immerhin kann man davon ausgehen, daß Tätigkeiten beim Menschen nicht nur auf Grund reflektorischer Verknüpfungen, sondern auch infolge hoher Gewöhnung automatisiert sein können (verallgemeinertes Typ 2-Verhalten).

Pribram und McGuinness (1975) diskutieren ausführlich das in der psychophysiologischen Tradition schon lange bekannte Phänomen der energetischen Aktivierung, das (bei irregulär erhöhter limbischer Erregung) zu einem Zustand der erhöhten vegetativen Erregung und einer Mobilisierung der energiebereitstellenden Prozesse führt.

Demgegenüber sind körperliche Prozesse bei reizorientierter Informationsaufnahme in der Regel durch einen "Clearing-"Mechanismus (vgl. z.B. Gale 1977) gekennzeichnet, die eine vergleichsweise ungestörte Aufmerksamkeitszuwendung ermöglichen. Die Autoren sprechen von perzeptivem Arousal (vgl. auch Vinogradova 1970).

Traditionelle physiologische Indikatoren der Aktiviertheit (etwa im Sinne von Duffy 1972) kovariieren teilweise untereinander, aber erfahrungsgemäß nur wenig mit Selbstberichts-Indizes oder kognitiven Operationen. Daher wird immer wieder empfohlen, im multivariaten Ansatz (vgl. Fahrenberg et al. 1979) allgemeine oder spezielle Kopplungen (z.B. kardiosomatische, nach Obrist 1976) oder Fraktionierungen (z.B. Lacey 1967) zu untersuchen.

Demgegenüber postulieren die neuropsychologisch orientierten Ansätze, von der Wirkungsweise funktionell unterschiedener Aktivierungssysteme auszugehen und psychophysiologische Korrelate zu suchen, die auf eine Kontrolle psychophysiologischer Prozesse durch die verschiedenen Aktivierungsssysteme schließen lassen. Einem solchen Ansatz wollen wir nachgehen. Es wird zu prüfen sein, was nach dem Stand der Literatur ein explikatives Mehr-System-Modell mehr leisten kann gegenüber multivariat-mehrdimensionalen Ordnungs- und Deskriptionsversuchen.

5. Ethologische Grundkonzepte

In den vorangehenden Abschnitten wurde immer wieder deutlich, daß es brauchbarer Konstrukte zur Beschreibung des offenen Verhaltens bedarf, wenn neurale Funktionen untereinander stimmig interpretiert werden sollen. In diesem Abschnitt geht es nun darum, eine kurze, theoretische Zusammenfassung der einschlägigen ethologischen Grundkonzepte zu versuchen. Auf die damit zusammenhängende Anlage-Umwelt-Problematik soll an dieser Stelle nicht weiter eingegangen werden. Abb. 10 veranschaulicht den Zusammenhang von stammesgeschichtlicher und individualgeschichtlicher Entwicklung aus biologischer Sicht.

Die folgende Darstellung soll nur soweit gehen, als ethologishe Konzepte im Rahmen verhaltenstheoretisch motivierter, neuropsychologischer Aktivierungsforschung eine Rolle spielen. Die Bezeichnung "verhaltenstheoretisch" wird hier in seiner allgemeinen Bedeutung verwendet ("theoretische Aussagen über das Verhalten betreffend"). Keineswegs soll damit ein ausschließlicher Bezug zur behavioristischen Verhaltenslehre oder gar nur zu deren Kernstück, der Konditionierungslehre, hergestellt werden. Vor dem bisher geschilderten biologischen und neuropsychologischen Hintergrund scheinen einige alte Konzepte der Ethologie wieder neue Aktualität zu gewinnen (Abb. 11). Insofern wird, wenn nicht anders angegeben, vor allem auf Lorenz (1978) und Immelmann (1979) zurückgegriffen.

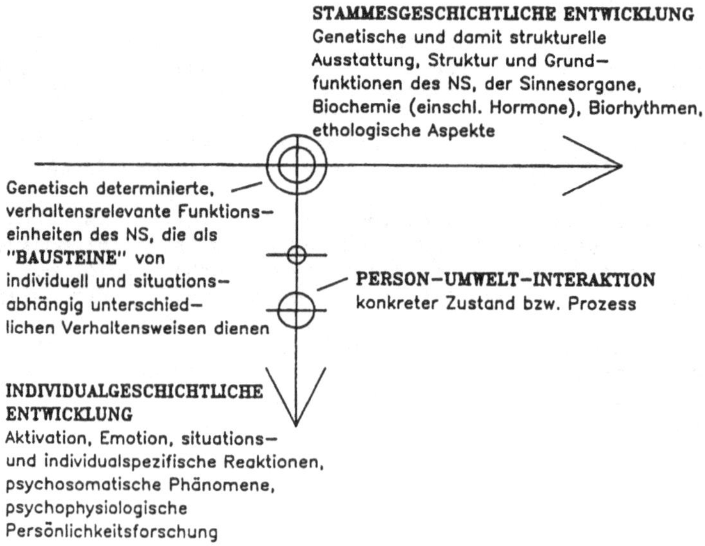

Abb. 10: Zur Anlage-Umwelt-Problematik neuro-ethologischer Konzeptionen, die für den Menschen anwendbar sein sollen: der Zusammenhang von stammesgeschichtlicher und individualgeschichtlicher Entwicklung aus biologischer Sicht.

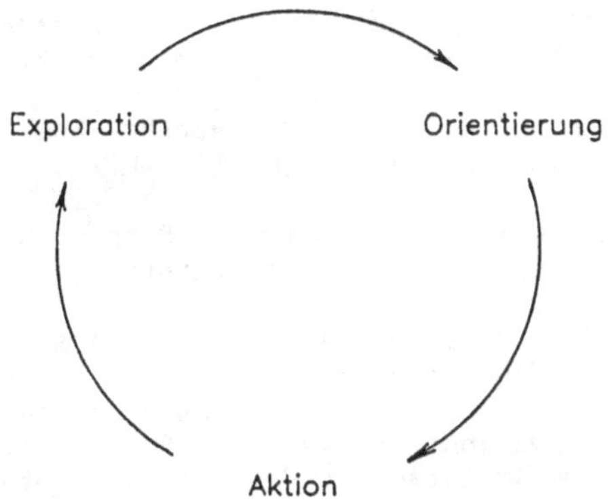

Abb. 11: Die "klassische" Verhaltensverkettung: Exploration, Orientierung, Aktion, erneutes Explorieren usw.

Die Ethologie liefert nicht zuletzt deshalb so fruchtbare Konzepte, weil sie Kind gegensätzlicher Eltern ist. Einerseits umfaßt sie Konzepte der Reiz-Reaktions-Lehren (S-R), die ihrerseits wieder mehr oder weniger unabhängig aus der positivistischen und materialistischen Tradition erwuchsen. Auf der anderen Seite verfügt sie über Konzepte der Antriebslehren, die teils auf vitalistisch-ganzheitlichen, teils auf mechanistisch-historischen Argumentationen aufbauen.

Es ist das Verdienst von Lorenz, immer wieder auf die Bedeutung spontanen Verhaltens von Tieren hingewiesen zu haben (vgl. z.B. 1978, S. 4f und 108ff). Die Bereitschaft eines Tieres zu einer bestimmten Verhaltensweise ist freilich von verschiedenen Faktoren abhängig, z.B. (nach Immelmann 1979, S. 33f) von inneren Sinnesreizen und motivierenden Außenreizen, von endogenen Zyklen oder Reifungsperioden, sowie von Hormonen und autonomen nervösen Erregungen, und schließlich von der "Vorgeschichte der Handlung".

Unter dem Gesichtspunkt der Integration von S-R- und Antriebs-Ansätzen dürfte es nützlich sein, diese Faktoren in drei Gruppen zusammenzufassen (Abb. 12):

(1) Die "Vorgeschichte der Handlung", die neben dem gerade laufenden Verhalten (ongoing behavior) und dem zeitlichen Abstand zur letzten einschlägigen Verhaltensweise auch die vergangenen und gegenwärtigen

Umstände ihrer Realisierung und damit die bei höheren Tieren und beim Menschen so wichtige Geschichte erlernter egeln umfaßt.

(2) Die "motivierenden Außenreize", die durch ihre antriebsregulierende Wirkung Reaktionen auf andere Reize mitbestimmen.

(3) Die "internen Reize" im engeren Sinn, wie autonom-nervöse, längerfristig-hormonelle oder genetische Faktoren.

Außenreize können (1) direkt Reaktionen provozieren ("auslösende Reize") oder (2) indirekt die Orientierung des Verhaltens beeinflussen ("orientierende Reize"), bzw. (3) die Reagibilität auf andere Reize mitbestimmen ("schwellenverändernde Reize"). Einer solchen Aufzählung (vgl. Immelmann, S. 52) sind in Ergänzung des letztgenannten Punktes noch alle überdauernden Effekte anzufügen, die insbesondere auf Lernen und Erfahrungsbildung beruhen. Insofern könnte man von einem gedächtnisverändernden Effekt von Außenzeizen sprechen, dessen Wirkung bis hin zur Änderung von Norm- und Wertvorsellungen reichen kann.

So gesehen sind alle Verhaltensweisen außen- und innengesteuert. Dies hatte bereits Seitz (194) mit seinen Versuchen zur doppelten Quantifizierung des Kampfverhaltens bei Buntbarschen nachzuweisen versucht. Insbesondere bei komplexen Verhaltensweisen lassen sich im zeitlichen Verlauf aber durchaus überwiegend innengesteuerte Phasen (Neugier- und Appetenzverhalten) neben überwiegend außengesteuerten (Orientierungs- und Taxiskomponenten) unterscheiden.

Bevor im Einzelnen darauf eingegangen wird, bedarf die Unterscheidung von motivierend-antriebsregulierenden und schwellenverändernden Reizen einer Rechtfertigung, die z.B. Immelmann (1979) nicht nennt. Lorenz (1978) stellt sich explizit die Frage, "ob solche aufladenden ... Reize die Ruhe-Erregbarkeit steigern, oder die Schwelle senken" (S. 142). Ausgehend von der Tatsache, "daß das Eintreffen jedes nicht unmittelbar auslösenden Reizes Bereitschafts-steigernd wirkt" (S. 142), und mit Verweis auf eine Diskussion des Schwellenbegriffs für Nervenerregung bei Schröder (1955) entschließt er sich für ein Modell, nach dem "sich die unmittelbar auslösenden Reizkonfigurationen von den aufladenden nur durch die Schnelligkeit ihrer Wirkung" unterscheiden (S. 143).

Hypothetische Schwellen und Schwellenwertänderungen wurden in der Ethologie immer wieder postuliert. Es geht dabei vordergründig um eine Eintrittsschwelle für Reize. Unmittelbar nach Ablauf einer Endhandlung (z.B. Kopulieren) wäre die Schwelle für entsprechende (hier sexuelle) Reize in der Regel erhöht. Da das Kriterium der Auslösbarkeit von einschlägigen (d.h. mit dem Auslösemechanismus gekoppelten) Verhaltensweisen ausschlaggebend ist, ist für Lorenz auch die Umkehrung für die Austrittsschwelle für Instinkthandlungen erlaubt. Als Paradigma für Schwellenerniedrigung gilt die Ausführung von Instinktbewegungen ohne adäquates Taxiobjekt (Handlungen am Ersatzobjekt bis zur Leerlaufhandlung). "Die Schwellenerniedrigung auslösender Reize ist ganz sicher eine Folge desselben physiologischen Zustandes, der ebensowohl die vermehrte Zahl auslösbarer Bewe gungseinheiten, wie auch die Appetenz des Tieres nach der auslösenden Reizsituation verursacht ... Wie weit dieser Effekt von Vorgängen im motorischen Sektor, von einer Kulmination aktions-spezifischer

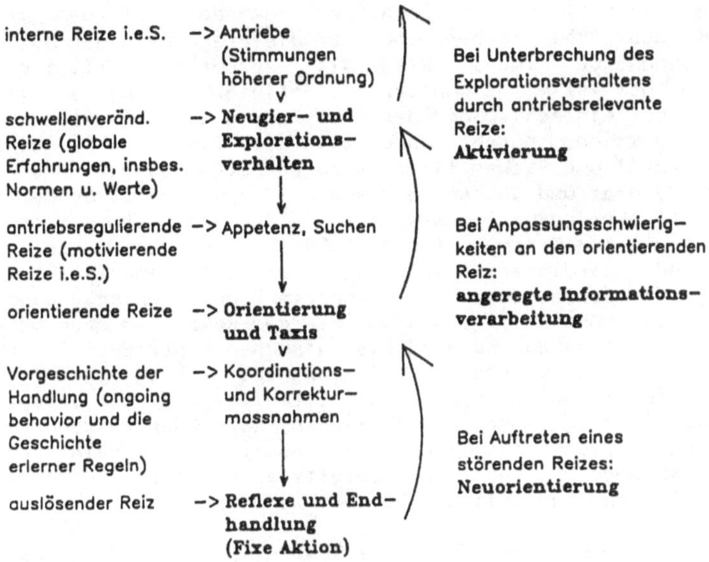
interne Reize i.e.S.
-> Antriebe (Stimmungen höherer Ordnung)
schwellenveränd. Reize (globale Erfahrungen, insbes. Normen u. Werte)
-> Neugier- und Explorations-verhalten
antriebsregulierende Reize (motivierende Reize i.e.S.)
-> Appetenz, Suchen
orientierende Reize
-> Orientierung und Taxis
Vorgeschichte der Handlung (ongoing behavior und die Geschichte erlerner Regeln)
-> Koordinations- und Korrektur-massnahmen
auslösender Reiz
-> Reflexe und End-handlung (Fixe Aktion)
Bei Unterbrechung des Explorationsverhaltens durch antriebsrelevante Reize:
Aktivierung
Bei Anpassungsschwierig-keiten an den orientierenden Reiz:
angeregte Informations-verarbeitung
Bei Auftreten eines störenden Reizes:
Neuorientierung

Abb. 12: Schema der Organisation von verhaltenssteuernden Funktionseinheiten unter Berücksichtigung von Lernerfahrungen. Das Schema folgt von oben nach unten dem Grad der Außensteuerung von Verhalten und repräsentiert damit das Konkretheitsniveau der Handlungen, aber auch das Abstraktionsniveau der Verhaltensbeschreibung. Links die Klassen von jeweils maßgeblich beteiligten Reizen. In der Mitte Verhaltenseinheiten, nach ihrem Integrationsniveau geordnet. Sie sind fettgedruckt, soweit sie deutlich beobachtbar zum offenen Verhalten beitragen. Rechts psychologisch relevante, innerorganismische Mechanismen, die die Flexibilität des Verhaltens gewährleisten.

Erregung hervorgebracht ist und wie weit Prozesse im rezeptorischen Sektor für ihn verantwortlich sind, müßte in jedem Einzelfall untersucht werden" (S. 100).

Methoden zur Untersuchung dieser Konstrukte fehlen. Dies offenbart zugleich auch die Schwachstelle in der Lorenz'schen Konzeption: Erhöht z.B. das Erleben aggressiver Handlungen durch stellvertretendes Agieren die Eintrittsschwellen für aggressionsauslösende Reize oder werden nicht vielmehr die Handlungsschwellen durch aufladende Reize erniedrigt (vgl. dazu auch Bösel 1981, S. 404)? Werden denn nicht die Eintrittsschwellen für aggressionsauslösende Reize durch Beobachten von Aggressionen erniedrigt? Oder wird vielleicht doch durch die wiederholte Darbietung von auslösenden Reizen der aktions-spezifische Stau gemildert, ohne daß auf der motorischen Seite aktions-spezifische Erregung verbraucht wird? Zu letzterem schreibt Lorenz wörtlich: "Ich glaube das nicht" (S. 100).

Ein anderes Beispiel mag die Sachlage, zumindest für den menschlichen Bereich, noch deutlicher machen, und zwar die Frage nach der Motivation zum Betrachten von Sexfilmen. Wird die sexuelle Motivation dadurch hervorgerufen oder ist man schon sexuell motiviert, wenn man sie aufsucht? Die Antwort ist einfach: Seit der Verstärkungswert sexueller Betätigung ohne Triebreduktion durch Ejakulation im Tierversuch bekannt ist (Sheffield, Wulff und Backer 1951), wird sexuelle Motivation als "Appetit" im Sinne von Neugier und Suchen verstanden (Hardy 1964). Sexueller Wunsch (Antrieb) motiviert sexuelles Neugier- und Suchverhalten mit dem Ziel der gerichteten sexuellen Erregung (Schmidt 1975). Erst wenn diese entsprechend orientiert und koordiniert wird, kann es zur (ebenfalls) lustvollen Endhandlung, dem Sexualverhalten im engeren Sinn, kommen. Geht man davon aus, daß sexuelle Wünsche irgendwo in internen Reizen im oben beschriebenen Sinn ihren Ursprung haben, so wird das Aufsuchen eines Sexfilms überwiegend von Norm- oder Wertvorstellungen abhängen. Ihnen in diesem Fall Schwellenfunktion zuzuschreiben, scheint legitim. Es ist Lorenz bezüglich der Beliebigkeit zuzustimmen, die Existenz einer derartigen Schwelle auf der Reiz- oder Reaktionsseite anzunehmen. Weiterhin könnte die antriebsregulierende Wirkung einer bereits aufgesuchten Reizquelle in den bisher eingeführten Begriffen beschrieben werden.

Auch wenn in diesem Beispiel "nur" die Konkretisierungsebene des Verhaltens als Kriterium der Reizwirkung im Vordergrund zu stehen scheint, hat dieser Unterschied, wie im Folgenden deutlicher werden dürfte, auch eine qualitative Bedeutung. Wem also die genannten Beispiele noch nicht hinreichend erscheinen, für den sei die Unterscheidung von schwellenverändernden und antriebsregulierenden Reizen (zunächst jedenfalls nur) aus konservativ-systematischen Gründen eingeführt.

Auf der Ebene des offenen Verhaltens sind nun, nach dem Kriterium von Innen- und Außengeleitetheit, nur vier Klassen von Verhaltensweisen unterscheidbar (Abb. 12). Überwiegend außengesteuert sind (1) Reflexe und Endhandlungen im ethologischen Sinn und (2) Orientierungs- und Taxiskomponenten. Überwiegend innengesteuert ist (3) Neugier- und Explorationsverhalten und (4) Leerlauf- und Übersprungsverhalten.

Da Ätiologiefragen vom behavioristischen Standpunkt aus (vor allem im nichtkontrollierten Feld) nicht hinreichend operationalisiert werden können, ist etwa eine Unterscheidung zwischen ungerichtetem (exploratory) und gerichtetem Suchverhalten (seeking behavior) in der Regel nicht ausreichend begründbar. Der gänzliche Verzicht auf Hypothesen über innerorganische Prozesse würde der Breite der ethologischen Erfahrungsbildung aber nicht gerecht werden. So ist die "Zuordnung von Verhaltensweisen" (Immelmann, S. 56f) zu funktionellen Gruppen und zu Integrationseinheiten nur durch Einführung von Kategorien möglich, die innerorganismische Prozesse miteinbeziehen. Dazu gehören die Konstrukte (1) des gerichteten Antriebs, (2) der "zielstrebigen" Appetenz (die ermöglicht, daß Exploration als Suchverhalten interpretiert wird) und (3) auf untergerodneter Ebene die Annahme von Koordinationsinstanzen, die insbesondere im Zusammenhang mit der sogenannten Instinkt-Dressur-Verschränkung (iii) für Korrekturen bei Zielbewegungen verantwortlich ist.

Im Zusammenhang mit der heuristischen (und wohl auch allgemein kommunikativen) Bedeutung der innerorganismischen Konstrukte wurde bereits an anderer Stelle (Bösel 1974, S. 14 und S. 58) dafür der Oberbegriff der Verhaltenstendenz vorgeschlagen. Zumindest beim Menschen sind soviele konkrete Details der Handlungsausführung erfahrungsabhängig, daß die Art des Handelns (was man unter welchen Umständen macht) und die Art der Individualität der handelnden Person vielfach kaum bzw. nur innerhalb sorgfältig eingegrenzter Populationen zu trennen ist. Die objektive Verhaltensbeobachtung beim Menschen, überhaupt als isoliertes Instrument, ist auch nur in wenigen Teilbereichen der Psychologie nützlich. Im folgenden wird daher nicht immer streng zwischen den innerorganismischen und den dazugehörenden behavioralen Begriffen unterschieden.

Insbesondere können dann im Zusammenhang mit quasireflektorischen Endhandlungen beim Menschen auch alle jene automatisierten Tätigkeiten mitbetrachtet werden, die aufgrund erlernter Ausführungsregeln gewohnheitsmäßig koordiniert, stereotyp ablaufen. Dafür soll die Bezeichnung "fixe Aktion" eingeführt werden (vgl. die Verallgemeinerung des Typ 2-Verhaltens in Abschnitt 4).

In komplexen Verhaltensketten lassen sich nun Sequenzen von Teilhandlungen auffinden, die sich mit den bisher erklärten Begriffen hinreichend beschreiben lassen. Freilich gibt es Ausnahmen, die der Annahme von Zusatzhypothesen bedürfen. So kann es vorkommen, daß von einer wohlbekannten Reiz-Reaktions-Kette das motorische Verhalten in Abwesenheit des üblicherweise zugehörigen Reizes stattfindet. Für dises sogenannte Leerlaufverhalten wird starke Motivation und ggf. die Existenz schwellenerniedrigender ("aufladender"), aber nicht typisch auslösender (also streng außensteuernder) Reize angenommen. Übersprungsverhalten wird durch Hemmung außengesteuerter Verhaltensweisen erklärt. Im folgenden seien diese Fälle als Sonderfälle ausgeklammert, da sie möglicherweise als "Kurzschlüsse" im Regulationssystem der steuernden Innenfaktoren verstanden werden können.

Hierarchische Instinktmodelle (z.B. Baerends 1956) lassen eine Ordnung im Handlungsablauf von Tieren erkennen, die - gemeinsam mit den zugrundegelegten Verursachungsfaktoren (insbesondere den "Reizen") - im Abb. 11 dargestellt ist. Dieses Inventar repräsentiert zugleich den Typus einer Verhaltenssequenz, wie sie vom Bauplan des Organismus (im Sinne der morphogenetischen Sichtweise) vorgesehen ist.

Unabhängig davon bewirken wechselnde Umweltbedingungen, besonders bei lernfähigen Tieren und in hohem Maße beim Menschen, daß die Glieder der Hierarchie "in einer nahezu beliebigen und höchst anpassungsfähigen Folge aneinandergeschachtelt werden können" (Lorenz, S. 162). Diese, in der Psychologie vor allem interessierende Tatsche, ist in der Abb. 12 durch rückläufige Pfeile symbolisiert.

(iii) Der etwas mißverständliche Terminus "Instinkt-Dressur-Verschränkung" stammt aus der Frühzeit der Verhaltensvorschung (Lorenz 1935, S. 251) und bezeichnet das Zusammenwirken von angeborenen und erworbenen Anteilen im Verhalten, bei dem das Grundmuster der Bewegungsfolge angeboren ist, die konkrete Orientierung jedoch erworben wird (z.B. beim Picken des Huhns oder beim Nüsseknacken des Eichhörnchens).

Der Vollständigkeit halber sei darauf hingewiesen, daß sich in dem "verhaltenstheoretischen" Schema von Abb. 12 wohl ohne große Schwierigkeiten Prüfprozesse (etwa im Sinne der TOTE-Einheit nach Miller, Galanter und Pribram 1960) wie auch Bewertungsprozesse (etwa im Sinne der Erst-, Zweit- und Neubewertung nach Lazarus 1966) einordnen lassen dürften, ohne daß dies im Einzelnen ausgeführt werden müßte. Der ethologischen Terminologie wird hier aber wegen ihrer Nähe zur neuropsychologischen Denkweise der Vorzug gegeben.

An diesem Punkt stellt sich die Frage, inwieweit die in der Geschichte der neuropsychologischen Aktivierungsforschung beschriebenen Syndrome (vgl. Abschnitt 4) alle diese verhaltensmäßigen Anpassungen in stimmiger Weise erklären bzw. inwieweit die genannten ethologischen Konzepte hilfreiche bei der Einordnung und Klassifikation der bekannten Aktivierungsphänomene sind. Wir werden diese Fragen im nächsten Kapitel auf der Grundlage der bisher dargestellten evolutionsbiologischen, neurophysiologischen und ethologischen Voraussetzungen weiterverfolgen. "So wird Aktivierungsforschung unversehens kenntlich als Verhaltensforschung, oder umgekehrt: Verhaltensforschung wird kenntlich als Aktivierungsforschung" (Schönpflug 1969, S. 23).

Kapitel 2

DIE AKTIVIERUNGSSYNDROME

6. Die aktivierungstheoretischen Basiskonstrukte

6.1 Fixe Aktion

Einen wichtigen Bestandteil des Bewegungsrepertoires von Tier und Mensch bilden Bewegungen mit einer stereotypen (oder, wie es in der Ethologie heißt: formkonstanten) Ablauffolge. Für die Steuerung stereotyper Bewegungsabläufe werden, soweit sie als "angeboren" gelten können, Reflexbögen und autonome, endogene Erregungsprozesse des Nervensystems verantwortlich gemacht (vgl. z.B. Eibl-Eibesfeldt 1967, S. 51ff). Ihnen liegen also eng umgrenzbare Mechanismen des Nervensystems zugrunde. Es liegt nahe, sie als variabel zusammensetzbare, mikroskopische Elemente des Verhaltens anzusehen. Dies ist jedoch, auch vom rein physiologischen Standpunkt aus, bis zu einem gewissen Grad irreführend. Anpassungsleistungen sind nämlich vor diesem Hintergrund schwer zu erklären: etwa durch kontinuierlich wirkende, von außen verursachte Parameteränderungen. Der zugehörige Wirkmechanismus ist dann also nicht einer, der auf mehreren Elementarprozessen vergleichbarer Art beruht, sondern ein Wirkmechanismus höherer Ordnung. Dieser bedarf dann zu seiner Erklärung der Funktion größerer Teile des Nervensystems, ja vielleicht sogar einer Gesamtheit (vgl. dazu auch Bösel 1981, S. 391 f).

Nicht nur angeborene Bewegungen verlaufen stereotyp, sondern auch gut geübte. Es gibt Gründe anzunehmen, daß auch solche Bewegungen nicht immer der kontinuierlichen Kontrolle der beim Erwerb beteiligten Strukturen bedürfen, um abzulaufen, sondern nur mehr der Tätigkeit eng umgrenzter, motorisch-steuernder Gehirngebiete, wenn sie einmal angestoßen wurden. Hacker (1973) nimmt bei seiner handlungstheoretischen Analyse von Arbeitstätigkeiten eine analoge Beschreibung stereotyper Bewegungsweisen vor und sieht sie in vergleichbarer Weise in die Handlungsregulation integriert.

Sowohl angeborene, automatisch gesteuerte Verhaltensweisen, wie auch erworbene, automatisierte Bewegungen sind demnaach durch ihre Stereotypie und durch die innerhalb des ZNS mutmaßlich eng eingrenzbaren Steuerzentren charakterisiert. Von da her scheint es gerechtfertigt, hinsichtlich des begleitenden Aktivierungsverhaltens ähnliche Prozesse zu erwarten.

Im Tierversuch zeigt sich, daß bei Abwesenheit von grobmotorischen Bewegungen irreguläre Aktivität im Hippocampus mit größerem Amplitudenwechsel (large amplitude irregular activity LIA) beobachtet werden kann (Vanderwolf, Kramis, Gillespie und Bland 1975). Dies tritt außer bei absoluter Unbeweglichkeit auch u.a. beim Kauen, Fellkratzen und Ejakulieren auf. Die Autoren nennen das Verhalten automatisch, reflektorisch oder konsummatorisch (und sprechen in diesem Zusammenhang vom Verhaltenstyp 2; demgegenüber stehen die unter 6.5 einzuführenden Verhaltensweisen des Typs 1). Eine Reihe dieser Verhaltensweisen sind bei

Tieren im Gegensatz zu anderen Verhaltensweisen nicht shapebar (Annable und Wearden 1979; Shettleworth 1975) und werden "performed in a single place" (O'Keefe und Nadel 1978).

Gray (1978, S. 425 und 428) geht davon aus, daß für "fixed action patterns, including consummatory behavior" bei der Ratte niederfrequente Anteile der Hippocampus-Aktivität (< 7 Hz) charakteristisch wären (vgl. auch Gray 1970; Gray und Ball 1970). Vanderwolf und Robinson (1981, S. 463) weisen darauf hin, daß Bewegungsanteile beim ansonsten nicht grobmotorisch-aktiven Tier an kurzzeitigen Theta-Anteilen (rhythmic slow waave activity RSA) erkennbar wären. Nach Routtenberg (1971) ist bei stereotypen Bewegungen eine Aktivität des ersten der von ihm postulierten Aktivierungssystem und damit Hippocampus-Beta (> 13 Hz) zu erwarten. Ohne Zweifel sind im desynchronisierten Hippocampus-Signal Anteile höchst unterschiedlicher Frequenzen enthalten. Bei ausschließlich automatischen und automatisierten Bewegungen ist jedoch zumindest das Band zwischen 7 und 13 Hz nicht dominant.

Die Desynchronisation der Hippocampus-Aktivität ist in diesem Zustand begleitet von "low voltage fast activity" (LVFA) im Neocortex. Das größtenteils desynchronisierte EEG weist keine Negativität der Grundlinie auf. Sind je nach Paradigma kontingente Negativierungen vorangegangen, so brechen sie mit dem Auftreten fixer Aktionen abrupt ab (Clemente, Sterman und Wyrwicke 1964).

Für die Fixierung der Aufmerksamkeit während der Ausführung fixer Aktionen dürfte der orbitale Teil des Frontalcortex verantwortlich sein. Bei Zerstörung dieser Region wird Hyperreaktivität beobachtet (Mettler und McLardy 1948; Ruch und Shenkin 1943; Wall und Davis 1951). Hypochondrie, chronische Schmerzzustände, Zwangsneurosen und Depressionen werden durch orbitales Undercutting in ihrer Ausprägung verringert (Scoville 1960, Knight 1964). Der orbitale Cortex ist mit dem basolateralen Amygdalae rückläufig verbunden. Dieses steht seinerseits über die laaterale habenuläre Schleife und über den lateralen Hypothalamus mit dem Hirnstamm, insbesondere mit der Area tegmentalis ventralis, in Verbindung.

LeMoal und Cardo (1975, S. 144) berichten, daß - ähnlich wie im Hippocampus und gleichermaßen abhängig vom medialen Septum - irreguläre geringamplitudige Aktivität in der Area tegmentalis ventralis simultan mit kortikaler Desynchronisation bei Automatismen auftritt. Abgesehen von dieser Region ist für den Hirnstamm selektiv erhöhte Aktivität zu erwarten. Dies folgt auch aus der Annahme eines Response-Systems in der unter den genannten Bedingungen erregten Formatio reticularis, deren absteigende Fasern motorische Efferenzen unterstützen (Arousal-System I nach Routtenberg 1968). Die einzelnen Erregungsmuster im Hirnstamm dürften jedoch stark von der Art der ausgeführten Tätigkeit abhängen.

Auch für die Vorhersage peripherer Größen dürfte gelten, daß sie im wesentlichen tätigkeitsabhängig variieren. Wegen der ansonsten vorherrschenden körperlichen Ruhe ist zu erwarten, daß der Grundwiderstand der Haut (SRL) und der periphere Widerstand im Gefäßsystem gering ist, die Variabilität der Herzrate hingegen hoch. Die erhöhte Hirnstammaktivität läßt zusätzlich auf eine leichte Steigerung der mittleren Herzschlagzahl schließen (vgl. auch Abrahams, Hilton und Zbrozyma 1964). Dies alles vorausgesetzt, würde ein Absinken des Blutdrucks zu erwarten sein. Systematische, empirische Daten dazu fehlen allerdings noch weitgehend.

6.2 Perceptives Arousal

Von Erregung spricht man, wenn "an input change produces a measurable incrementing of a physiological or behavioral indicator over a baseline" (Pribram und McGuiness 1975, S. 116). Die genannten Autoren engen den Begriff des Arousal auf den phasischen Anteil der Reaktion ein und beschreiben die mutmaßliche Struktur und Funktion des bei höheren Tieren und beim Menschen hier zugrundeliegenden Mechanismus. Ihnen zufolge handelt es sich dabei um einen "Stop"-Mechanismus, der laufendes Verhalten unterbricht, die Orientierung auf den Reiz ermöglicht und tonische Reaktionen vorbereitet.

So gesehen ist der Arousal-Mechanismus ein innerorganismischer Prozeß, der sich im offenen Verhalten vor allem durch die Unterbrechung des ongoing behavior äußert, und der von der (nachfolgenden) Orientierung und der Reizverarbeitung zu unterscheiden ist.

Die entsprechenden Signale zur Auslösung dieses Mechanismus stammen aus der Formatio reticularis. Die an dieser Stelle zu besprechenden Prozesse bedürfen keiner präzisen sensorischen Information. Vinogradova (1970) geht sogar davon aus, daß die Formatio reticularis durch den Hippocampus tonisch inhibiert wird, solange es keine "Neuigkeiten" gibt ("when novelty is absent" S. 114). Nur wenn ein unpassender Reiz auftaucht, wird der Hippocampus aktiv, "to process only the perturbations resulting from the mismatch among inputs" (Pribram und McGuinness 1975, S. 129; vgl. auch Pribram 1971).

Die Ausführung des Stop-Mechanismus erfolgt über die Amygdala und den Hypothalamus. Nach Pribram und McGuinness (1975, S. 125) sind dabei u.a. auch die im Hypothalamus medial gelegenen Bereiche beteiligt, die (im Zusammenhang mit Konsummation) "Sattheit" melden. Erregungen in der mesencephalen Reticulärformation bewirken im Hypothalamus Desynchronisation und zugleich Synchronisation in den Amygdala-Bahnen (S. 130). Für den Hippocampus der Ratte berichten Vanderwolf und Robinson (1981, S. 464) ein Erregungsmuster, das sich von hohen, irregulären Amplituden (LIA) zu niedrigen, irregulären Amplituden (SIA) verschiebt. In Konditionierungsexperimenten fand Bremner (1970), daß die Signalenergie im Theta-Band der Hippocampusaktivität in dem zeitlichen Intervall absank, das den Tieren zur Vorbereitung der trainierten Antwortreaktion zu Verfügung stand.

Reticulo-thalmaische Fasern der medialen Formatio reticularis, die selbst direkte Afferenzen aus dem Rückenmark erhält, ziehen zu den interlaminären Kernen des Thalamus. Diese projizieren in die Großhirnrinde und dürften für eine Dessynchronisation der kortikalen Aktivität mitverantwortlich sein. Eine andere Stimulation geht von der Formatio reticularis des Mittelhirns aus, die über den großzelligen Teil des Nucleus medialis thalami den orbitalen Cortex (Area 11) erreicht (vgl. Fuster 1980, S. 123). Dies dürfte, nicht zuletzt vermittelt über den kleinzelligen Teil des Nucleus medialis thalami, im dorsolateralen Front alcortex die

Aufmerksamkeitsänderung einleiten. Es wird registriert, daß "something has happend" (Walter 1967). Hingegen unterbinden frontale Laesion häufig eine derartige Kontrolle, sodaß "perseverative, automatic, and routine actions become generally more prevalent" (Fuster 1980, S. 123).

Subcorticale Efferenzen entsendet der dorsolaterale Frontalcortex vor allem in die Area praeoptica lateralis (Clara 1959, S. 514, Nauta 1962, Fuster 1980, S. 132). Diese besitzt - über den lateralen Hypothalamus und das laterale Habenulae - Verbindungen zum Locus coeruleus und zur Area tegmentalis ventralis. Resektionen des dorsolateralen Frontalcortex führen zum Verschwinden der vegetativen Komponenten der Orientierungsreaktion (Kimble, Bagshaw und Pribram 1965; Luria und Homskaya 1970; Luria, Pribram und Homskaya 1964).

Bei ihrer Diskussion der Orientierungsreaktion gehen Pribram und McGuiness (1975) von einem Paradigma aus, das gekennzeichnet ist durch eine vorhergehende Erwartungshaltung (Antrieb, Appetenz, orientierende Informationsverarbeitung), die u.a. durch eine Herzratensenkung gekennzeichnet ist. Auf einen nun auftretenden, passenden Reiz setzt eine Akzeleration der Herzrate ein. Die Autoren zitieren in diesem Zusammenhang (S. 123) die Arbeit von Obrist, Wood und Perez-Reyes (1965). Ein anfänglicher Atemblock (S. 138) soll die Akzeleration unterstützen (Jennings, Averill, Opton und Lazarus 1971; Peto, Holland und Bouman 1970; Wood und Obrist 1964). Ausmaß der Akzeleration und Stimulusintensität stünden in einem ungeklärten Verhältnis (Bull und Lang 1972; Graham und Clifton 1966). Die Akzeleration ist gefolgt von einer parasympathisch gesteuerten Gegenregulation, bis sich eine, die mororische Reaktion begleitende, erhöhte Herztätigkeit stabilisiert. Nach der bisher eingeführten Terminologie würde es sich bei der in diesem Fall reizinduzierten Herzatenakzeleration um eine Koordinations-Phase handeln.

Arousal wird traditionellerweise durch eine (reizinduzierte) Unterdrückung der okzipitalen EEG-Aktivität im Alphabereich definiert (vgl. z.B. Mulholland 1972). Sie folgt auf einen orientierenden Reiz in der Regel innerhalb der ersten halben Sekunde. In diese Zeit fällt bei der klassischen Orientierungsreaktion, die auf unerwartete Reize folgt und die im Zusammenhang mit Aktivation im Abschnitt 6.6 diskutiert werden wird, eine Phase der Herzratendezeleration. Die Alpha-Blockade im klassischen Paradigma ist in der Regel unmittelbar von Augenbewegungen gefolgt, die im späteren Verlauf mit der Tätigkeit des Explorierens in Zusammenhang gebracht werden wird. Bei diesem Verlaufstypus akzeleriert die Herzrate danach.

Arousal als Vorbereitung für orientierende Informationsverarbeitung ist also mit einer Senkung der Herzrate verbunden.

6.3 Orientierende Informationsverarbeitunng

Eine zunächst ruhig liegende Ratte wird, wenn sie spontanes Händeklatschen hört, gewöhnlich aufspringen und mit weit geöffneten Augen zunächst ruhig stehen. Ihr Hippocampus zeigt solange irreguläre Aktivität bis sie ihren Kopf dreht oder wegläuft. Die irreguläre Hippocampusaktivität wird auch andauern, falls sie - in einer Übersprungsbewegung - beginnen sollte, ihr Gesicht zu säubern.

Kaninchen hingegen zeigen, etwa nach dem Händeklatschen, nur eine ganz geringe Veränderung ihrer Körperposition und verharren danach für längere Zeit bewegungslos. Der Hippocampus des Kaninchens zeigt unter diesen Umständen langsame, rhythmische Wellen (rhythmic slow wave activity RSA; Harper 1971, Robinson 1980, Winson 1972). Dieses Phänomen tritt aber erst bei mindestens 14 Tage alten Tieren auf (Creery und Bland 1980). Auch das Gesichtwaschen des Kaninchens ist von Hippocampus-RSA begleitet. Ähnliches geschieht bei der Ratte nur unter der Wirkung von Betäubungsmitteln wie Alkohol oder Äther (Vanderwolf und Robinson 1981, S. 464).

Die Frequenz der unter körperlicher Ruhe (bzw. beim Gesichtssäubern) auftretenden Hippocampus-RSA wird von Vanderwolf und Robinson (1981, S. 464) mit 6 Hz angegeben. Beobachtungen dazu gibt es außer vom Kaninchen auch von der Katze (S. 464) und vom Meerschweinchen (S. 474). Diese Art RSA verschwindet nach Atropingaben und wird demnach durch cholinerge Afferenzen hervorgerufen (S. 465). Die Impulse dazu dürften vom medialen Septum und vom Kern des diagonalen Bandes stammen (Kimura, McGeer, Peng, McGeer 1980), ihrerseits angeregt durch die Formatio reticularis (Smith 1972). Grandstaff und Pribram (1972) weisen darauf hin, daß unter CNV-erzeugenden (iv) Bedingungen die Signalenergie im Theta-Bereich der Hippocampusaktivität sprunghaft ansteigt, wenn die CNV mit einer Positivierung abbricht.

Hippocampus-Neurone habituieren bei Reizwiederholung, werden aber bei jeder Änderung in der Reizkonfiguration sofort wieder aktiv. Bei Primaten und beim Menschen existieren im ventralen Hippocampus Neurone, die erst nach einer Reizdauer von mindestens einer halben, teilweise erst nach einer Sekunde aktiv werden (Vinogradova 1970). Bestimmte, reizorientierte Aktivitäten des Hippocampus bedürfen also einer längeren Reizsummations-Periode.

Im Cortex wird (und zwar bei fast allen beobachteten Tieren) unter den eingangs genannten Umständen low voltage fast activity (LVFA) beobachtet. Unter Atropinwirkung verschwindet diese LVA bei unbewegten Tieren (Vanderwolf 1975) und gilt daher ebenfalls als cholinerg induziert. Shut und Lewis (1967) machen hierfür eine "ascending cholinergic reticular formation" verantwortlich. Lernen setzt möglicherweise diese Art von "Aufmerksamkeit" voraus (vgl. Bösel 1981, S. 336).

Auch die tonische Hippocampus-RSA, die während des paradoxen Schlafs auftritt und die bei der Ratte eine Frequenz von 5-6 Hz aufweist, ist atropin-sensitiv (Vanderwolf und Robinson 1981, S. 472). In dieser Zeit ist der Körper unbewegt (Kopf- und Nackenbereich typisch atomisch) und im Cortex treten rhythmische 6-9 Hz-Spindeln auf. Diese Perioden werden durch Phasen kurzzeitiger Muskelspannungen unterbrochen, die von rhythmischer Hippocampusaktivität höherer Frequenz (bei der Ratte 6-8 Hz und mehr) und rascheren, atropin-resistenten Cortexfrequenzen begleitet sind (Robinson, Kramis und Vanderwolf 1977).

(iv) CNV = contigente negative Variation, d.i. die in bestimmten Paradigmen in Erwartung eines Reizes vor dessen Auftreten zu beobachtende negative Gleichspannungskomponente im EEG.

Rhythmische Aktivität mit großen Amplituden und einer Frequenz von 7 Hz tritt in der Area tegmentalis ventralis auf, wenn eine hungrige Ratte Futter riecht, aber auch während des paradoxen Schlafs (LeMoal und Cardo 1975, S. 140 und 142). In beiden Fällen werden parallel dazu vergleichbare Wellen im occipitalen Cortex beobachtet.

Für peripher-physiologische Ereignisse bei orientierender Informationsverarbeitung lassen sich wenig Vorhersagen machen. Die Ablenkbarkeit, insbesondere die Höhe primär evozierter Potentiale (für REM-Schlaf vgl. Weitzman und Kremen 1965), dürfte in dieser Phase gering sein. Ein Kriterium für diese Art orientierter Informationsverarbeitung ist die stattfindende Verhaltens"pause", insbesondere zwischen unmittelbar reizorientierten und anschließenden, zielgerichteten Bewegungen (vgl. auch Obrist, Howard, Sutterer, Hennis und Murell 1973). Fowles (1980) bringt Gründe dafür vor, EDA-Reaktionen im Zusammenhang mit der behavioral inhibition zu sehen.

6.4 Psychophysiologische Anstrengung

Wenn Ratten unter besonderen Umständen längere Zeit mit erhobenem Kopf und offenen Augen ruhig verharren ("freezing"), wird in ihrer Gehirnrinde desynchrone Aktivität durch rhythmische Spindeln von 6-9 Hz verdrängt (Klingberg 1971; Semba, Szechtman und Komisaruk 1980; Vanderwolf 1975). Ähnliches passiert, wenn das (häufig im Übersprung auftretende Säubern des Gesichts mehrere Sekunden andauert (Vanderwolf und Robinson 1981, S. 467). Dieser Effekt ist nicht nur atropin-resistent, sondern unter Atropinwirkung noch ausgeprägter (Atropin blockiert den Ueberträgerstoff Acetylcholin). Der geschilderte Vorgang ist bei der Ratte in der Regel von einem Zittern des Kopfes und der Vibrissen begleitet. Durch geringe sensorische Stimulation oder Reizung der Formatio reticularis verschwinden die genannten Wellen (Vanderwolf und Robinson 1981, S. 467).

Gray (1978) beobachtet unter vergleichbaren Umständen einen anderen atropin-resistenten Effekt. Die Hippocampus-Aktivität synchronisiert sich beim "freezing" der Ratte in einem Theta-Band mit einer Zentrumsfrequenz von 7,7 Hz. Der Autor vermutet, daß das triggernde Signal dafür über das dorsale aufsteigende noradrenerge Bündel (DANB) vom Locus coeruleus kommt und über das mediale Septum das Septo-hippocampale-System (SHS) beeinflußt: "The system made up of the DANB and the SHS has the task of inhibiting ongoing behavior upon the receipt of information about secondary punishing, secondary frustrative or novel stimuli" (S. 432). DANB-Blockade durch 6-hydroxi-Dopamin verhindert diesen Effekt (Gray, McNaughton, James und Kelley 1975).

Die drei von Gray (1978) aufgezählten, für Hippocampus-7,7 Hz-Synchronisation charakteristischen, situativen Bedingungen sind: "secondary punishing" (Reize, die vor zu erwartenden Mißerfolgen warnen), "anticipated frustrative non-reward" (Reize, die darauf schließen lassen, daß fehlender Erfolg zur Enttäuschung führt) und "novel stimuli" (z.B. open field). Für den Menschen stellt sich in derartigen Situationen die Frage: "Was tun?"

Pribram und McGuinness (1975) vertreten die Meinung, daß der hippocampo-thalamische Erregungskreise "uncouples the stimulus from the response by coordinating the amygdala and basal ganglia mechanisms so that appropriate changes in the central representation can occur, a process that entails effort" (S. 132). Dieser Prozess könne verstanden werden als eine Änderung des Zustandes, des Sets oder der Einstellung. Die Autoren verweisen auf die im Zusammenhang mit der Emotionstheorie von Papez (1937) formulierte "attitude theory of emotion" (Bull 1951).

Befunde an Hippocampus-ektomierten Affen interpretieren die Autoren so: Unter diesen Umständen "either input or output captures an aspect of the behavior of the organism" (S. 129); eine zentrale Kontrolle, die das Verhältnis von Stimulus und Response koordiniert, wenn Anstrengung erforderlich ist, würde dann fehlen. Sanders (1983) greift die neuropsychologische "effort"-Theorie der Autoren auf und baut sie zu einem Konzept der menschlichen Informationsverarbeitung aus (vgl. Abb. 13).

Spätestens an dieser Stelle muß kritisch angemerkt werden, daß die unter den Überschriften "Perceptives Arousal", "Orientierende Informationsverarbeitung" und "Psychophysiologische Anstrengung" abgehandelten Prozesse in der Literatur nur selten voneinander getrennt werden und ohne Zweifel in engem funktionalen Zusammenhang stehen. Sicherlich bedarf daher die neuropsychologische und die psychophysiologische Beschreibung noch etlicher Korrekturen. Dennoch wird hier nocheinmal auf die Notwendigkeit einer Differenzierung hingewiesen. Schon bei einer einfachen Orientierungsreaktion sind mindestens folgende Funktionen vertreten: Erstbewertung der Informationsaufnahme durch

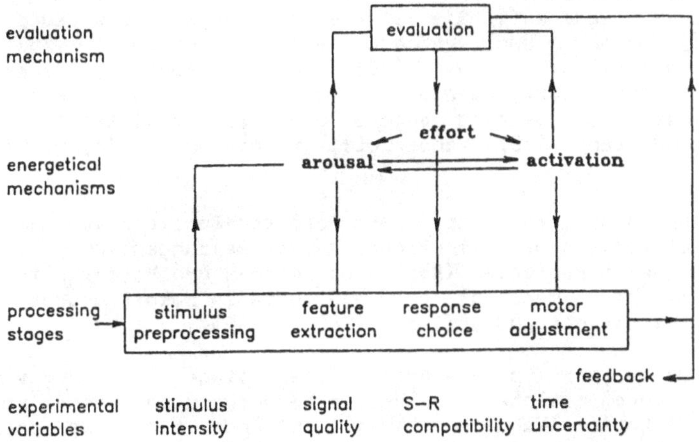

Abb. 13: Ein "kognitiv-energetisches" Wirkschema der menschlichen Informationsverarbeitung (nach Sanders 1983). Verschiedene Basismechanismen werden durch einen "effort"-Mechanismus überwacht und koordiniert, der direkt mit der zentralen Response-Wahl assoziiert ist. Der "evaluation"-Mechanismus überwacht die Funktion der Basismechanismen und hilft, deren Tätigkeit zu optimieren.

entsprechend orientierende Reaktionen und Bewertung der Informationen im Hinblick auf spezifische Antwortreaktionen. In Abschnitt 10 wird der Versuch unternommen werden, diese drei funtionalen Komponenten mit unterschiedlichen Frequenzkomponenten in der Hirnstromaktivität in Verbindung zu bringen.

6.5 Ungerichtetes Explorieren

Verhaltensweisen mit grobmotorischen Bewegungen, wie Laufen, Graben, Manipulieren oder Kopfdrehen, sind bei der Ratte stets von rhythmischer Aktivität im Hippocampus begleitet (Vanderwolf, Kramis, Gillespie, und Bland 1975). Die Autoren nennen das Verhalten willkürlich, appetetiv oder instrumental (Typ 1). Es kann durch operantes Konditionieren geformt werden (Vanderwolf und Robinson 1981, S. 475).

Die Ueberschrift "Explorieren" wurde gewählt, um einige Abgrenzungen deutlich zu machen. Im Englischen wird in diesem Zusammenhang oft von "goal directed behavior" gesprochen. "goal" wird von "target" unterschieden, wobei im ersten Fall eher ein "Zweck", im zweiten ein "festes Zielobjekt" gemeint ist. Zweckgeleitetheit oder Zielgerichtetheit könnte aber auch bei Verhaltensweisen, die als unmittelbar "stimulus related" gelten, unterstellt werden. Andererseits ist die Gerichtetheit einer Exploration gegenüber der Zweckbindung auf höherer Ebene zweitrangig, sodaß diese Bezeichnung im Deutschen unmißverständlicher erscheint.

Hippocampus-RSA bei grobmotorischem Verhalten weist eine Frequenz zwischen 7 und 12 Hz ("accompanying type 1 behavior", Vanderwolf und Robinson 1981, S. 464) bzw. zwischen 8,5 und 10 Hz ("associated with locomotor approach", Gray 1978, S. 428) auf. Sie ist resistent gegen die Wirkung von Atropin (Vanderwolf, Bland und Whishaw 1973; Vanderwolf 1975) und von Benzodiazepinen (Gray und Ball 1970; Gray, McNaughton, James und Kelly 1975). Nach den letztgenannten Autoren soll auch eine Resistenz gegen Alkohol bestehen, während andere eine Sensitivität finden (Kramis, Vanderwolf und Bland 1975; Vanderwolf, Kramis und Robinson 1978; Whishaw 1976).

RSA im Hippocampus erscheint, wenn Formatio-Bereiche ventral des Locus coeruleus elektrisch gereizt werden; durch Reizungen im Locus coeruleus dagegen nur bei hohen Dosen (Robinson, Kramis und Vanderwolf 1977). Der genaue Weg ist nicht bekannt. Werden Gliedmaßen passiv bewegt, kommt es zu keiner RSA (Vanderwolf und Robinson 1981, S. 463).

Im Kortex wird bei Typ 1-Verhalten "low voltage fast activity" (LVFA) beobachtet. Durch welche Impulse sie hervorgerufen wird, ist auch hier unbekannt. Atropin (Vanderwolf 1975), Läsionen des Locus coeruleus und Serotonin-Blockaden verändern die Cortex-LVFA während Typ 1-Verhalten jedenfalls nicht.

Routtenberg (1968) postuliert aktivierende Prozesse "concerned with incentive or reward" (Arousal System II). Impulse dazu sollen von einem Gebiet seitlich des Nucleus interpeduncularis ausgehen (Routtenberg und Kane 1966); seine Aktivität wäre mit LVFA im Cortex, aber auch mit Hippocampus-Theta assoziiert.

Wie bereits unter 6.3 berichtet, unterbrechen phasische Muskelspannungen, die von Atropin-resistenter Hippocampus-RSA und rascherer Kortexaktivität begleitet sind, den paradoxen Schlaf.

6.6 Energetische Aktivation

Pribram und McGuinness (1975) bezeichnen mit Aktivation die vigilante, tonische Bereitschaft des Organismus zu einer Antwortreaktion auf Umweltreize. Das entsprechende Kontrollsystem wäre "centered on the basal ganglia and involves the activation of "go"mechanisms-expectancies (perceptual) and readiness (motor)" (S. 131).

Dieser, im wesentlichen innerorganismische Prozeß wäre gekennzeichnet durch die kontingente Negativierung der Cortexaktivität (vgl. auch Tecce 1972) und eine Dezeleration der Herzrate (vgl. auch Obrist, Webb, Sutterer und Howard 1970 a und b). In bestimmten Paradigmen kovariieren beide Prozesse (vgl. auch Lacey und Lacey 1970).

Nach den letztgenannten Autoren wäre der Organismus unter tonischer Aktivation für verschiedenartige Umweltreize besonders offen. Lewis und Wilson (1970) fanden bei Kindern, die Bilder kategorisieren mußten, vor richtigen Antworten besonders starke Herzraten-Senkungen. Daraus folgern Pribram und McGuinness (1975, S. 138), daß Aktivation eine wichtige Voraussetzung für richtige Antwortreaktionen ist.

Die Dezeleration der Herzrate ist Vagus-kontrolliert, was für alle Aufmerksamkeits-induzierten Herzratenänderungen gelten soll (Lit. S. 138). Bei Arousalreaktionen, die einer Aktivation häufig vorausgehen, steigt die Herzrate durch eine Blockierung des Parasympathicus. Bei fixen Aktionen hingegen, die einer Aktivation folgen können, kontrolliert das somatomotorische System die Herzrate, die unter diesen Bedingungen in der Regel ebenfalls ansteigt.

Dieses von Pribram und McGuinness (1975) entworfene Muster bei Aktivationsprouessen widerspricht dem traditionellen Begriff von Aktivation. Gerade die Herzrate korreliert zusammen mit der Hautleitfähigkeit positiv mit der berichteten Aktivation (vgl. z.B. Schönpflug 1965 und Thayer 1970). Freilich bleibt die Frage nach dem bei erlebter Aktivation aktiven Aktivationssystemen offen.

Eine genauere funktionelle Betrachtung der in Frage stehenden Aktivationsprozesse mag dazu eine Antwort liefern. Die von Lynn (1966) beschriebenen Orientierungsreaktionen von Pawlows Hunden bei dessen Eintreten ins Labor, die Ausdruck einer (neugierigen) orientierenden Informationsverarbeitung sein mochten, und die in der Folge auch am Menschen untersucht wurden, haben einen typischen biphasischen Verlauf: erst Minderung, dann geringfügiger Anstieg der Herzrate (vgl. z.B. Guski 1978). Bei der Schreckreaktion (startle reflex) treten hauptsächlich die typischen sympathisch-adrenergen Reaktionen mit Puls- und Schweißsekretions-Steigerung auf (Sternbach 1966, vgl. auch den späterfolgenden Abschnitt 11.). Insofern ist die Gleichsetzung von Orientierungs- und Schreckreaktion (vgl. Gestaut und Roger 1960) ungenau. Bei wiederholter Auslösung der Orientierungsreaktion tritt bereits vor der

Reizdarbietung die Herzraten-Dezeleration auf (vgl. z.B. Raskin, Kotses und Bever 1969), danach die Beschleunigung (im Falle der sog. Defensiv-Reaktion sogar starke Akzeleration).

Die richtigen Antworten der von Lewis und Wilson (1970) untersuchten Kinder sind demgegenüber vermutlich unter anderen Bedingungen zustande gekommen, vielleicht durch eine der Aufgabenstellung folgende, ausgedehnte Exploration und orientierende Informationsverarbeitung und schließlich durch die der Aufgabe angemessen, Antwortreaktion. Sie benötigen dazu auch längere Zeit. Ein solcher Prozeß wäre einer Aktivation im Sinne der tonischen Bereitschaft zum Handeln entgegengesetzt, wenn man darunter stark zielorientierte Befindlichkeiten oder energiemobilisierende Notfallreaktionen versteht, die rasches Handeln vorbereiten und ermöglichen.

Motivation (im Sinne des in Abschnitt 5 eingeführten Antriebs-Konstruktes) und Aktivation dürften also aktivierungstheoretisch gewissermaßen gegenläufige Prozesse sein, die einander in vergleichbaren Situationen ersetzen und in der selben Situation ergänzen können. Eine Mischung aus Impulsivität und Reflexivität in diesem Sinn mag auch eine Voraussetzung für gute Leistungen sein. Dies würde jedenfalls die umgekehrt U-förmige Beziehung der Regel nach Yerkes und Dodson (1908; Bradhurst 1957) erklären (Abb. 14).

In umgekehrt U-förmigen Beziehungen zwischen klassischen Aktiviertheitsindikatoren (z.B. Muskelspannung oder EEG-Desynchronisation) und Verhaltensmaßen (Vigilanz, Reaktionszeit, Rechenleistung, Lernerfolg) hat sich das eindimensionale Aktivierungskonzept scheinbar besonders gut bewährt, wiewohl gerade auch deren Vertreter die generelle Gültigkeit oder die Aussagekraft eines solchen Zusammenhangs bezweifelten (vgl. z.B. Duffy 1972).

Wegen der letztlich schwer zu verstehenden Bedeutung umgekehrt U-förmiger Beziehungen zwischen Leistungsdaten und Daten, die unspezifische Aktivierungsindikatoren sein sollen, haben wir dieser Detailproblematik einen Abschnitt in Anhang 2 gewidmet. Dort wird ein solcher Zusammenhang zwischen Leistungsdaten und Kenngrößen der Leistungsvorbereitung plausibel gemacht. Da es sich dabei um ein Beispiel aus dem Problemlösebereich handelt, heißt die Aktivierungsvariable nicht "Energetische Aktivation", sondern gemäß der in diesem Abschnitt getroffenen Differenzierungen "Anstrengung".

Im folgenden wird jedenfalls Aktivation als energiemobilisierender, die Herzrate steigernder Prozeß verstanden. Die von Pribram und McGuinness (1975) vorgenommene Beschreibung von activation ist jedoch für das von ihnen gewählte Paradigma (vgl. Abschnitt 6.2) durchaus zutreffend. Die mit Erwartung und Bereitschaft gekoppelten Prozesse von (serotoninergenem?) Antrieb, Appetenz und orientierender Informationsverarbeitung sind der ergotropen Reaktionslage entgegengesetzt und dürften weitgehend parasympathisch kontrolliert sein.

In diesem Zusammenhang stellt sich auch die Frage nach dem Phänomen der Ermüdung. Der Begriff der Ermüdung ist mit mindestens vier Paradigmen assoziiert: mit dem Wach-Schlaf-Rhythmus (Bedürfnis nach Schlaf), mit der reaktiven Hemmung (Sättigung) im Sinne von Hull (1943), mit informational overload oder Monotonie als "zentrale Ermüdung" (Bedürfnis nach Ruhe) und mit körperlicher Tätigkeit als körperliche Ermüdung (Erschöpfung). Ohne hier im Einzelnen auf Gemeinsamkeiten oder Unterschiede dieser vier Ermüdungsbegriffe einzugehen (vgl. dazu Grandjean 1961 oder Schmidtke 1965), sei nur auf einen Punkt hingewiesen: Die Beendigung einer fixen Aktion, fehlendes Arousal (im Sinne vom Pribram und McGuinness 1975) und "orientierende Informationsverarbeitung" ohne Anstrengung wirken nach dem bisher entwickelten Modell desaktivierend.

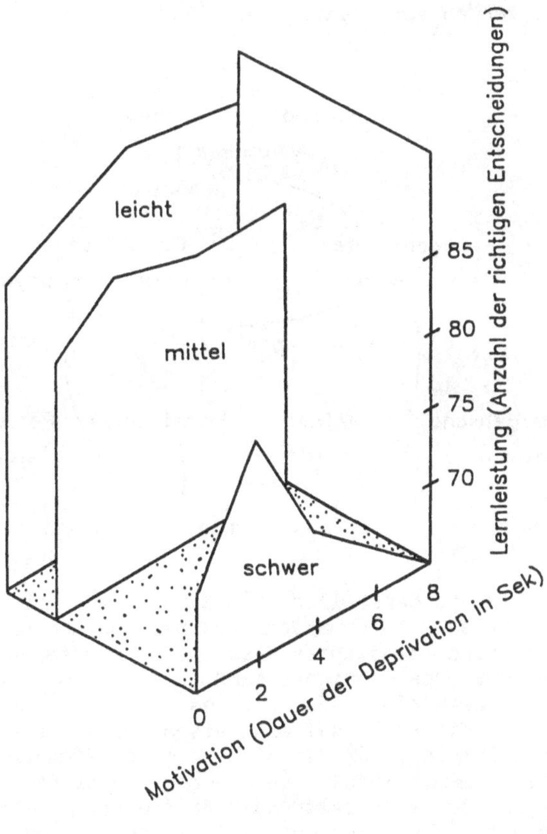

Abb. 14: Das Yerkes-Dodson-Gesetz. Ratten mußten unterschiedlich lange in einem mit Wasser gefüllten Labyrinth tauchen, bevor sie durch die Wahl der richtigen Tür entkommen konnten. Die optimale Motivation zum Lernen war von der Schwierigkeit der Aufgabe abhängig (nach Broadhurst 1957).

7. Kurzgefaßte Übersicht über die Aktivierungssyndrome

Es werden unter verhaltenstheoretischen Gesichtspunkten neun verhaltenswirksame Kategorien von Verarbeitungsprozessen postuliert. Drei davon sind als Verhaltensklassen im offenen Verhalten unterscheidbar: Fixe Aktion, orientierende Informationsverarbeitung, ungerichtetes Explorieren. Die restlichen sechs Kategorien, benannt als Aktivation und Antrieb, Arousal und Koordination, Anstrengung und Appetenz, werden als Pole dreier bivalenter Aktivierungsprozesse verstanden. Sie ermöglichen und unterstützten den Übergang zwischen Verhaltensklassen (vgl. dazu das Schema von Abb. 15). Für die Steuerung der Verhaltensklassen und der Aktivierungsprozesse werden sechs Aktivierungssyndrome vorgestellt, deren Charakterisierung im folgenden in vereinfachender Form noch einmal kurz zusammengefaßt werden soll (vgl. Abb. 16).

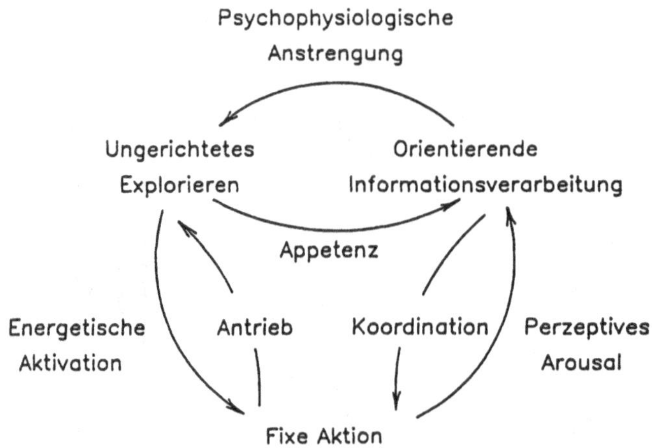

Abb. 15: Vereinfachte Darstellung des Schemas von Abb. 12. Fixe Aktion, Orientierende Informationsverarbeitung und Ungerichtetes Explorieren sind Verhaltensklassen, die im offenen Verhalten in der Regel gut unterscheidbar sind. Sie können, wie die Pfeile andeuten, in wechselnder Reihenfolge auftreten. Die "Übergänge" zwischen diesen Verhaltensklassen werden durch Verhaltenskategorien geleistet, für die die neben den Pfeilen stehenden Bezeichnungen gewählt wurden. Dabei werden Antrieb, Koordination und Appetenz nur als Erklärungsbegriffe verstanden; sie repräsentieren gewissermaßen den biologischen "Normalfall" von Verhaltensverkettungen. Für Perceptives Arousal, Psychophysiologische Anstrengung und Energetische Aktivation wird aber ebenso wie für die integrative Koordination der offenen Verhaltensweisen die Tätigkeit von eigenen Aktivierungssystemen angenommen, deren Existenz durch die Beobachtung von sog. Aktivierungssyndromen nahegelegt wird.

Fixe Aktion.
Die laterale, motorische Formatio reticularis ist aktiv. Der Hippocampus zeigt desynchronisierte Aktivität, in der Area tegmentalis ventralis der Ratte wird ebenfalls low voltage fast activity beobachtet. Das EEG ist desynchronisiert. Die Motorik ist durch hohe Stereotypie gekennzeichnet, die Herzrate ist (tätigkeitsabhängig) leicht erhöht. Im Ausdrucksverhalten wid Interesse ablesbar.

Perzeptives Arousal.
Hippocampus- und Cortexaktivität werden infolge mesencephaler Reticularisierregung desynchronisiert. Okzipitales Alpha wird unterdrückt und gerade stattfindendes Verhalten unterbrochen. Die Herzrate dezeleriert.

Orientierende Informationsverarbeitung.
Cholinerge Teile der Formatio reticularis bewirken im Hippocampus atropin-sensitive rhythmic slow wave activity. Die Aktivität des Cortex ist charakterisiert durch atropin-sensitive low voltage fast activity, die von Theta-aktiven Phasen unterbrochen wird. Die Area tegmentalis ventralis der Ratte ist mit 7 Hz rhythmisch aktiv. Die Motorik ist durch eine Bewegungsruhe gekennzeichnet. Herzrate und Blutdruck sinken ab. Der Basiswert der Hautleitfähigkeit steigt. Im Ausdrucksverhalten wird Zufriedenheit/Unzufriedenheit erkennbar.

Psychophysiologische Anstrengung.
Angestoßen durch die aufsteigende, noradrenerge Aktivität des Locus coeruleus erscheinen atropin-resistente Theta-Frequenzen im EEG. Im

DIE AKTIVIERUNGSSYNDROME

PARADIGMEN–KATEGORIEN

FUNKTIONS–KATEGORIEN	REIZ–ORIENTIERT (cort. Arousal nied. vs hoch)	>KONFLIKT< (behav.inhib. vs cort. clearing)	ZUSTANDS–ORIENTIERT (veg. Arousal hoch vs nied.)
>ANGEB. ERKENNEN<	**PERZEPTIVES AROUSAL** HC–LIA Cortex (8.5 Hz)	**ORIENTIERENDE INF.–VERARB.** cholinerg HC–RSA (<7 Hz) Cortex (5.3 Hz)	**ENERGET. AKTIVIERUNG** adrenerg HC–LIA EEG/HR unabh. erhoeht
>ANGEB. KOENNEN<	**FIXE AKTION** HC–LIA EEG/HR abh. erhoeht	**PHYSIOLOG. ANSTRENGUNG** noradrenerg HC–RSA (7.7 Hz) Cortex (5.7 Hz)	**UNGERICHT. EXPLORIEREN** (trace amine) HC–RSA (>8 Hz) Cortex (8.5 Hz?)

Abb. 16: Die Aktivierungssyndrome. Die Angaben in () sind als Richtwerte zu verstehen.

Hippocampus dominiert atropin-resistente slow-wave activity. Die Motorik ist durch Hypertonus gekennzeichnet, in den peripheren Indikatoren machen sich noradrenerge Einflüsse bemerkbar, insbesondere Steigerung des Blutdrucks und Anstieg der Blutfette.

Ungerichtetes Explorieren.
Tiefere Teile der Formatio reticularis halten im Hippocampus atropin-resistente rhythmic slow wave activity aufrecht, die im Cortex von atropin-resistenter low voltage fast cativity begleitet ist. In der Motorik dominieren ungerichtete Körper- und Augenbewegungen, die im Dienste mehrerer Funktionen stehen können. Im Ausdrucksverhalten ist das Ausmaß der nach innen oder außen gerichteten Kontrolle erkennbar.

Energetische Aktivation.
Begleitet von der Aktivität der Basalganglien erhöhen sich unter dem Einfluß des hinteren Hypothalamus zahlreiche energiebereitstellende Prozesse, deren Kennzeichen die adrenerge Mobilisierung ist. Dazu gehört Steigerung von Schlagkraft und Schlagrate des Herzens, Steigerung der Atemtiefe und Erhöhung des Grundumsatzes.

Die aktivierungstheoretischen Konstrukte sind nicht immer so hinreichend voneinander unterschieden, wie es wünschenswert wäre. Auch ist ihre Indizierung nach derzeitigem Stand mehr als konzeptuell denn als experimentell bestätigt anzusehen. Außerdem muß darauf hingewiesen werden, daß die gewählten Etiketten in der Literatur je nach theoretischem Kontext vielfach eine andere Bedeutung haben können. Insbesondere werden die Bezeichnungen "Aktivation" und "Arousal" in anderen Konzepten vertauscht verwendet; auch ist es denkbar, statt "Arousal", "orientierende Informationsverarbeitung" und "Anstrengung" in dieser Reihenfolge die Etiketten "Orientierung", "Anstrengung" und "Aktivierung" zu verwenden. Das hier eingeführte Labeling stellt einen Kompromiß aus neuropsychologischen und psychophysiologischen Bezeichnungsgewohnheiten dar.

8. Bewegungsanomalien

Es liegt nahe, die Brauchbarkeit der aktivierungstheoretischen Basiskonstrukte zunächst an Hand von Störungen des Handlungsablaufs zu überprüfen. Im folgenden sollen vier Bewegungsanomalien kurz diskutiert werden, bei denen zusätzlich organische oder aktivierungstheoretische Befunde vorliegen. Zur Veranschaulichung der aktivierungstheoretischen Diskussion mag es nützlich sein, das Schema von Abb. 15 weiter zu vereinfachen und nur auf die mutmaßlich durch Aktivierungssysteme vermittelten und psychologisch besonders interessanten Prozesse (vgl. dazu Abb. 12) zu beschränken. Wenn wir nun Bewegungsanomalien und ihre Begleitsymptome als Störungen des Handlungsablaufs aktivierungstheoretisch interpretieren, werden wir auf Abb. 17 verweisen, die die Aktivierungssyndrome aus Abschnitt 7 und psychologisch besonders relevante Verkettungen in der Abfolge ihres Auftretens veranschaulicht.

8.1. Das Klüver-Bucy-Syndrom

Klüver und Bucy (1939) fanden nach bilateraler Abtragung des Temporallappens bei Makaken-Affen verminderte Aktivität und Aggressivität, sowie eine Dominanz oraler und sexueller Automatismen. Die Kernsymptome dürften dabei, wie zahlreiche Folgeuntersuchungen zeigten, vor allem auf die gestörte Funktion des Mandel- und Schweifkernkomplexes zurückzuführen sein. Läsionen im Nucleus caudatus führen zu Fustrationstoleranz, aber auch zu stark wechselnden Affekten, verbunden mit Hyperaktivität (Adler 1979, S. 153). Amygdalektomierte Affen bilden in der Regel keine Vermeidungsreaktionen aus (Weiskrantz 1966) und sind unaggressiv; Oralität und Hypersexualität werden häufig berichtet (z.B. Schreiner und Kling 1953: Goddard 1964). Einige abweichende Beobachtungen (z.B. Rosvold, Mirsky und

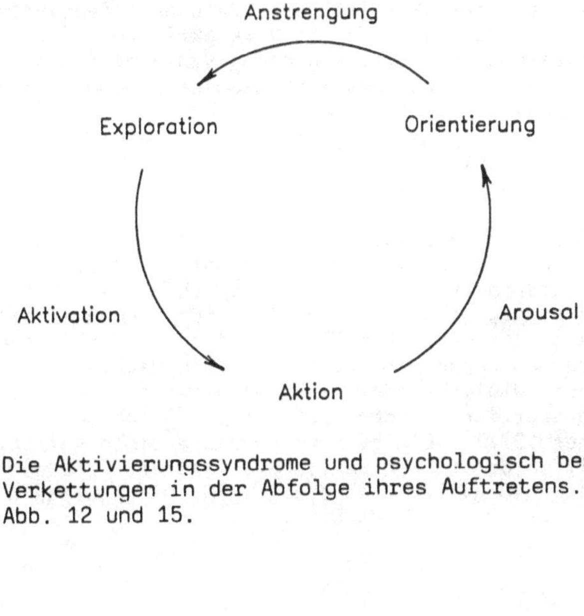

Abb. 17: Die Aktivierungssyndrome und psychologisch besonders relevante Verkettungen in der Abfolge ihres Auftretens. Vgl. dazu die Abb. 12 und 15.

Pribram 1954) lassen sich mit den unterschiedlichen, z.T. gegensätzlichen Funktionen der einzelnen Mandelkern-Bereiche erklären (Ursin und Kaada 1960; Pribram und McGuinness 1975).

Fixe Aktionen werden dominant, unabhängig davon, ob der von Pribram und McGuinness (1975) postulierte Stop-Mechanismus der Amygdala bei einer entsprechenden Läsion außer Kraft gesetzt wird, oder ob generell die limbische Kontrolle über hypothalamische Funktionen fehlt. In diesen Fällen ist auch die orientierende Informationsverarbeitung unterbunden, sodaß keine Handlungspläne entworfen werden, ja nicht einmal einfache Vermeidungsreaktionen stattfinden. Dagegen ist zu erwarten, daß der Organismus aktiviert ist, was sich je nach Spezifität der Läsion und des Treatments auch als Hyperaktivität oder Hyperresponsivität zeigen kann.

Im vereinfachten Schema von Abb. 17 formuliert könnte man davon sprechen, daß das Klüver-Bucy-Syndrom mit einer Aktivierunsstörung verbunden ist, bei der perzeptives Arousal unterbunden ist und fixe Aktion und energetische Aktivierung prädominant sind.

8.2 Parkinsonismus

Hypokinetisch-hypertone Syndrome sind, wie die Parkinson-Krankheit, stets durch eine Funktionsstörung im nigrostriatalen System veranlaßt ("Parkinsonismus"). Die Folge ist, daß die Patienten große Schwierigkeiten haben, eine Bewegung in Gang zu bringen und zu Ende zu führen (Hypokinese oder Akinese), ferner ein erhöhter Muskeltonus (Rigor), der einer passiven Bewegung einen wächsernen Widerstand entgegensetzt, sowie ein Zittern (Ruhetremor), das bei Zielbewegungen nachläßt, begleitet von vermehrter Speichel-, Tränen- und Schweißsekretion. Kinder gelten als triebhaft, Erwachsene dagegen als antriebsarm.

Akinese wurde bisher als charakteristisches Zeichen orientierter Informationsaufnahme genannt, die entweder in fixe Aktionen mündet oder, bei Anpassungsschwierigkeiten, zu entsprechenden, von Hypertonus begleitenden, Anstrengungen führt, die im Fall des Parkinsonismus jedoch nicht in explorierende Motorik münden.

8.3 Autismus

Der von Kanner (1943) erstmals ausführlicher beschriebene Autismus stellt ein Syndrom dar, das eine Reihe von Symptomen umfaßt. Dazu gehört eine kortikale Aktivierung, deren Frequenzen unter verschiedenen Situationsbedingungen bei 15-20 Hz liegt, sowie eine geringe Ausprägung evozierter Potentiale (Small 1971). Die Kinästhetik wird bei sensomotorischen Prozessen durch visuelle Wahrnehmungen gestört (z.B. beim Nachfahren von Rillen; Hermelin und O'Connor 1970). Bei der Diskrimination in Ton- und Farbsequenzen zeigt sich eine deutliche Tendenz zur Perseveration in der Wahrnehmung (Frith 1972; Boucher 1977). Einige Autoren beschreiben Auffälligkeiten in Struktur und Funktion der linken Hemisphäre (Hauser, DeLong und Rosman 1975; Colby und Parkinson 1977; Blackstock 1978; Hier, LeMay und Rosenberger 1979).

Repetetives Verhalten und die Schwierigkeit, Neues aufzunehmen, gilt als Hauptkennzeichen von Autismus. Stereotypierate und Desynchronisation im EEG steigt mit zunehmender Komplexität der Umgangssituationen und habituiert komplementär zu explorativem Verhalten (Hutt und Hutt 1970).

Nach DesLauriers und Carlson (1869) ist bei Autisten die Schwelle des von Routtenberg (1968) postulierten limbischen Aktivierungssystems erhöht, sodaß das zur Unterstützung fixer Aktionen dienende Arousal-System I dominiert. Die einfachere Erklärung dürfte in der Annahme einer Störung bei der orientierenden Informationsverarbeitung liegen, aus der ebenfalls Stereotypie-Dominanz und, unter gegebenen Bedingungen, Hyperarousal mit niedrigamplitudigen evozierten Potentialen folgt.

Im Schema von Abb. 17 ist der Orientierungsmechanismus als gestört und infolge dessen eine Prädominanz von perzeptivem Arousal und fixer Aktion anzunehmen.

8.4 Hyperkinetisches Syndrom

Nach Satterfield und Dawson (1971) fallen etwa 40 % der in einer psychiatrischen Klinik vorgestellten Vor- und Grundschulkinder durch ziellose, motorische Unruhe, kurze Konzentration, leichte Erregbarkeit und unvorhersehbare Reaktionen auf.

Die Unterschiede zwischen evozierten Potentialen bei aufmerksam und unaufmerksam registrierten Reizen sind bei hyperkinetischen Kindern geringer als bei Normalen (Prichep, Sutton und Hakerem 1976; Loiselle, Stamm, Maitinsky und Whipple 1980). Die vegetative Aktivierung (Hautleitfähigkeitsniveau und -fluktuationen, Herzrate) wird als gering angegeben (Rosenthal und Allen 1978; Satterfield und Dawson 1971). Adrenerge Stimulationen (Amphetamin) haben in vielen Fällen eine breite Wirkung. Chronische Unterregung galt demnach lange Zeit als Erklärung für das Syndrom (Satterfield 1973).

Widersprüche ergeben sich durch die Existenz von "non-responders" auf Stimulantien und vegetativ normale Hyperkinetiker (Cohen und Douglas 1972; Rosenthal und Allen 1978); durch Ergebnisse von Laufer et al (1957), die auf ein Hyper-Arousal deuten; und durch die Tatsache, daß sich bei einem Teil der von Satterfield und Braley (1977) untersuchten Kinder (und zwar vor allem bei den älteren) höhere Amplituden der evozierten Potentiale fanden als bei Normalen.

Brocke (1983) versucht eine Erklärung, die auf der Zwei-Arousal-Theorie von Routtenberg (1968) beruht. Er legt eine chronische AS-II-Dominanz zugrunde, die den Überschuß an ungerichteten Bewegungsweisen erklären soll. Diese AS-II-Dominanz kann einerseits mit einer durch Hemmung hervorgerufenen AS-I-Unterfunktion (Hypo-Arousal) oder einer kompensatorischen AS-I-Überregung (Hyper-Arousal) gekoppelt sein.

Eine vergleichbare Argumentation liegt von Lapidus und Schmelling (1975) im Zusammenhang mit der Erklärung von chronischer Prozeßschizophrenie vor. Die Autoren diskutieren die Dissoziationstheorie von Claridge (1967) und vergleichen dessen "tonisches" Aktivierungssystem mit dem Arousal-System I nach Routtenberg (1968) und dessen "modulierendes" Aktivierungssystem mit AS II. AS-I-Dominanz führe zu den Bewegungsstereotypien der "akuten, reaktiven Schizophrenie", eingeschlossen die katatone Verlaufsform. AS-II-Dominanz erkläre das Ueberwiegen des "modulierenden" Systems bei "chronischer Prozeßschizophrenie".

AS I unterstützt nach dem bisher diskutierten verhaltenstheoretischen und neuropsychologischen Hintergrund das Ausführen fixer Aktionen, AS II Explorations-Verhaltensweisen. Danach müßten sowohl Symptome chronischer Schizophrenie wie der Hyperaktivität in Situationen verschwinden, die gewohnheitsmäßig auszuführende Tätigkeiten verlangen, hingegen in Anforderungssituationen zunehmen. Dies dürfte der Realität sehr nahe kommen. Auch spricht die z.B. bei Hyperkinetikern oft augenfällige Suche nach Zuwendung bzw. ihre Reagibilität gegenüber Kritik für die These der AS-II/Explorations-Dominanz. Wegen der schlechten Indizierbarkeit des Aktivierungssystems für Explorieren wird diese Frage vorerst noch offen bleiben müssen.

Nach dem Schema von Abb. 17 wäre jedenfalls ein Defizit zu assoziieren, bei der der Aktionsmechanismus gestört ist und daher Exploration und Aktivation erhöhrt, perzeptives Arousal dagegen vermindert auftritt.

9. Makroskopische Verhaltensregulation

Es soll nun gezeigt werden, daß sich das Wirken der in diesem Kapitel beschriebenen Aktivierungssysteme grundsätzlich auch bei der makroskopischen Verhaltensregulation im Zusammenhang mit menschlichen Planhandlungen nachweisen läßt. Wir wollen dazu wieder von ethologischen Verhaltenskonzepten ausgehen.

Die ältesten und wichtigsten dieser Konzepte betreffen "Appetenz", "Taxis" und "Erbkoordination" in ihrer motorischen Ausformung als "exploration behavior", "orienting response" und "fixed action pattern" (vgl. Abschnitt 5, Abb. 12). Daraus ergibt sich ein Modell einer elementaren Verhaltenskette, die Appetenz und Suchen, Orientierung und Taxis, sowie Erbkoordination und Endhandlung umfaßt (vgl. Bösel 1974). Die Verhaltensziele entstehen idealtypischerweise intrinsich, gewissermaßen getriggert durch auftretende Außenreize: Nahrungssuche und -aufnahme, Fortpflanzung, Revierverteidigung/Feindabwehr (vgl. Tembrock 1968).

Es sei nun der Frage nachgegangen, ob sich die Annahme entsprechender neuropsychologischer Programme bzw. von zugehörigen Syndromen auch beim handelnden Menschen insbesondere bei Planung und Zielverfolgung makroskopisch nachweisen läßt. Dazu bedarf es makroskopischer Indikatoren der entsprechenden Syndrome, die über Handlungsphasen zu erheben sind. Wir rekapitulieren:

Das bei exploration behavior auftretende Syndrom des "ungerichteten Suchens" ermöglicht in Verbindung mit einer Wachaktivität der Formatio reticularis und Hippocampus-RSA bei Erhöhung des Blutdrucks eine Umweltorientierung des Organismus. Das bei Orientierungsverhalten auftretende Syndrom der "orientierenden Informationsverarbeitung" setzt

Umweltinformation in Beziehung zu internen Zuständen und reguliert Körperreaktion mit dem Ziel einer verbesserten Organismus-Umwelt-Interaktion. Herzrate und Blutdruck sinken ab, im EEG steigt die Theata-Power. Fixed action patterns sind neuropsychologisch durch desynchronisierte Hippocampus-Aktivität gekennzeichnet, Herzrate und Beta-Power im EEG sind je nach Art der Tätigkeit leicht erhöht.

Nun gilt es zu berücksichtigen, daß menschliches Handeln sicherlich weniger unter dem Aspekt der Erkoordiniertheit, sondern mehr unter dem Aspekt der Plangeleitetheit zu sehen ist. Welche Syndrome sind für welche Klassen von Zielen oder Teilzielen zu erwarten?

Läßt sich das einfache Schema von Exploration-Orientierung-Aktion überhaupt auf makroskopische Strukturen menschlichen Handelns übertragen? Wir werden uns im folgenden auf menschliches Leistunshandeln beschränken. Es ist gut untersucht und viele Befunde sind über den engeren Leistungsbereich hinaus generalisierbar. Allerdings ist auch hier unmittelbar einsichtig, daß innerhalb der typischen Phasen des Leistungshandelns (Antizipation, Vorbereitung, Konfrontation und Bewertung) sehr verschiedene Strategien vorkommen können (vgl. z.B. Krohne 1985, Wieland-Eckelmann 1986), sodaß eine eindeutige Zuordnung von neuropsychologischen Programmen und typischen Phasen des Leistungshandelns nicht ohneweiteres möglich erscheint.

Eine Möglichkeit der Überprüfung von theoriekonformer Korrespondenz von Aktivierungssyndromen und Handlungsklassen bietet sich gerade über die Untersuchung differentieller Stretegien an. Folgt man allerdings den vorhandenen Konzeptionen im Copingbereich, so steht zu befürchten, daß man bei Berücksichtigung von differenzierten Verhaltensklassen auf sehr verschiedenem theoretischen Niveau einer Komplexität gegenübersteht, in der sich möglicherweise so manches Konzept zu leicht bestätigen läßt. Deshalb ist es, wie häufig im interdisziplinären Bereich, sicherlich hilfreich, wenig theorielastig auf einfachen logischen Konzepten aufzubauen.

Insofern greifen wir das Rationale des Leistunshandelns, nämlich die Anpassung von (subjektiv wahrgenommenen) Anforderungen und Ressourcen, auf und unterscheiden drei logische Fälle:

(a) Aufstockung der Ressourcen (Sammeln von Informationen, Explorieren, Suche nach Hilfe oder nach Werkzeugen)
(b) Senkung der Anforderungen (Vermeidung, Veränderung des Handlungsziels, Senken des Leistunsanspruchs)
(c) eine besondere Anpassung ist nicht erforderlich.

Der Fall (b), Senken der Anforderungen, bedarf noch einer Kommentierung, da vom biopsychologischen Standpunkt aus nicht unmittelbar evident ist, was unter "Anforderungen" zu verstehen ist. Während Anforderungen bei organismischen Verhaltenszielen im Zusammenhang mit Überleben, Stoffwechsel und Fortpflanzung biologisch vergleichsweise einfach beschreibbar sind, ist die Motivations- und Handlungsstruktur von Menschen demgegenüber ungleich komplizierter. Im letzten Kapitel (Abschnitt 28) werden wir insbesondere darauf hinzuweisen haben, daß neben der Erhaltung der genannten biologischen Funktionen beim Menschen kognitive Inhalte ebenso Gegenstand im "Kampf ums Dasein" werden können. Daher ist die Verlagerung eines Handlungsziels (je nach vermeintlicher Kompetenz), von physischen

Anforderungen auf kognitive und umgekehrt, ebenfalls als Anforderungssenkung im primär geforderden Bereich zu werten. Wenn Personen vor kognitiven Anforderungen ihr Hauptaugenmerk auf die Regulation der körperlichen Befindlichkeit lenken, dann gehört das in diese Kategorie.

Auf dieser abstrakten Ebene der Klassifizierung von Leistungsbewältigungs-Strategien können bereits Korrespondenzen zu den eingangs genannten ethologischen Konzepten postuliert werden:

(a) Personen, die umweltorientiert ihre Ressourcen aufzustocken trachten, sollten das Syndrom des "ungerichteten Explorierens" zeigen.

(b) Senkt jemand seinen persönlichen Leistunsanspruch unter Belastung oder versucht jemand, vor allem seine körperliche Befindlichkeit den vermeintlichen kognitiven Anforderungen anzupassen, so sollte das Syndrom der "Orientierenden Informationsverarbeitung" dominieren.

(c) Personen, die mit ihren Ressourcen einer Anforderung ohne weiteres entsprechen können, werden das Syndrom der "Fixen Aktion" zeigen, das nicht nur für erbkoordinierte, sondern auch für habitualisierte Verhaltensweisen charakteristisch ist. Dies beträfe "nichtängstliche" Personen im Sinne der Angsttheorien.

Für Bewältigungsstrategien lassen sich daraus im Rahmen eines allgemeinen Modells der Verhaltensregulation (etwa im Sinne von Schönpflug 1979) folgende Hypothesen ableiten: Nichtängstliche Personen reagieren unter leistungsfordernder Beanspruchung mit einer tätigkeitsabhängigen, phasischen Erhöhung der Herzrate und mit geringen Blutdruckwerten. Ihre Handlungsweise ist direkt zielorientiert. Ängstliche Personen dagegen, die ihr Verhalten an einem einmal gesetzten Leistungsanspruch orientieren, zeigen höchste Blutdruckwerte. Ihre Handlungen sind aufgaben- und umweltorientiert. Personen, die unter Beanspruchung bemüht sind, den Leistungsanspruch und ihre körperliche Erregung der vermeintlichen Beanspruchung anzupassen, d.h. zu senken, sind vom Verhalten her eigentlich eher als überfordert (vgl. Bösel 1981, S. 213) statt als ängstlich zu bezeichnen. Sie werden Kennzeichen von orientierender Informationsverarbeitung zeigen und mit ihren physiologischen Werten die Mitte zwischen den beiden anderen Gruppen halten. Ihre Handlungen sind vor allem auf den Schutz oder die Anpassung der eigenen Person bzw. auf die Ausnutzung vorhandener Kompetenzen orientiert (z.B. externale Selbstregulation).

An dieser Stelle wird deutlich, daß wir nicht etwa einer handlungstheoretischen Klassifizierung vom Kompetenzen (sensumotorisch-automatisiert, signalgeleitet-innenreguliert, intellektuell-problemlösend) folgen. Vielmehr gehen wir davon aus, daß auch "höchste" intellektuelle Funktionen mit Hilfe von sehr konkreten biologisch verankerten Programmen zustandegebracht werden. Außerdem zeigt die tägliche psychologische Praxis, daß man nicht von einem generellen Primat bestimmter Regulationsstrategien auszugehen hat, sondern daß je nach Situation, Ressourcen und Problemstellungen die eine oder andere Strategie optimal sein kann. Insofern berücksichgt die vorgestellte Klassifikation von Leistungsbewältigungs-Strategien eher den Aspekt, inwieweit beim Probanden die passende Problemstruktur bereits repräsentiert ist, inwieweit

Kenntnisse einer vorhandenen, aber nicht ganz passenden (scheinbar ausreichenden) Problemstruktur angewandt werden oder inwieweit durch (zeitaufwendige) Suchprozesse die richtige Struktur ermittelt wird.

Eine von Wieland-Eckelmann und Bösel (im Druck) entwickelte Fragebogen-Diagnostik von "ängstlich-sensitiven", "ängstlich-defensiven" und "nicht-ängstlichen" Copingstrategien eignet sich zur Vorhersage von Dispositionen entsprechend den eben eingeführten drei Regulationskategorien.

Darin wird sensitiv ängstliches Verhalten vor Leistungssituationen durch die Trait-Angst-Skala (Laux et al 1981) vorhergesagt (Score > 40). Bei Personen mit einem Trait-Angst-Score <= 40 wird mit einem zusätzlichen Fragebogen zum Anspruchsniveau erhoben, ob sie im allgemeinen dazu tendieren, unter Belastung ihren Leistungsanspruch zu senken (Score <= 23). Damit sollen defensive Strategien (im Sinne einer Anpassung von Handlungszielen) vorhergesagt werden. Personen mit einem Trait-Angst-Score <= 40 und einem hohen Anspruchsscore (> 23) gelten als nicht ängstlich in dem Sinn, daß bei ihnen vor kognitiven Leistungssituationen besondere, generalisierte Stretegien der Anpassung von Anforderung und Ressourcen in der Regel nicht Platz greifen.

Wick hatte bereits 1964 über die Kreislaufreaktionen von Studenten vor, während und nach mündlichen Prüfungen berichtet. Insbesondere vergleicht er das Verhalten zweier Probanden (Abb. 18) und diskutiert es so: "Während

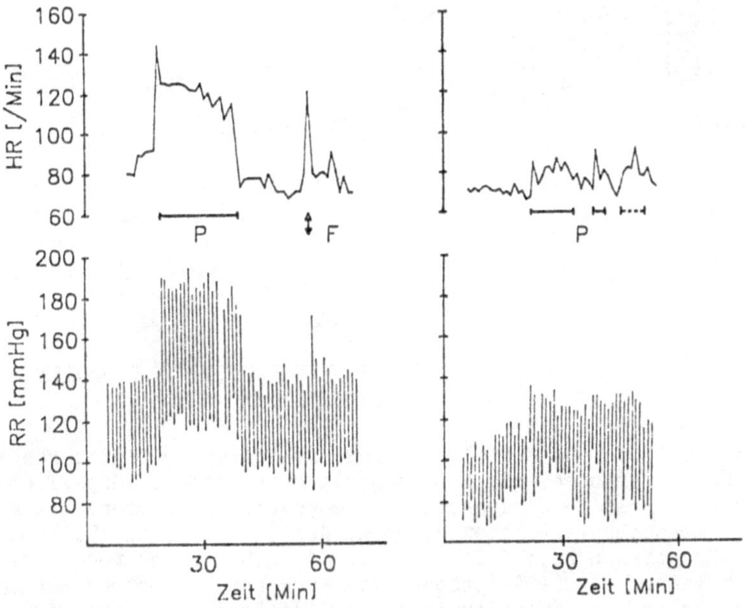

Abb. 18: Kreislaufreaktionen zweier Studenten im Examen (nach Wick 1964). P .. Zeiten der persönlichen Prüfung, F .. unerwartete Frage.

der erste Student sehr besorgt war, mit seinen Leistungen vor dem Examinator zu bestehen und die Erwartungen zu erfüllen, die in ihn gestellt wurden, erklärte uns der zweite Student, dessen Leistungen im Vergleich mit denen der anderen nur mäßig waren und der die geringe Kreislaufreaktion zeigte, später, es wäre ihm egal gewesen, wenn er durchgefallen wäre" (S. 100).

Blutdruckwerte von Personen, die mit dem eben beschriebenen Verfahren diagnostiziert wurden und die ebenfalls unter realer, leistungsfordernder Beanspruchung beobachtet wurden (wegen des Treatments vgl. den Anhang, Abschnitt 32), zeigt die Abb. 19.

Daß die Unterschiede der Kreislaufreaktion zwischen den Gruppen nicht bloß im Unterschied Engagement/Desengagement liegen, zeigen bereits die in der gleichen Stichprobe registrierten Leistungsdaten (Abb. 20). Beachtenswert ist unter anderem, daß die Sensitiven bei der verwendeten leichten Aufgabe mit Vorbereitungsmöglichkeit am besten abschneiden. Insbesondere das Leistungsmaß "Zeit pro Operation" steht in typischem Verhältnis zur

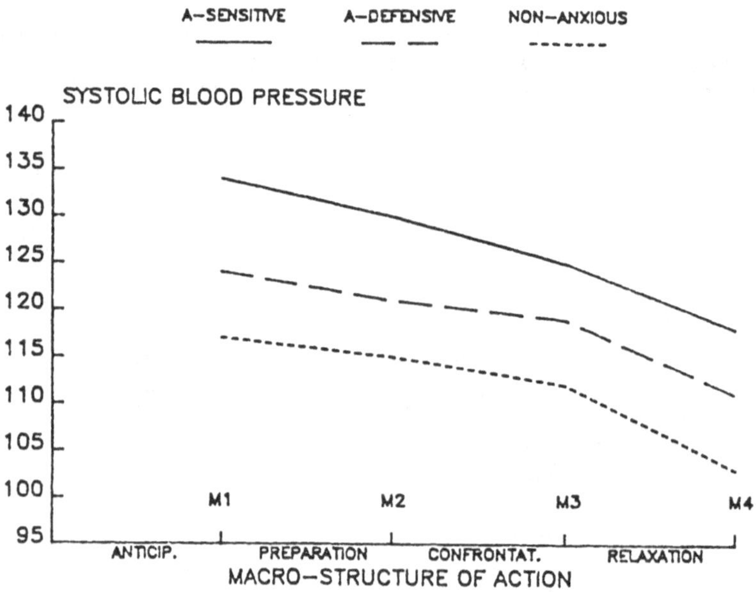

Abb. 19: Verläufe von Mittelwerten des systolischen Blutdrucks in Gruppen von Personen, die als "ängstlich-sensitiv", "ängstlich-defensiv" bzw. als "nichtängstlich" diagnostiziert wurden. Die Blutdruckmessungen erfolgten nach der Aufgabenstellung (M1), nach der Vorbereitungszeit (M2), nach der Aufgabenbearbeitung (M3) und nach einer, an die Aufgabenbearbeitung anschließenden Entspannungsphase. Die Systolenwerte für Sensitive und Nichtängstliche sind für jeden Meßzeitpunkt statistisch getrennt ($p < .05$; n wie in Abb. 20; aus Wieland, Bösel, Badorrek und John 1985).

postulierten Vobereitungsaktivierung. Wir werden im Anhang (Abschnitt 32) diese Variable als "Explorationsindex" für Verlaufsbeschreibungen einführen. Sensitive explorieren antizipatorisch und reduzieren ihre Aufregung bei der Beschäftigung mit der Aufgabe.

Noch deutlicher werden qualitative Unterschiede der Verhaltensregulation im Befindens-Bericht. Zur Vorhersage der bei den genannten Personengruppen in

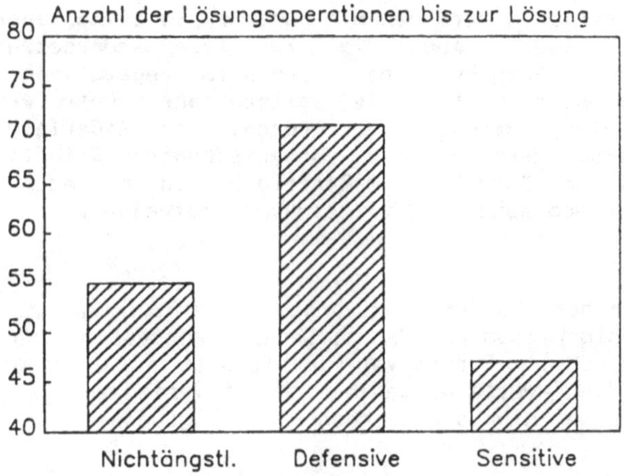

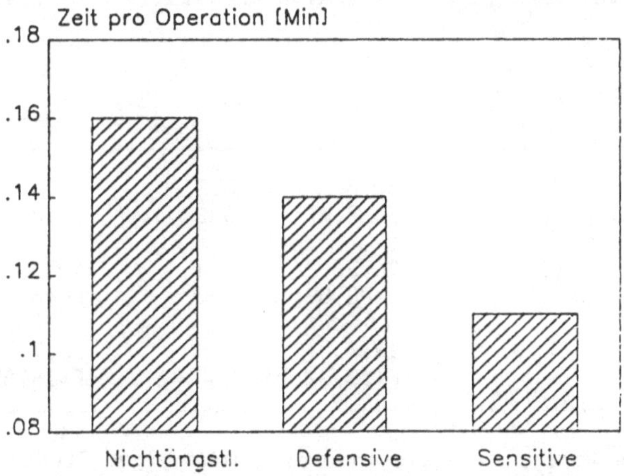

Abb. 20: Leistungsdaten in Personengruppen mit unterschiedlichen Leistungsbewältigungsstrategien (12 sensitive Personen, sonst je 13; Sensitive von den Defensiven (oben) bzw. von den Nichtängstlichen (unten) jeweils für $p < .05$ signifikant getrennt).

Leistungssituationen vorherrschenden Befindensdimensionen müssen wir auf Abschnitt 14 vorgreifen. Dort wird erklärt werden, daß Übergänge von Orientierung zu Exploration auf der Dimension "schwer/leicht", von Exploration zu Aktion mit "aktiv/passiv" und von Aktion zu Orientierung mit "gut/schlecht" versehen werden. Dazu korrespondieren folgende Dimensionen von Aktiviertheit bzw. von leistungsbegleitenden Kognitionen: energetic activation, tension arousal und Schwierigkeitskognitionen. Dise Dimensionen lassen sich durch die Activation-Deactivation Check List von Thayer (1967), bzw. durch eine FM-Skala messen (Langhammer 1978; Details zu beiden Skalen siehe Wieland-Eckelmann und Bösel, im Druck).

Den sensitiv-ängstlichen Personen mit hoher Explorationstendenz nützt der "kurze Übergang" (vgl. Abb. 15) zur Auseinandersetzung mit der leistungsfordernden Aufgabe (trotz erhöhtem vegetativen Arousal) via "Aktivierung" offenbar nicht. Sie sollten daher über wenig energetic activation berichten, dagegen über Furcht vor Mißerfolg und tension arousal. Defensive Personen mit vorherrschendem Orientierungs-Syndrom sollten ebenfalls über Furcht vor Mißerfolg berichten, jedoch (bei geringem tension-Bericht) einen hohen Aktivitäts-Score aufweisen.

Tab. 1: Befindensbericht für eine vorgestellte Prüfungssituation in drei unabhängigen Studien. GA ... General Activation, HA ... Tension Arousal, FM ... Furcht vor Mißerfolg (aus Wieland und Bösel, im Druck; die F-Werte beziehen sich auf Varianzanalysen unter Einschluß einer nichtängstlichen Kontrollgruppe).

	Studie 1		Studie 2		Studie 3	
	Defensive	Sensitive	Defensive	Sensitive	Defensive	Sensitive
n	40	59	35	52	60	85
GA	31.9	58.6	30.8	28.2	30.6	27.6
	F=20.96; p=.000		F= 8.47; p=.000		F=14.86; p=.000	
HA	21.1	25.4	20.2	24.4	19.8	26.1
	F=27.14; p=.000		F=23.09; p=.000		F=46.37; p=.000	
FM			13.7	15.8	13.7	15.8
			F=20.69; p=.000		F=19.90; p=.000	

Tab. 1 zeigt die Werte, wie sie in drei unabhängigen Studien von Wieland-Eckelmann und Bösel (1986) erhoben wurden. Die Personen sollten angeben, wie sie sich in einer vorgestellten Prüfungssituation fühlen. Im Anhang (Abschnitt 32, Abb. 73) wird berichtet werden, daß die Befindlichkeit, wie sie eben beschrieben und theoretisch erklärt wurde, auch das tatsächliche Befinden bei der konkreten Leistungsbewältigung bis hinein in den mikroskopischen Bereich einzelner Problemlösungsphasen bestimmt.

Bei alledem sollte noch ein weiterer Aspekt berücksichtigt werden. Aus der Sicht der Aktivierungstheorie ist es weder hilfreich, Leistung als Hindernis vor dem Ziel der Angstfreiheit zu bezeichnen, noch Angst als Hindernis für ein Leistungsziel zu sehen. Phänomene eines emotionalen Leistungsblocks sind eher als Wahl einer ungeeigneten Stategie der Leistungsbewältigung zu interpretieren. Leistungshandeln, oder allgemeiner: Handeln in einem Problemfeld, ist vielmehr wie jeder Problemlösungsprozeß stets als Mehrfachtätigkeit zu sehen. Es gilt, Hindernisse zu überwinden und dabei Ziele anzustreben. Dabei auftretende Verhaltensregulationen snd gewissermaßen Vorgänge einer dynamischen Optimierung (vgl. Anhang, Abschnitt 31). Insofern wird die makroskopische Verhaltensregulation letztlich durch eine Fülle von Einzelprozessen determiniert, die ausschnittweise Gegenstand der folgenden Kapitel sein werden.

Kapitel 3

AKTIVIERUNG ALS DOMINANTER FAKTOR IN VERHALTEN UND ERLEBEN

10. Schlafphasen

Im Non-REM-Schlaf (slow wave sleep SWS) nehmen mit zunehmender Schlaftiefe Herz- und Atemfrequenz ab, das EMG zeigt weniger Muskelaktivität und im EEG wird die dominante Frequenz bei zunehmender Amplitude geringer. Nach Jouvet (1967) wird dies durch das serotoninerge Raphe-System gesteuert.

Der paradoxe Schlaf besteht, wie im Abschnitt 6.3 beschrieben, aus zwei Anteilen. Zum einen tritt desynchronisiertes EEG auf, das nach Robinson, Kramis und Vanderwolf (1977) atropin-resistent ist und (bei der Ratte) von Hippocampus-Frequenzen > 6Hz begleitet ist. Außerdem ist der paradoxe Schlaf durch das phasenweise Auftreten von synchronen Wellen im Theta- und Alphabereich gekennzeichnet (beim Menschen 4-6 Hz-Theta, vermischt mit Alpha; bei der Ratte 6-9Hz-Spindeln). Diese Episoden sind (bei der Ratte) mit cholinerger Hippocampus-RSA (5-6 Hz) und einer 7 Hz-Frequenz in der Area tegmentalis ventralis korreliert.

Entladungen von retikulären Riesenneuronen dürften den Anstoß zum Eintritt in die REM-Phase geben (Hobson, McCarley, Piwik und Freedman 1974). Sie sind unmittelbar gefolgt von pontino-geniculo-okzipitalen Spitzenpotentialen (PGO), die im Zusammenhang mit dem Anstoß zu den Augenbewegungen gesehen werden können. Kontrolliert wird der REM-Schlaf nach Jouvet (1967) durch den noradrenergen Locus coeruleus. Allerdings führt eine Läsion der dorsalen noradrenergen Bahn zu einer Steigerung des REM-Schlaf-Anteils (Pujol, Stein, Blondaux, Petitjean, Froment und Jouvet 1973). Dies unterstützt die Annahme, daß Gebiete unterhalb des Locus coeruleus den REM-Schlaf aufrechterhalten können, während der Blaue Kern selbst eher für die REM-begleitenden Leichtschlafphasen bzw. für reizbedingte SWS-Unterdrückung sorgt. Außenreize während des Leichtschlafs führen zu einer Beeinträchtigung der PGO-Produktion.

Durch Aktivität des Locus coeruleus angestoßen und begleitet von einer Erhöhung des Muskeltonus unterbricht also ein als Anstrengung zu bezeichnender Prozeß den Slow-wave-Schlaf. Er geht in einen Zustand über, der alle Anzeichen des Explorierens zeigt. Nach Meienberg (1972) sinkt der Muskeltonus parallel mit dem Auftreten von Körperbewegungen, während sich die Cortexaktivität desynchronisiert. Diese atropin-resistente Desynchronisation erfolgt wohl auf Grund der Aktivität von Riesenzellen der medialen Formatio reticularis, die unterhalb des Blauen Kerns liegt und einen Teil des aufsteigenden retikulären Aktivierungssystems bildet.

Die Explorationsphase wird von Cortex-Theta unterbrochen, das auf cholinerge Hippocampus-RSA zurückgeht und von Theta in der Area teegmentalis ventralis, raschen Augenbewegungen und Muskel-Zuckungen (Myokloni) begleitet ist. Diese mit Herzratendezeleration verbundenen Orientierungsbewegungen stellen die eigentlichen REM-Anteile dar (vgl. Taylor, Moldofsky und Furedy 1985). Die letzte REM-Phase des paradoxen

Anteils geht typischerweise in eine Phase mit steigendem Muskeltonus über (Anstrengung), die üblicherweise nocheinmal von Körperbewegungen unterbrochen wird (Explorieren), bevor sich die nächste Slow-wave-Phase anschließt.

11. Theta-EEG und die Orientierungsreaktion

Die drei Aktivierungssyndrome "Orientierende Informationsverarbeitung (O)", "Psychophysiologische Anstrengung (A)" und "Ungerichtetes Explorieren (U)" waren durch unterschiedliche Frequenzen des Theta-Bandes in der rhythmischen Hippocampus-Aktivität charakterisiert worden. Die langsamsten Frequenzen sind für O typisch, die raschesten für U und mittlere für A.

Eine Ueberprüfung der genannten neuropsychologischen Konzepte am Menschen stößt jedoch auf eine Reihe von Schwierigkeiten. Vor allem ist ein großer Teil menschlicher Tätigkeiten nicht so vorrangig an vorgegebene (instinktive) motorische Bewegungsweisen geknüpft wie beim Tier, sodaß einfache neuro-behaviorale Kovariationen nicht zu erwarten sein werden. Nichtmotorische psychische Aktivitäten sind experimentell schwer zu kontrollieren. Wegen der überragenden Bedeutung des menschlichen Individualgedächtnisses sind die meisten menschlichen Aktivitäten auch einer Reihe unkontrollierbarer Schwankungen und individualspezifischer Einflüsse ausgesetzt, sodaß eine exakte naturwissenschaftliche Analyse von zuviel nichtinterpretierbarer Störvarianz bedroht erscheint. Obwohl dies bei konsequenter Forschungsstrategie kein Problem darstellen muß (vgl. z.B. Bösel 1981, S. 144f), bietet sich an, auf einem elementaren Aktivierungsvorgang zurückzugreifen, wie es z.B. die Orientierungsreaktion ist.

Bei der Orientierungsreaktion (OR) handelt es sich um einen "in mehreren Funktionsbereichen ablaufenden Aktivierungsvorgang ..., dessen Auslöser eine Veränderung im Reizfeld des Individuums ist" (Schandry 1981, S. 53). Traditionellerweise wird die OR durch signifikante Veränderungen auf einigen physiologischen Indikatoren gekennzeichnet (Tab. 2). Diese sind Abbild einer kurzen Phase intensiver Informationsaufnahme und einer Phase der Entscheidung zwischen drei Antwortalternativen: Zuwendung, Nichtbeachtung oder Abwehr/Flucht (vgl. Klix 1971, S. 490).

Gerade in bezug auf einen Zustand der Aktivierung durch Reize mit Neuigkeitswert sieht Sinz (1978) die rhythmische Hippocampus-Aktivität als Ausdruck von Vergleichsprozessen im Rahmen von Orientierungs- und Lernvorgängen.

Nun kann die Hippocampus-Aktivität beim Menschen in der Regel nicht direkt kontrolliert werden. Mehrkanalige magnetoenzephalographische Aufzeichnungen sind noch nicht möglich. Tiefenableitungen mit posthumer Kontrolle (die röntgenographische reicht häufig nicht aus) verbieten sich hier aus ethischen Gründen. Sie sind aber wegen der zahlreichen einschlägigen Tierversuche auch gar nicht mehr unbedingt erforderlich.

Die Hippocampus-RSA bei "orientierender Informationsverarbeitung (O)" und

Tab. 2: Kennzeichen der Orientierungsreaktion (nach Schandry 1981).

Variable	Latenz	Richtung	Amplitude
HR (Herzrate)	0.5 - 3 s	↓	1 - 5 / min
FPA (Fingerpuls)	3 - 10 s	↓	> 10 %
SCL (Hautfeuchte)	2 - 6 s	↑	0.1 - 3 µS
EMG (integriert)	1 - 5 s	↑	> 50 %
Alpha-EEG (Ampl.)	150-250 ms	↓	> 10%
P3 (im evoz.Pot.)	250-500 ms	↑	5 - 15 µV

"psychophysiologischer Anstrengung (A)" fanden Vanderwolf und Robinson (1981) von Theta-unterbrochener LVFA im EEG begleitet. Dabei waren bei O beide Prozesse atropinsensitiv (also wohl cholinerg induziert) und bei A beide Prozesse atropinresistent (und vermutlich noradrenerg induziert), jedenfalls aber korrespondierend. Dies könnte sicherlich ähnlich geschehen wie die Synchronisation des EEG durch thalamische Schrittmacher bei Reizminderung (vgl. dazu auch Daniel 1967).

Bleibt die Frage, welche Frequenzbereiche des menschlichen EEG vergleichbare neurologische Funktionen indizieren können wie Hippocampus-Frequenzen im Tierversuch. Tatsächlich sind wir noch im Zweifel über die Zulässigkeit dieser Frage und jedenfalls noch weit entfernt, sie endgültig zu beantworten. Dennoch soll im folgenden ein kleines Gedankenexperiment über den heuristischen Wert dieser Frage entscheiden.

Nehmen wir einmal an, die von Gray (1979) postulierte Zuordnung von Hippocampus-Theta-Frequenzen zu einzelnen funktionellen Zuständen neuropsychologischer Aktiviertheit könne auch durch EEG-Theta-Frequenzen erfolgen. Bei welchen Frequenzen wäre dann ein langsames, mittleres oder rasches Theta-Band beim Menschen zu suchen?

Im klinischen EEG unterscheidet man das Theta-Band (3,5-8/5-7 Hz) vom Alpha-Band (8-13 Hz) nach weitgehend übereinstimmenden Befunden mehrerer Autoren (z.B. Penfield und Jasper 1954; Lindsley und Wicke 1974; Cooper, Osselton und Shaw 1978).

Die wichtigsten Differenziehungen in dieser aus langjähriger klinischer Erfahrung entstandenen Einteilung nahmen Hermann, Fichte und Kubicki (1980) auf Grund von vorliegenden fakorenanalytischen EEG-Untersuchungen vor. Diese Korrekturen betrafen vor allem eine Zweiteilung des Alpha-Bandes bei 10.5 Hz und die Definition einer "Zwischenwellenbandes" von 6.o bis 8.5 Hz.

Hz	Klinische Frequ.-Bänder	Hermann, Fichte und Kubicki 1980	Parameter der Modellrechnung
1 2 3	Delta	Delta (Maxima bei 3Hz)	Delta
4 5	Theta		Theta 1 (5.3 Hz)
6		Theta (Max. bei 7–8Hz)	Theta 2 (5.7 Hz)
7 8			Theta 3 (8.5 Hz)
9 10	Alpha	Alpha 1 (Max. 9.5–10 Hz)	Alpha 1 (10.6Hz)
11 12		Alpha 2 (Max. 11–11.5Hz)	Alpha 2 (11.5Hz)
12.5–18.5	Beta 1		
18.5–21	Beta 2		
21 –30	Beta 3		

Abb. 21: EEG-Frequenzbänder

In einer Clusteranalyse von Mean-Spectra hatten zuvor schon Oldenbürger und Becker (1976) u.a. die folgenden Cluster (bei einer metrischen Distanz von schnelles Theta / langsames Alpha (7-9.4 Hz), zentrales Alpha (10.6 Hz) und schnelles Alpha (11.4 Hz). Da die beiden letztgenannten Alpha-Frequenzen bereits bei Maximaldistanz getrennt sind, sollte man auch auf ihre Subharmonischen achten. Auf Grund einer Reinterpretation dieser Daten kommen Oldenbürger und Schwibbe (1980) zu dem Ergebnis, daß insgesamt die Powerspektralschätzer eine starke Tendenz gegen Gruppierung zeigen und somit eigentlich keine Frequenzbänder cluster-analytisch nachweisbar wäre. Immerhin können ihre Daten dazu beitragen, die Tendenz zu unterstützen, die untere Alpha-Grenze möglichst weit nach oben zu schieben und die Eigenständigkeit eines schnellen Theta-Bereichs um 8 Hz zu betonen.

Wir orientieren uns im folgenden an einer Frequenzband-Einteilung, die sowohl den klinischen Gepflogenheiten wie den berichteten, rein rechnerisch ermittelten Daten entspricht (Abb. 21). Dabei wurde darauf Bedacht genommen, die untere Theta-Grenze möglichst tief und die obere Grenze möglichst weit oben zu setzen. Außerdem wurde den Berichten über 5-Hz-Pacemaker (vgl. Morison und Dempsy 1942) ebenso Rechnung getragen wie den eben erwähnten 8-Hz-Thetawellen.

Nun kann man die zu überprüfenden Hypothesen in Form von Korrespondenzen zwischen dominierenden Theta-Frequenzbereichen und zu erbringenden perzeptiven bzw. kognitiven Leistungen formulieren (Abb. 22). Wie aber lassen sich solche Hypothesen überprüfen?

Glücklicherweise liegen für den Fall auditiv evozierter Potentiale (AEPs) ausführliche Studien unter systematischer Bedingungsvariation vor.

Am besten dokumentiert ist die Tatsache, daß relevante Klicktöne (in der Regel sind das solche, auf die in irgend einer Form reagiert werden muß) mit hochamplitudiger P3 beantwortet weden. Diese ist nach irrelevanten Tönen oder nach stattgehabter Habituation nicht oder nur geringfügigausgebildet (vgl. z.B. Wilkinson und Lee 1972).

Aufmerksam registrierte Töne haben eine andere AEP-Gestalt zur Folge als wenn Töne registriert werden, ohne daß man ihnen Aufmerksamkeit zugewendet hat. Bei den Standardtönen beobachten Näätänen, Gaillard und Mäntysalo (1978) kaum Unterschiede, wenn sie aufmerksam regisriert werden. Bei den relevanten Signalen tritt jedoch unter dieser Bedingung ab der P2 eine Negativierung auf, die im Extremfall sogar die P3 egalisieren kann.

Den Effekt im AEP von schwer vs. leicht diskriminierbaren Tönen haben u.a. Hansen und Hillyard (1980) untersucht. Sie vergleichen die EEG-Antwort auf 300 Hz - Töne mit den Antworten auf Töne von 350, 400 und 700 Hz. Die 350 Hz - Töne wurden unter der gewählten Untersuchungsanordnung häufig nicht als different erkannt, sodaß die Diskriminationsleistung unter dieser Bedingung ebenso als gering gelten muß wie unter der sehr leicht zu erkennenden 700 Hz - Bedingung. Eine erhöhte Anstrengungsleistung war für die 400 Hz - Tönezu erwarten. Gerade unter dieser Bedingung trat eine deutliche Negativierung der P2 (für aufmerksame Registrierung) bzw. eine Positivierung der N1 (für unaufmerksame Registrierung) ein.

Kehren wir zurück zu dem eingangs eingeführten Gedankenexperiment für Theta-Aktivität unter Orientierungsbedingungen. Selbstverständlich kann man die Frequenzen, die für das Entstehen der Wellenformen im AEP verantwortlich zu machen sind, nicht direkt aus den Maßverhältnissen im AEP ablesen. Vielmehr muß man auf die theoretisch abgeleiteten Hypothesen zurückgreifen, die EEG-Frequenzen unter bestimmten Bedingungen erwarten lassen (vgl. dazu Abb. 16).

Zusammenfassung AEP

5.3 Hz P3 relevant/irrelevant >Bedeutsamkeit<

5.7 Hz N1 schwer/leicht >Anstrengung<

8.5 Hz P2 aufmerksam/unaufm. >Arousal<

Abb. 22: Hypothetische Korrespondenzen zwischen Frequenzbändern der EEG-Grundaktivität, Auslenkungen des (akustisch) evozierten Potentials, Paradigmen-Charakteristiken und "Funktionen" der aktivierungssysteme.

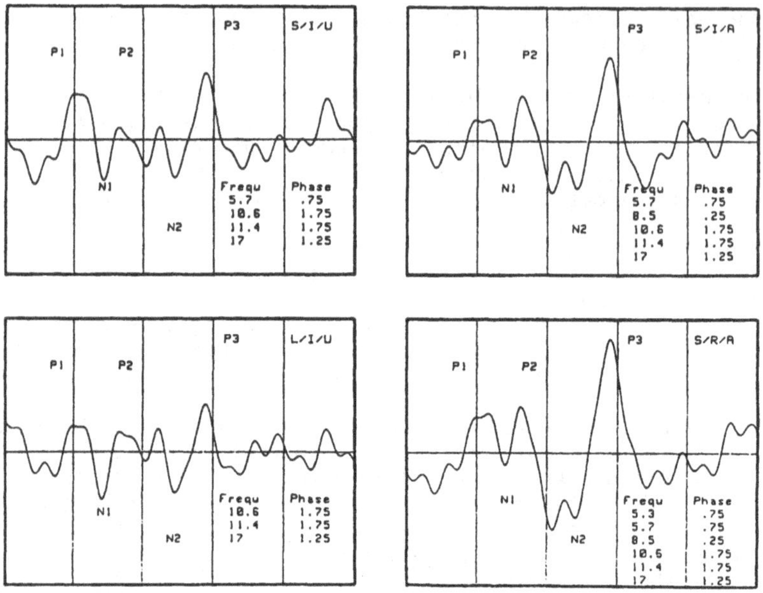

Abb. 23: Ergebnisse einer Modellrechnung, bei der eine Synthese von künstlichen evozierten Potentialen auf Grund von Interferenzen von EEG-Frequenzbändern mit an- und abschwellender Power gemäß den Hypothesen von Abb. 22 versucht wurde.

Dazu wurde angenommen, daß im EEG unter der Bedingung "relevant" die 5.3 bzw. 10.6 Hz - Komponente mit einer Spitzenlatenz von 280 ms zunimmt (Phase bzw. 11.4 Hz - Komponente vorliegt, die mit Reizeintritt geringer wird (Phase .75 bzw. 1.75). "Aufmerksame" Registrierung wurde durch Frequenzkomponenten mit 8.5 bzw. 17 Hz simuliert, die bei einer Latenz von 180 ms ihre Maxima hatten (Phase .25 bzw. 1.25).

In den Abb. 23 a-d werden die Ergebnisse einer einfachen Modellrechnung gezeigt. Dabei werden rhythmische Aktivitäten entsprechend den Modellannahmen für verschiedene Bedingungskombinationen überlagert. Die Ergebnisse der Modellrechnung zeigen eine hohe Übereinstimmung mit den berichteten AEP-Gestalten unter den entsprechenden Bedingungen.

Man kann sich also die typischen AEP-Gestalten so entstanden denken, daß sich mehrere kurzfristig an- und abschwellende rhythmische Aktivitäten überlagern. Das stützt die Anname, daß die dem AEP zugrundeliegende Orientierungsreaktion durch das Zusammenwirken von zwei oder gar drei Aktivierungssystemen erzeugt wird.

Eine Bestätigung des Konzepts von der Bedeutung des Theta-Bandes in der EEG-Grundaktivität findet sich auch in der Arbeit von Zeller und Bente (1983). Die Autoren hatten Probanden gebeten, Buchstabenlisten durchzumustern, um den Buchstaben "Z" aufzufinden. Dabei war das Z teils unter Buchstaben wie P, Q, R, S verborgen (Bedingung "rund"), teils unter Buchstaben wie K, L, M, N (Bedingung "eckig"). Das Paradigma geht auf Neisser (1963, 1974) zurück und soll ausschließlich visuelle Such- und Diskriminationsleistungen erfordern. Die wichtigsten Befunde im okzipitalen EEG (01, 02 gegen Cz) waren die folgenden:

Unter der Bedingung "eckig" (Irritierung durch ähnliche Buchstaben, erhöhte Orientierungsleistung erforderlich) ist gegenüber der Bedingung "rund" die Signalenergie im Bereich um 5 und um 10 Hz erhöht. Dies läßt sich als Intensivierung im unteren Theta-Bereich interpretieren (vgl. dazu auch Abb. 16).

Frühere Arbeiten anderer Autoren verweisen auf Zusammenhänge des 10 Hz - Alpha mit okulomotorischem Verhalten (Keidel et al. 1971; Reiman et al. 1974; Efron 1970). Zeller und Bente sprechen davon, daß "visuell-rezeptive, okulomotorische und interne Vergleichsprozesse zu einer adaptiven Funktionsgestalt zusammengeschlossen werden" (1983, S. 184).

Zusätzlich ist unter den genannten Experimentalbedingungen linksseitig die 6 und die 13 Hz -Komponente verstärkt. Dies ist unschwer als Ausdruck der Diskriminations-Schwierigkeit ("Anstrengung") in der linksseitigen Informationsverarbeitung zu deuten.

Bei einem Vergleich des EEG vor und nach der Suchprozedur, die 34 Listen mit je 361 Buchstaben umfaßte, beobachtete Zeller (1980) einen signifikanten, beidseitigen Anstieg des okzipital-EEG im Bereich zwischen 5 und 9 Hz.

12. Notfallreaktion, Katecholaminsekretion und die Regulation des Blutdrucks

In der ersten Hälfte unseres Jahrhunderts entwickelte Cannon (1929, 1932) die Vorstellung einer umfassenden Mobilisierungsreaktion des Organismus (emergency function) in Extremsituationen (Schmerzen, Erschöpfung, emotionale Belastungen), die angepaßte Reaktion (fright, fight, or flight) ermöglichen soll. Die physiologische Grundlagen dafür sind die gekoppelten Sympathicus- und Nebennierenmark-Funktionen. Der Sympathicus, postaganglionär meist noradrenerg, innerviert mit präganglionären Fasern über den Nervus splanchnicus das Nebennieren-Mark, das beim Menschen etwa 0.1 mg Noradrenalin und 0.4-0.5 mg Adrenalin enthält (Buddecke 1977, S. 315).

Die genannten Systeme erzeugen jedoch nicht durchweg gleichsinnige Effekte. Sind sie aktiv, so hängt ihre Wirkung vielmehr davon ab, welchen selektiven Einfluß sie auf die verschiedenen Synapsentypen an den Effektoren nehmen, von denen mindestens vier (cholinerge, alpha, beta 1 und beta 2) beteiligt sind und je nach Erregung unterschiedliche Effekte in den Erfolgsorganen (v.a. im Gefäßsystem) herbeiführen.

Als gleichlaufend im Sinne einer einheitlichen Reaktionslage können jedoch angesehen werden: Steigerung von Schlagkraft und Schlagrate des Herzens, Erschlaffung der Bronchialmuskulatur und Steigerung der Atemtiefe, Kontraktion der Eingeweidesphinkteren und Hemmung der Darmperistaltik, Erweiterung der Pupille und Fernakkomodation, Erhöhung der Glykogenolyse in der Leber, sowie Steigerung des Grundumsatzes. Alle diese Effekte sind primär auch allein durch adrenerge Wirkungen erklärbar.

Der v.a. durch Selye (1936, 1950) in Gang gesetzten Streßforschung ist eine Differenzierung des in Notfallsituationen zu erwartenden Erregungsmusters zu verdanken. Sie erlaubt eine Integration des Schockphänomens und der überdauernden hormonellen Unterstützung adrenerger (und auch noradrenerger) Wirkungen im Zusammenhang mit Streßanpassungsphänomenen.

Schockphänomene bei psychischer Belastung dürften auf die Wirkung des cholinergen Teils des Sympathicus zurückzuführen sein. Lindgren (1955) beschreibt kortikale Efferenzen zum Hypothalamus, die nach einer weiteren Umschaltung im Mesencephalon direkt die Seitenhörner des Rückenmarks innervieren, von da die cholinergen Anteile des Sympathicus erregen, und so zu einer Vasodilatation in der Skelettmuskulatur führen. Das cholinerge sympathische, dilatatorische System kann erregt werden durch elektrische Reizungen der hinteren Thalamusabschnitte (Witzleb 1977, gemeint sind wohl die hinteren Teile des Hypothalamus). Reizungen im vorderen Gyrus cinguli führen zu Blutdrucksenkungen. Von cholinergen Teilen des Sympathicus werden auch die Schweißdrüsen innerviert.

Der Blutdruckabfall mit allen seinen Folgewirkungen, nämlich dem Anstieg der anaeroben Glykolyse und der Milchsäurekonzentration im Blut, der reflektorischen Steigerung der Atemtätigkeit und - im Extremfall - den Nierenfolgeschäden, gilt als das zentrale Symptom, das für alle Schockformen verantwortlich zu machen ist.

Die Schockphase, der Selye die Notfallreaktion als "Countershock" gegenübergestellt, gilt im Allgemeinen Adaptationssyndrom (nach Selye 1946) als erste Phase der Streßreaktion. Aktivierungstheoretisch läßt sich der Schockmechanismus interpretieren, wenn man ihn als Reaktion auf extrem störende, ungewohnte und bedrohliche Situationen auffaßt. Insofern rückt er in die Nähe von orientierender Informationsaufnahme. Ueber kurzzeitigen Blutdruckabfall, verminderter Herzrate und erhöhter Hautleitfähigkeit berichtet Lacey (1967) bei Signalerkennungsaufgaben. Orientierende Informationsverarbeitung im bisher eingeführten Sinn wird unterstützt durch die aufsteigende cholinerge Retikulärformation.

Die Energiemobilisierung der Notfallreaktion ist im Dienste einer Zielerreichung zu interpretieren (wobei das Ziel auch in der Flucht liegen kann) und dürfte der paradigmatische Fall einer extremen Aktivierung sein. Patienten mit einem Nebennierentumor (Phäochromozytom) leiden v.a. unter Kopfschmerzen, starkem Schwitzen, Herzklopfen und Zittern. Die gleichen Symptome werden häufig von Agoraphobikern geäußert (Ullrich et al 1975, S. 210; Siegenthaler und Beckerhoff 1976, S. 365). Unter diesem physiologischen Gesichtspunkt wäre der Zustand derartiger Agoraphobiker mit dem der Maus vor der Schlange zu vergleichen.

Die Resistenzphase des Adaptations-Syndroms ist durch die hormonelle Unterstützung und Aufrechterhaltung von Adrenalin- und Noradrenalinwirkung gekennzeichnet. So fördert das Nebennieren-Rindenhormon Kortisol die schlagkraftstärkende Wirkung des Adrenalins am Herzen und unterstützt die Glukoneogenese aus Aminosäuren durch Hemmung der anabolen Prozesse. Die blutdrucksteigernde Wirkung des Noradrenalins erhöht Kortisol durch Sensibilisierung der Vasomotoren. Die durch Noradrenalin in Gang gesetzte Lipolyse in den Fettzellen wird durch Kortisol gesteigert. Trijodthyronin aus der Schilddrüse unterstützt die Beschleunigung des Stoffwechsels.

Die Rolle des Noradrenalins bedarf jedoch noch einer etwas ausführlichen Diskussion, da es nur z.T. die Adrenalinfunktionen unterstützt, z.T. andere Wirkungen ausübt. Darauf soll nun im weiteren eingegangen werden.

Ax (1953) induzierte in seinem klassischen Experiment Furcht und Ärger und registrierte Adrenalin-korrelierte Reaktionen bei Furcht (Anstieg von phasischer Muskeltätigkeit, des Hautleitfähigkeits-Niveaus und des Atemvolumens) und Noradrenalin-korrelierte Reaktionen bei Ärger (Blutdruckanstieg). 1965 versuchten Frankenhaeuser und Patkai ohne Erfolg, Persönlichkeitsdimensionen und Katecholaminausschüttung zu korrelieren. Hinsichtlich einer habituellen, selektiv verstärkten Adrenalin- bzw. Noradrenalin-Ausscheidung gibt es keine signifikanten Unterschiede zwischen ängstlichen und aggressiven Personen. Dagegen zeigten Frankenhaeuser, Sterky und Järpe (1962), daß bei Personen unter Zentrifugal-Beschleunigung die erlebte Bedrohung mit der Menge an ausgeschiedenem Adrenalin korreliert (Abb. 24), während die Noradrenalinwerte auch nach habituierter Bedrohungswahrnehmung erhöht blieben. In ihrer Ueberblicksarbeit stützen Fehr und Stern (1970) die Auffassung, daß verschiedene Emotionen mit teilweise unterscheidbaren hormonellen und vegetativen Reaktionsmustern einhergehen.

In einer späteren Untersuchung von Levi (1972, S. 55-73), bei der die Katecholaminausscheidung ebenfalls direkt gemessen wurde, zeigte sich kein

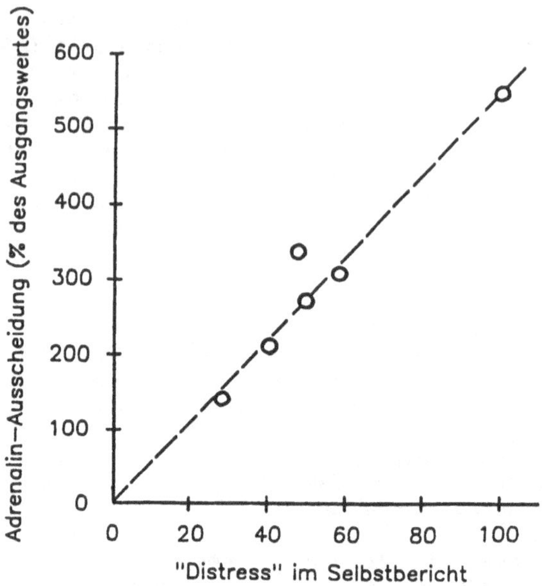

Abb. 24: Mittelwerte der Adrenalin-Ausscheidung (Ordinate) und mittleres Ausmaß von "Distress" im Selbstbericht (Abszisse) an sechs Übungsterminen (im Abstand von je einer Woche) unter Zentrifugalbeschleunigung (nach Frankenhaeuser, Sterkey und Järpe 1962).

Unterschied zwischen Reaktionen auf einen aggressions- und einen angterzeugenden Film. Levi weist aber wiederholt darauf hin, daß die Noradrenalinwerte im Urin kein verläßlicher Indikator für die Noradrenalin-Produktion sind (vgl. z.B. Levi in Eiff 1976, S. 220), während die Adrenalinwerte im Urin die Blutwerte einigermaßen gut widerspiegeln (Frankenhaeuser 1969). Die Untersuchung von Levi (1972) wurde überdies an Frauen durchgeführt, bei denen die Reaktivität des Nebennierensystems in der Regel geringer ist als bei Männern (Frankenhaeuser 1978).

Der Gehalt des Nebennierenmarks an Adrenalin und Noradrenalin variiert zwischen verschiedenen Tierarten. Bei Kaninchen wird fast nur Adrenalin produziert, während bei Walen mit 70 - 80 % Noradrenalin überwiegt (Jänig 1977, S. 122; Euler 1967). Aggressive, jagende Tiere (z.B. Raubkatzen) sollen stets mehr Noradrenalin ausschütten (Silbernagel und Despopoulus 1979, S. 56).

Die Hauptwirkung des Noradrenalins ist mit der des Adrenalins vergleichbar. Da die sog. alpha-Rezeptoren auf Noradrenalin aber am stärksten reagieren, imponiert unter Noradrenalineinfluß die Gefäßkonstriktion und damit eine Blutdrucksteigerung. Diastolische Blutdruckwerte kovariieren nicht nur mit der Noradrenalinkonzentration im Plasma (Lois, Doyle und Anavekar 1973), sondern (zumindest bei Ratten) bis zu einem gewissen Grade mit der Konzentration der noradrenalinerzeugenden Enzyme Tyrosin-Hydroxylase und Phenyl-äthylamin-N-Methyltransferase (Henry, Ely und Stephens 1974). Ferner ist unter Noradrenalin-Wirkung die Lipolyse in den Fettzellen aktiviert, was zu einer Vermehrung der freien Fettsäuren im Blut führt.

Damit wird der hohe, relative Noradrenalinanteil in Walen vor dem Hintergrund ihrer Lebenweise verständlich. Diese ist dadurch gekennzeichnet, daß Wale in bis zu minus 4 Grad Celsius kaltem Wasser ihre Körpertemperatur von 37 Grad Celsius aufrechterhalten müssen, teilweise tausende von Seemeilen in nahrungsarmen Gegenden zurücklegen und lange und tief tauchen können. Kanwisher und Ridgway (1983) erläutern die einschlägigen physiologischen Grundlagen. Danach verbraucht ein Pottwal etwa 100 Tonnen Tintenfische pro Jahr. Größere Waltiere besitzen eine etwa 20 cm dicke Speckschicht, die ihnen Auftrieb verleiht und die, bei Abbau der halben Fettreserven, ihren Energiebedarf für drei bis sechs Monate decken kann. Wale verfügen über zwei- bis dreimal mehr Blut pro Körpergewichtseinheit als der Mensche und ein besonders kräftiges Herz, das beim Auftauchen eine rasche Blutzirkulation und damit eine hohe Sauerstoffsättigung bewirkt. Andererseits wird eine zu starke Energiemobilisierung vermieden, da die enorme Wärmeisolierung einen Wärmestau erzeugen würde. Die Körperoberfläche ist in der Regel schlecht durchblutet, ein Temperaturausgleich kann hauptsächlich nur über eine erhöhte Blutzirkulation in den kleinen Flossen erfolgen. - Einige der hier beschriebenen Prozesse spielen auch beim noradrenalin-korrelierten Effekt des Cold-pressure-test eine Rolle (vgl. Bösel 1981, S. 143).

Ein Kaninchen, vor dessen Käfig ein Frettchen lauert, stirbt letztlich infolge adrenerger Mobilisierung an einer Insuffizienz der Herz-Kreislauf-Regulation.

Beim Menschen gilt "mentale Belastung" als typisches Paradigma, das Blutdruckanstieg bewirkt, z.B. Kopfrechnen, informational overload und Zeitdruck (vgl. z.B. Lacey 1967; Richter-Heinrich und Läuter 1969). Bei den von Henry, Ely und Stephens (1974) untersuchten Ratten wiesen diejenigen einen erhöhten und auch überdauernd hohen Blutdruck auf, die in sozialen Wettbewerbssituationen einen dominant hohen Rang auf Dauer verteidigten. Alle diese Befunde sprechen dafür, die noradrenerge Reaktionslage mit dem aktivationstheoretischen Konstrukt der "Anstrengung" in Verbindung zu bringen. Die entsprechende neuropsychologische Aktivität wird durch die Erregung des dorsalen noradrenergen Bündels charakterisiert.

Eine typische Streßsituation besteht demnach darin, daß die verhaltenstheoretisch postulierte Normalabfolge von Antrieb, Appetenz und Koordination derart gestört ist, daß alle regulierenden Aktivationssysteme beansprucht werden: Typischerweise sind orientierende Informationsverarbeitung, Anstrengung oder Aktivation, wenn sie dominieren, Bestandteile des Streßprozesses.

Zu einem ähnlichen Ergebnis kommt Sanders (1983). Er postuliert drei Aktivierungssysteme (S. 74 f), und zwar für "motor adjustment", "feature extraction" und "reponse choise", die er den Konstrukten "activation", "arousal" und "effort" von Pribram und McGuinness (1975) zuordnet (vgl. Abb. 13). Streß definiert er wie folgt: "Stress will arise whenever the effort mechanism is either seriously overloaded over time or falls altogether short in accomplishing the necessary energetical adjustments" (S. 79). Bei den daraus folgenden Konsequenzen unterscheidet der Autor fünf

Typen von Streßphänomenen, die letztlich auf drei Arten von Störungen der Aktivationssysteme zurückgeführt werden (S. 80 f):

(1) "a direct energetical overflow to the activation system wich in turn promotes immediate action without well-considered cognitive analysis",

(2) "decrements in perceptual intake of information",

(3) "intolerable ambiguities in deciding or problem solving".

Ausführlicher erklärt der Autor in diesem Zusammenhang, daß nicht eine Über- oder Unterstimulierung des Arousal-Systems per se Streß darstellt, sondern daß durch die Art der dadurch gestörten Informationsverarbeitung verschiedene Streßtypen entstehen. Insofern ist die Rückführung von Streß auf das Arousal-System irreführend. Berücksichtigt man einen eigenen Aktivierungsprozeß für Informationssuche, wird die Erklärung von Streßphänomenen im Zusammenhang mit Ueber- und Unterarousal einfacher, ohne daß sie an Differenziertheit verliert (vgl. dazu auch Bösel 1978, S. 85).

13. Aktivierung und emotionaler Ausdruck

Innerhalb der ersten zwei Lebensmonate besteht beim Säugling das auffälligste Ausdrucksverhalten aus einem "endogenen" Lächeln, das von raschen Augenbewegungen begleitet ist (Emde und König 1969). Dementsprechend werden Säuglingsfotos in der Regel nur nach zwei emotionalen Dimensionen kategorisiert, die Emde und Gaensbauer (1982) mit "hedonistischer Stimmung" und aktiviertem/desaktiviertem "Zustand" bezeichnen.

Nach den ersten beiden Lebensmonaten nimmt die allgemeine körperliche Unruhe ab, die sensorisch evozierten Potentiale reifen, Explorationsverhalten und "Schwätzeln" setzt ein. Die visuelle Aufmerksamkeit nimmt zu, der Herzschlag wird responsiv. Auf Grund externaler Reize taucht Lächeln auf, das bereits als sozial gelten kann. "Gewöhnungsexperimente" sind erfolgreich. Als neurophysiologisches Substrat dieser frühkindlichen Verhaltensbesonderheiten nennt Bergström (1969) die ontogenetisch frühe Reifung der Stammhirnstrukturen im Zusammenhang mit den homöostatischen Überlebensmechanismen. Insbesondere erwähnt er hier die Reifung der mesencephalen Aktivierungssysteme. In der Skalierung des frühkindlichen Ausdrucks an Hand von Kinder-Fotos zeigt sich, daß ab einem Alter von etwa 2 Monaten neben den bereits erwähnten Dimensionen eine dritte an Bedeutung gewinnt, die Emde und Gaensbauer (1982) mit dem Kennzeichnen "nach innen, nach außen" versehen (vgl. auch Engen, Levy und Schlosberg 1958).

Wenn von Ausdruck die Rede ist, so sind stets mehrere kausalgenetische Komponenten zu berücksichtigen (vgl. z.B. Tomkins 1982). Bei den frühkindlichen Ausdrucksbewegungen handelt es sich größtenteils um unwillkürliche Mitbewegungen (Anzeichen), später können sie teilweise auch als Intentionsbewegungen interpretiert werden (Andeutung) und schließlich erhält ein bestimmtes Repertoire von ihnen eine gesonderte Funktion als soziales Signal (Mitteilung).

Deutet man den frühkindlichen Ausdruck als Anzeichen eines psychophysiologischen Zustands im Sinne von Befindlichkeiten, so betrifft die "Zustands"-Dimension ohne Zweifel das Einsetzen, Auftreten oder Aufhören eines bestimmten Automatismus ("fixe Aktion"), der das Verhalten zur Zeit bestimmt. Der Zustand kann je nach Wachheitsgrad, bzw. je nach Ausführen oder Verändern eines Programms, aktiviert oder desaktiviert sein. Die "Stimmungs"-Dimension läßt sich mit dem Prozeß der orrientierenden Informationsverarbeitung in Verbindung bringen (vgl. Abb. 25). Wenn die orientierende Informationsverarbeitung mit dem gerade laufenden Programm interferiert, so wird eine hedonistische Färbung nicht zu erwarten sein. Dagegen scheint Zufriedenheit als Ausdruck einer orientierenden Informationsverarbeitung, die erwartete (sich ankündigende) oder vorhandene Verhaltensprogramme unterstützt, angemessen. Phasen mit raschen Augenbewegungen mögen in diesem Zusammenhang die Funktion des noch unreifen Aktivationssystems für Exploration indizieren.

Es ist wichtig zu betonen, daß sich aktivierungstheoretische Grunddimensionen, insbesondere solche, die in offenes Verhalten münden, nicht wechselseitig ausschließen müssen. Die zugrundeliegenden neuralen Systeme können gleichzeitig, aber auch in raschem Wechsel aktiv sein, was sich im Verhalten und sicherlich auch im Erleben als Mischzustand äußert. Dimensionierte Skalierungen machen dann den jeweils vorhandenen Anteil der Grunddimensionen transparent.

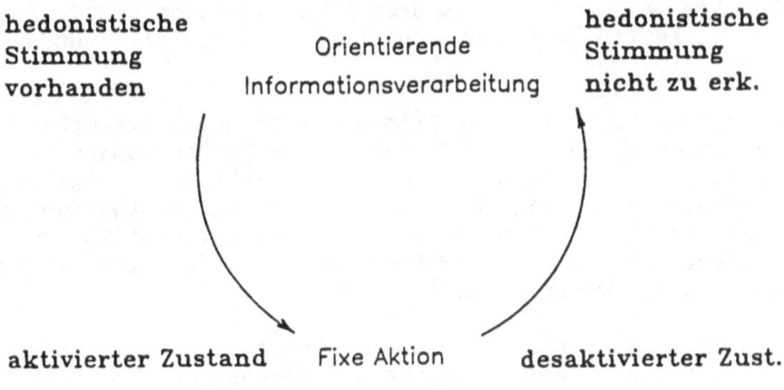

Abb. 25: Frühkindlicher Ausdruck und seine mögliche Bedeutung. Analog zur Darstellung in Abb. 15 sind "Fixe Aktion" und "Orientierende Informationsverarbeitung" aktivierungstheoretisch bedeutsame Klassen von Verhaltensweisen. Die Pfeile kennzeichnen entsprechende Übergänge. Es wird versucht, die Klassen des frühkindlichen Ausdruckverhaltens (hier: die Pole der von Emde und Gaensbauer 1982 beschriebenen Dimensionen) als Anzeichen für derartige Übergänge zu interpretieren.

Die Aktivierungsprozesse in den ersten beiden Lebensmonaten dürften vor allem durch die cholinerge Retikulärformation nach Shute und Lewis (1967) und das Arousal-System I nach Routenberg (1968) bestimmt werden. Dann beginnt die Explorationstätigkeit des Kleinkindes im Zusammenhang mit der Reifung des Arousal-Systems II nach Routtenberg (1968). In der Skalierung des kindlichen, emotionalen Ausdrucks gewinnt die Orientierungsdimension an Bedeutung. Diese emotionale, handlungsleitende bzw. handlungsbegleitende Orientierungskomponente darf nicht mit dem Prozeß der orientierenden Informationsverarbeitung verwechselt werden. Eine Orientierung nach innen kann als Anstrengung im Sinne reflexiver, kognitiver Verarbeitung, eine Orientierung nach außen als Aktivation im Sinne impulsiven, körperlichen Engagements verstanden werden.

Izard (1971) ließ in einer umfangreichen Untersuchung acht Arten des emotionalen Gesichtsausdrucks von Erwachsenen, repräsentiert duch 32 Fotos, durch Personen unterschiedlicher kultureller Herkunft mit emotionalen Labels aus einem Schatz von 224 Wörtern versehen. Von einer Stichprobe von 592 Beurteilern wurden die Emotionen "interest", "enjoyment" und "surprise" am besten erkannt. Auf die Frage "Which emotion do you understand best?" wurden von 268 Personen am häufigsten genannt: "enjoyment", "interest" und "distress". Die Frage "Which emotion do you prefer to experience?" wurde von der gleichen Personengruppe am häufigsten beantwortet mit "interest", "enjoyment" und "surprise". Unabhängig von der sonstigen Aussagefähigkeit dieser Untersuchung läßt sich feststellen, daß im Zusammenhang mit emotionalem Gesichtsausdruck bei Erwachsenen die emotionalen Dimensionen "enjoyment" (Freude), "surprise-distress" (Überraschung bzw. Unzufriedenheit) und "interest" (Interesse) eine große Rolle spielen. Ekman, Friesen und Ellsworth (1982) referieren sechs Studien zum emotionalen Ausdruck bei Erwachsenen (Schlosberg 1954; Frijda und Philipszoon 1963; Osgood 1966; Hastorf, Osgood und Ono 1966; Frijda 1968; Frijda 1969). Sie meinen ebenfalls drei Hauptdimensionen aufzufinden, die sie mit den Etiketten "pleasant-unpleasant", "control" und "interest-attentional activity" versehen.

Bezüglich des Ausdrucksgehalts der Stimme werden meist Stimmcharakteristika mit den Bezeichnungen "eng/weit", "voll/dünn", "angespannt/locker bzw. schlaff" erwähnt. Sie lassen sich nach Scherer (1986) benützen, um den emotionalen Gehalt hinsichtlich eines "stimulus evaluation check" zu identifizieren. Danach sind diese Stimmcharakteristika in gleicher Reihenfolge repräsentativ für die Einschätzung bzw. Zuordenbarkeit von "Pleasentness", "Novelty" und "Coping potential".

Es stellt sich die Frage, ob diese emotionalen Ausdrucksqualitäten ähnlich, wie es beim kindlichen Ausdruck geschah, Dimensionen der Aktiviertheit zugeordnet werden können.

Zunächst fällt auf, daß bei Erwachsenen andere Etiketten verwendet werden als bei Kindern. "Hedonismus" und "distress" müssen nicht zwei Pole einer Dimension sein. Bezeichnungen wie "control", "interest" oder "suprise" sprechen eher dafür, daß die Schauspieler, die für die Fotos bzw. Stimmproben Modell standen, eine Botschaft über kognitive Prozesse mitteilen wollten, bzw. daß die Beurteiler den Ausdruck als Mitteilung über kognitive Prozesse verstanden. Unterstellt man jedoch, daß es sich in diesen Untersuchungen um "echte" Gefühle gehandelt hat, der Ausdruck also

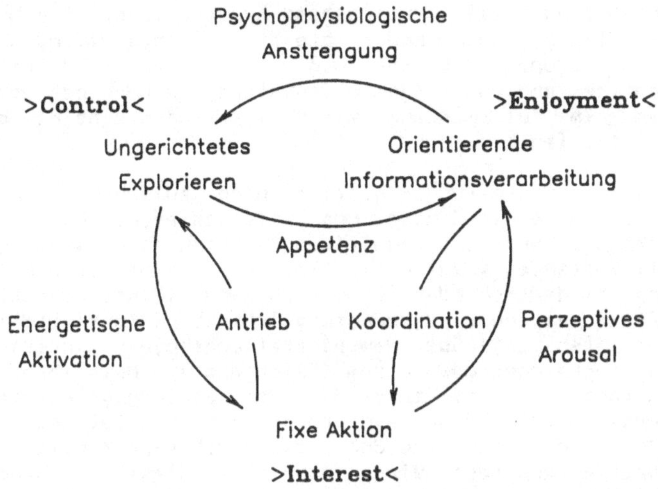

Abb. 26: Versuch einer Zuordnung von Ausdrucksdimensionen zu aktivierungstheoretisch bedeutsamen Prozessen. Darstellung analog zu den Abb. 15 und 25.

einen Körperzustand indiziert, dann ist eine Zuordnung zu Dimensionen der Aktiviertheit auf der theoretischen Ebene durchaus möglich (Abb. 26).

"Enjoyment" bzw. Zufriedenheit kann als Ausdruck einer orientierenden Informationsverarbeitung mit positivem Verlauf gewertet werden. Die emotionale Dimension "pleasant-unpleasant" bezeichnet wohl Ähnliches. Zu berücksichtigen ist jedoch, daß in jede kognitie Bewertung bereits die Erwartung über den Ausgang eines Prozesse eingeht. Insofern kann mit den genannten Emotionen auch eine Bewertung von Prozessen verbunden sein, die erst in eine orientierende Informationsverarbeitung münden. Das trifft zu für freudige, appetetive Erwartung wie für die gefällige, erregende Stimulierung.

"Control" als emotionaler Ausdruck einer zielgerichteten Interaktion muß der aktivationstheoretischen Dimension des Explorierens zugeordnet werden. Dies wird evident, wenn man die doppelte Funktion des Explorierens vor dem in Abschnitt 5 dargelegten verhaltenstheoretischen Hintergrund vergegenwärtigt. Zum einen dient Explorationsverhalten zur Erkundung von Realisierungsmöglichkeiten für ein Handlungsziel: Kontrolle (auch im Sinne einer Regulationshandlung) als Mittel zum Zweck. Zum anderen ist Explorationsverhalten zur Orientierung in unbekannter Umgebung nützlich: Kontrolle (auch im Sinne von Prüfen) als Vorbereitung zum Tätigwerden.

"Interest - attentional activity" ist Ausdruck von Aktivation und Koordination von Tätigkeiten, die einem gemeinsamen Ziel dienen. Diese emotionale Dimension ist dem Zustand bei Anstreben oder Ausführen von fixen Aktionen im aktivierungstheoretischen Sinn zuzuordnen.

Diese Zuordnungen sind freilich weitgehend hypothetisch. Sie bedürfen der empirischen Bestätigung. Insbesondere bleibt die Frage offen, ob emotionale Befindlichkeiten und Dimensionen kognitiver Urteile (über Wahrnehmungsinhalte und Handlungsmöglichkeiten) in der behaupteten Weise korrespondieren. Im Zusammenhang mit Einstellungen scheint dies jedoch tatsächlich zuzutreffen.

In den meisten Einstellungs-Theorien wird zwischen kognitiven und affektiven Aspekten einer Einstellung unterschieden. Lantermann (1980, 1982) unterscheidet bei den kognitiven Aspekten die Wichtigkeit eines erstrebten Soll-Zustandes ("Valenz"), inwieweit assoziierte Ereignisse der Ziel-Erreichung hinderlich oder förderlich sind ("Instrumentalität") und die eingeschätzte eigene Einwirkungsmöglichkeit ("Kontrolle"). Bei den emotionalen Urteilen gegenüber dem Einstellungsobjekt unterscheidet der Autor nach angenehm oder unangenehm ("Richtung"), nach ihrer Intensität ("Stärke") und danach, ob sie zustands- oder handlungsorientiert empfunden werden ("Orientierung"). Wenn ein Proband ein Einstellungsobjekt einer spezifischen Kognitionsklasse zuordnet, die durch eine Kombination der drei kognitiven Aspekte gebildet wird, dann fällt dieser Proband über das Einstellungsobjekt ein emotionales Urteil, das der Kombination der entsprechenden emotionalen Kategorien entspricht (Lantermann 1980; vgl. auch Mehrabian und Russel 1974; Russel und Mehrabian 1976). Das tatsächliche Verhalten, kategorisiert nach aktiv/reaktiv und zustimmend/ablehnend zeigt dazu eine weitere Korrespondenz, wenn die Aufmerksamkeit des Probanden in gleichem Maße selbst- wie umweltorientiert ist (Lantermann 1982).

Über die funktionale Einbettung des Ausdrucksverhaltens in die hierarchiche Steuerung emotionalen Verhaltens wird noch in Abschnitt 21 zu berichten sein.

Kapitel 4

AKTIVIERUNG UND BEFINDLICHKEIT
(von Jürgen Otto und Rainer Bösel)

14. Selbstbericht und semantisches Differential

In seiner Abhandlung zur "subjectiven Gefühlsanalyse" berichtet Wundt (1902, S. 284-291) über verschiedene Grundformen von Gefühlen, die Wahrnehmungen aus den Hauptsinnesgebieten begleiten (das "Fühlen"). Die Unterscheidungen, die er trifft, assoziiert er jeweils mit einer Reihe konnotativer Begriffe: Lust (Wärme, ätherisch, süß), Unlust (Schmerz, angenehm, Ekel), Erregung (scharf, Freude, Zorn, Aufregung, Erwartung, Hoffnung), Beruhigung (Gedrücktsein, weich), Spannung (Aufmerksamkeit, Erwartung), Lösung. "Das gesamte System der Gefühle läßt sich aber danach als eine dreidimensionale Mannigfaltigkeit definieren, bei der jede Dimension je zwei entgegengesetzte Richtungen enthält, die sich ausschließen, während dagegen jede der so entstehenden sechs

Puls

Frequenz	Volums–Amplitude +	o	–
+	Lösung		Unlust
o	Erregung		Beruhigung
–	Lust		Spannung

a

Atmung

Frequenz	Tiefe +	o	–
+	Erregung/Lösung		Lust
o			
–	Spannung/Beruhig.		Unlust

b

Abb. 27: Physiologische Veränderungen, die nach Wundt (1902) verschiedene Gefühlsdimensionen kennzeichnen sollen: (a) Veränderungen im Puls, (b) Veränderungen der Atmung.

Grundrichtungen mit Gefühlen der beiden anderen Dimensionen zusammen bestehen kann, nur daß selbstverständlich hier wiederum zwei einer und derselben Dimension angehörende entgegengesetzte Richtungen innerhalb eines momentanen Gefühlszustandes sich ausschließen" (S. 287).

Im Zusammenhang mit den "objektiven Gefühlssymptomen" stellt Wundt (1902, S. 291-305) eine Reihe von Thesen über begleitende Veränderungen von Puls und Atmung auf, die wir in der Abb. 27 diagrammatisch darstellen.

Selbst wenn diese Klassifizierung subjektiver Gefühlsempfindungen heute schlicht als unzureichend begründet und spekulativ angesehen werden muß, hatte sie doch einen großen heuristischen Wert. Die Idee, unterschiedliche Gefühle in einer derartigen Weise vergleichbar und damit überhaupt beschreibbar zu machen, die Zweckmäßigkeit einer Dimensionierung in einer Zahl überschaubarer und gegebenenfalls bipolarer Dimensionen, sowie der Versuch einer Zuordnung körperlicher Indizes, hat der nachfolgenden Gefühlsforschung entscheidende Impulse gegeben.

Als Beispiel für einen anderen, einschlägigen Dimensionierungsversuch von Berichten über emotionale Kognitionen seien kurz die Ergebnisse der umfassenden Untersuchung von Osgood, May und Miron (1975) referiert. Die Autoren verwerteten Angaben darüber, welcher Teil eines Paares von gegensätzlichen Eigenschaften in welchem Ausmaß für einen Sachverhalt bzw. einen Begriff zutrifft (Methode des semantischen Differentials). Die Eigenschaften mußten 100 Begriffen aus der Alltagswelt (z.B. Haus, Mädchen, Liebe, Fleisch, Schmerz, ...) zugeschrieben werden; angeboten wurden dazu je nach Fragestellung 50 bis 60 Eigenschaftspaare. Der größte Teil der Untersuchung wurde in mehr als 20 Sprachen an mehreren Hundert Probanden durchgeführt.

Ziel der Untersuchung war nicht vorrangig, welche emotionale Bedeutung die einzelnen Begriffe im Stichprobendurchschnitt besitzen. Vielmehr ging es darum zu prüfen, ob die zur Verfügung stehende Menge an zuschreibbaren Eigenschaften unabhängige Bedeutungen haben oder ob Eigenschaften wie "gefällig", "gut", "leicht" nur Varianten derselben Eigenschaftsbedeutung darstellen. Dies kann aus der Häufigkeit von gleichzeitigen Zuschreibungen ersehen werden. Einen kleinen Ausschnitt der Ergebnisse der faktorenanalytischen Auswertung zeigt Tab. 3.

Geht man davon aus, daß semaantische Differential eine verbale Kennzeichnung des Zustaandes wiedergibt, in dem sich dab bei Vergegenwärtigung des Reiz-Begriffs entstandene Bild im kognitiven Apparat befindet, so sind die von den Autoren gefundenen Dimensionen geeignet, die möglichen Zustandsformen solcher Bilder zu beschreiben. Kognitive Bilder dieser Art werden auch als epistemische Struktur eines Realitätsbereichs bezeichnet, "welches die Möglichkeiten, sich innerhalb desselben zu bewegen, einschließt" (Dörner 1976, S. 27). Insofern überrascht es nicht, bei den "affective meanings of concepts" Dimensionen wiederzufinden, die aktivationstheoretische Bedeutung haben. Über emotionale Vorstellunngsbilder wird in Abschnitt 21 noch ausführlicher zu berichten sein.

Tab. 3: Auszüge aus den von Osgood, May und Miron (1975) empfohlenen Kurzformen des semantischen Differentials aus Items mit hohen Ladungszahlen auf den drei Hauptfaktoren der emotionalen Bedeutung von Konzepten.

Factor I ("Evaluation")			Factor II ("Potency")			Factor III ("Activity")		
good	-	bad	strong	-	weak	fast/swift/speedy	-	slow
pleasent	-	unpleasent	large/big	-	small/little	active	-	passive
beautiful pretty lovely	-	ugly	heavy	-	light	live	-	dead/inert
			difficult	-	easy	young	-	old

Tab. 4: Dimensionen der Aktiviertheit im emotionalen Selbstbericht in der Activation-Dectivation Check List (AD-ACL) nach Thayer (1967).

Dimension "B" Factor "General Deactivation"	Dimension "B" Factor "High Activation"	Dimension "A" Factor "General Activation"
at rest	clutched up	lively
leisurely	jittery	active
quiescent	stirred up	full of pep
quiet	fearful	energetic
placid	intense	peppy
		vigorous
		activated

Bevor die mögliche aktivationstheoretische Bedeutung der Dimensionen von Osgood, May und Miron (1975) diskutiert wird, soll dieser Untersuchung eine andere gegenübergestellt werden, in der es darum ging, emotionale Zustände durch Zuschreibung von aktivitätsbeschreibenden Eigenschaften zu kennzeichnen.

Bei Konstruktion einer Activation/Deactivation-Adjective Check List (AD-ADL) findet Thayer (1967) vier Faktoren, die er "General Activation" (G-Act), "Deactivation-Sleep" (Deac-Sl), "High Activation" (H-Act), und "General Deactivation" (G-Deac) nennt. In Folgeuntersuchungen (Thayer 1978a und b) zeigt sich, daß die Faktoren paarweise negativ korreliert sind, sodaß sie der Autor zu zwei bipolaren Dimensionen zusammenfaßt.

Daß Aktivierungsdimensionen mit teilweise gegenläufiger Kohärenz existieren, ist nicht nur von großer theoretischer, sondern auch von praktischer Bedeutung. So kann man von einem hohen Anpassungswert der Aktivierungsformen sprechen, aber auch von einer funktionellen Eindimensionalität generalisierter psychophysiologischer Streßsyndrome. Inwieweit bestimmte Formen neurotischer Anspannung durch Induzierung energetischer Aktivierung wieder ins Gleichgewicht gebracht werden können, behandelt der nächste Abschnitt.

Die Korrelationen für G-Act/Deac-Sl waren ein wenig höher (-.58, -.49) als für H-Act/G-Deac (-.50, -.41). Die Bipolarität bewährt sich nicht immer. Bei Leistungsvorhersagen für Aufgaben zum verbalen Lernen hat nur der Faktor G-Act den erwarteten Einfluß, nicht dagegen Deac-Sl (Thayer und Cox 1968).

Berücksichtigt man insbesondere das in Abschnitt 6.6 diskutierte Verhältnis von Aktivation und Desaktivation, so scheint es sinnvoll, im Zusammenhang mit emotionalem Selbstbericht die ersten beiden Faktoren in einer gemeinsamen Dimension zu belassen oder aber den Faktor Deac-Sl als

Tab. 5: Auszug aus der Tabelle der Korrelationen (* ... $p < .05$) zwischen den AD-ACL-Faktor-Scores und einigen Summenscores aus physiologischen Indikatorvariablen nach Thayer (1970). Weitere Erklärungen im Text.

Physiologische Indikatoren	AD-ACL-Faktoren		
	General Deactivation	High Activation	General Activation
HR-MAP	.00	.17	.33*
HR-BV	.23	.36*	.30
SC-BV-MAP	.36*	.29	.23

Beschreibungsdimension eines Sekundärphänomens bei der aktivationstheoretischen Betrachtung gänzlich hintanzustellen. Bedeutsam ist ferner, daß im Zusammenhang mit Angst der Faktor H-Act den Erwartungen (hohe Ladung) entspricht, nicht aber Deac-Sl (der oft auch hoch lädt; Thayer und Moore 1972). Dementsprechend berücksichtigt die Tab. 4 gesondert drei Dimensionen der Widerspiegelung von Aktiviertheit im Selbstbericht: G-Act, G-Deac und H-Act.

Allerdings läßt Thayer in einer neueren Arbeit (Thayer im Druck) erkennen, daß beim Einsatz der G-Deac-Skala mitunter Verständnisprobleme auftreten und daß er ihr gegenüber die Deac-Sl-Skala vorzieht. Insofern kann man zum gegenwärtigen Zeitpunkt zwar die Existenz einer eigenständigen Deaktivations-Dimension erkennen, nicht jedoch eindeutig, durch welche Adjektive sie zu repräsentieren ist.

Thayer (1970) erhob bei 38 Personen während eines belastenden Treatments (Rückwärtszählen mit Zeitdruck und Lärm) eine Reihe physiologischer Indikatoren: die Quadratwurzel des Hautleitfähigkeitswertes (SC), den Mittelwert der Herzrate (HR), das relative Finger-Blutvolumen (BV) und den Mittelwert der integrierten Muskelaktionspotentiale (MAP), und zwar jeweils als Differenzscore zum Ruhewert. Unter Zusammenfassung der bei den einzelnen Personen jeweils größten Differenzscores zu Summenscores von zwei und drei Indikatoren erhielt der Autor das durch Tab. 5 gestellte Ergebnis. Darin spiegelt sich die Verwandtschaft von G-Act (HR-MAP) zu adrenerger Aktivierung, von G-Deac (SC-BV-MAP) zu cholinerger Aktivierung und H-Act (HR-BV) zu noradrenerger Aktivierung wieder.

Mag es nun ein durch die Art der Meßanordnungen für periphere Größen erzeugter Bias sein oder eine durch ein neuropsychologisches Prinzip determinierte Gesetzmäßigkeit: Die am besten verbal zu repräsentierenden psychophysiologischen Befindlichkeiten sind mit der Tätigkeit des sympatischen Systems korreliert (vgl. auch Fahrenberg 1969). Das bedeutet, daß im Selbstbericht in der Regel Arousal/orientierende Informationsverarbeitung, Anstrengung und Aktivation besser repräsentiert sein dürften, als fixe Aktion oder Explorieren. Ausgenommen davon sind freilich emotionale Kognitionen, die sich explizit auf Handlungen beziehen und die, wie bereits im Abschnitt 13 dargelegt, eine theoretische Brücke zu nonverbalem Ausdrucksverhalten bilden können.

Zu unterscheiden ist ferner zwischen Eigenschaften, die man dem momentanen Zustand zuschreiben kann, und Eigenschaften, die die epistemische Struktur beschreiben, die solche Zustände erwarten läßt. Insofern ist keine Kongurenz, wohl aber eine Korrespondenz zwischen den Listen von Thayer (1967) und Osgood, May und Miron (1975) zu erwarten (Tab.3 und 4 sowie Abb. 28).

Die Korrespondenz zwischen den Faktoren "General Activation" und "Activity" liegt schon wegen der gleichartigen Attribute nahe. Bezüge zum Kontrukt der Anstrengung weisen die Faktoren "High Activation" und "Potency" auf. Im ersten Fall domenieren, auf subjektiver und auf objektiver Ebene, die Hinweise auf die noradrenerge Reaktionslage des Anstrengungs-Konstrukts. Im zweiten Fall charakterisieren die Eigenschaftspaare die Situationen, in denen noradrenerge "Anstrengung" bevorzugt zu beobachten ist (bzw. fehlt). Auch zwischen "General Deactivation" und "Evaluation" dürfte bis zu einem

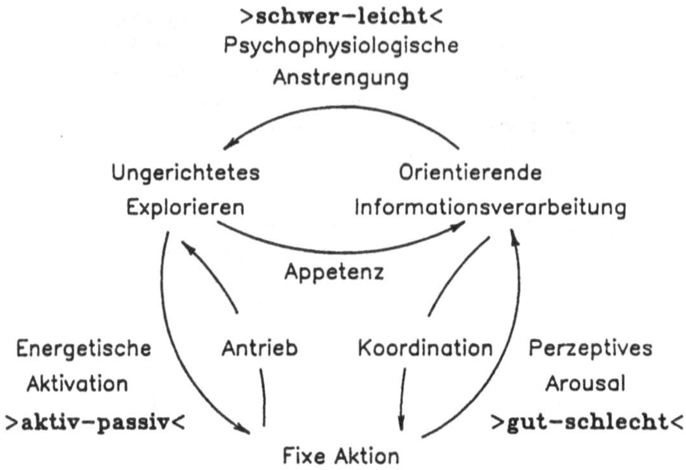

Abb. 28: Versuch einer Zuordnung von Aktivationsprozessen und ihrer kognitiven Repräsentation. Die Pfeile symbolisieren "Übergänge" zwischen einzelnen Aktivierungssyndromen, die angeführten Etiketten entsprechen theoretischen Kategorien, die deutliche Korrespondenzen zu den jeweiligen Prozessen aufweisen. Die Eigenschaftswörter kennzeichnen verbale Attribute, die mutmaßlich den jeweiligen Prozeß hinsichtlich seiner Einordnung in das Gesamtverhalten charakterisieren.

gewissen Grade eine Korrespondenz existieren: Die Arousal-Reaktion entspricht der Empfänglichkeit des Organismus für Informationen. Erholung und Entspannung sollen eine Aufnahmebereitschaft in diesem Sinn fördern (vgl. Wieland 1981). Andererseits ist der Neuigkeitswert arousender Informationen bivalent: Er kann zu Anstrengung und Aktivation führen oder gewohnte ("liebgewordene") Tätigkeiten unterstützen (vgl. auch die Besprechung von Orientierungs- und Defensivreaktion in Abschnitt 8.6).

15. Befindlichkeitsveränderungen bei körperlicher Beanspruchung und Aktivierung

15.1 Einleitung und Fragestellungen

Besonders durch das Jogging als auffallendste Erscheinung eines neuen, sportiven Zeitgeistes ist die Bedeutung der körperlichen Verfassung für das psychische Wohlbefinden in das Bewußtsein der breiten Öffentlichkeit getreten.

Zunehmend wird der Beitrag der körperlichen Seite zum Wohlbefinden anerkannt. Anlaß zu leichter körperlicher Bewegung ist nach einer faktorenanalytischen Untersuchung der Motivationsstruktur häufig das Bedürfnis nach Vitalisierung und Herstellung des seelischen Gleichgewichts (Weber 1981, 1982).

Vorteile von körperlicher Bewegung werden propagiert, jedoch fehlten lange Zeit objektive Belege für die aufgestellten Behauptungen. Ein Großteil der psychologischen Forschung der körperlichen Beanspruchung bezieht sich auf deren Auswirkung auf die Streßemotionen, speziell die Angst. Die Ergebnisse sind durchgängig positiv: Körperliche Beanspruchung führt zu einer Verbesserung der Befindlichkeit. Dieser Effekt ist besonders auffallend, wenn die untersuchten Personen anfangs besonders gestreßt und körperlich ungeübt sind. Auch für klinische, im Gegensatz zu nichtklinischen Populationen, ist dieser Effekt für Depressivität und Angst besonders stark ausgeprägt. Nur bei extrem günstigen oder ungünstigen Ausgangslagen sollen die Befindlichkeitsveränderungen jedoch weniger stark ausgeprägt sein (Zusammenfassungen bei Folkins & Sime 1981; Sachs & Buffone 1984; Sacks & Sachs 1981; Van Andel & Austin 1984).

Das Thema körperliche Beanspruchung und Wohlbefinden wurde bisher häufig unter dem Gesichtspunkt der längerfristigen psychischen Stabilisierung und Persönlichkeitsentwicklung betrachtet. Wir postulieren, daß diese längerfristigen Veränderungen u.a. im Sinne kumulativer Effekte kurzfristiger Veränderungen zustandekommen. Es werden ja auch tatsächlich z.B. Daten über einzelne Uebungsstunden hinweg zu einem Gesamtscore für zweimonatige Trainingsprogramme aufaddiert.

Uns interessieren hier im folgenden nur kurzfristige, psychologische Effekte. Die körperlichen Beanspruchungen, die dabei eingesetzt wurden, sind, ähnlich wie die untersuchten Populationen, sehr verschieden. Meistens handelt es sich um Uebungen, die zwei- bis dreimal wöchentlich für die Dauer von zwei Monaten stattfinden. Im Sinne aerobischer Übungen mittlerer Intensität sollte 60 bis 70 % der Herzkreislaufleistungsfähigkeit für mindestens 10 Minuten erreicht werden. Erschöpfende Uebungen einerseits oder extrem bewegungsarme Sportarten wie Bogenschießen oder Golf andererseits scheinen nicht zu diesen Effekten zu führen. Oft wurden jedoch auch sehr geringe körperliche Beanspruchungen gewählt. Die kurzfristigen Befindlichkeitsveränderungen scheinen demnach in einer Verbesserung der momentanen Stimmung zu bestehen. Positive Befindlichkeiten nehmen zu, negative Befindlichkeiten nehmen ab. Die allgemeine Aktiviertheit steigt an und, entgegen der landläufigen Meinung, nimmt die subjektive Einschätzung körperlicher Trägheit durch körperliche Anstrengung nicht zu.

Unter Befindlichkeit und Stimmung verstehen wir hierbei durchgängige (pervasive), umfassende (globale) und generalisierte affektive Komponenten oder Zustände, die anscheinend nicht affektbezogenes Verhalten und Erleben beeinflussen (vgl. Isen 1984). Zentral ist dabei die funktionale Unterscheidung globaler versus spezifischer Konsequenzen (Isen 1984, S. 185) oder der relativ ungerichtete Charakter von Stimmungen im Gegensatz zu spezifischen Gefühlen (Abele & Brehm 1984, S. 256).

Differentiellpsychologischen und sporttherapeutischen Aspekten sowie rein physiologischen Effekten, wie sie in der Ergometrie und Leistungsmedizin gut untersucht sind, schenken wir hier weniger Beachtung (vgl. dazu Astrand & Rodahl 1970; Bevegard & Shepherd 1967; Deimel 1983; de Vries 1980; Eysenck, Nias & Cox 1981). Bei den physiologischen Indikatoren beschränken wir uns auf das kardiovaskuläre System, da dieses die körperliche Verfassung an besten widerspiegeln soll.

Nach dieser Einleitung und der Darstellung erster experimenteller Arbeiten, die Befindensveränderungen nur mitberücksichtigen, werden im folgenden neuere Untersuchungen beschrieben, die besonders den Verlauf der kurzfristigen Befindensveränderungen erfassen. Wir werden diese Arbeiten vor allem methodisch zu diskutieren (Campbell & Stanley 1963). Nach der Darstellung dieser empirischen Arbeiten sind die theoretischen Konzepte zur Beschreibung der Befindlichkeitsveränderungen zu behandeln. Sie sind unabhängig voneinander, aber inhaltlich fast kongurent konzipiert worden. Eine abschließende Zusammenfassung und ein Ausblick stellen diese Modelle zur Beschreibung von Befindlichkeitsveränderungen bei körperlicher Beanspruchung in einen breiteren theoretischen Rahmen.

Im Bereich der Selbstregulationstheorien werden immer wieder körperbezogene Strategien als wichtige zusätzliche Techniken der Streßverarbeitung genannt. Der Effekt körperlicher Beanspruchung kann als selbstregulativer (Coping-)Prozeß angesehen werden, der die adaptive Interaktion mit der Umwelt einer Person fördert. Obwohl dieser kurzfristige, psychologische Effekt als gut gesichert angesehen werden kann, ist sein Zustandekommen vollkommen unklar. Der Zusammenhang zwischen physiologischen Veränderungen, Befindlichkeitsveränderungen und psychologischen Prozessen muß als noch weitgehend unerforscht angesehen werden (Pennebaker 1982). Befindlichkeit scheint jedoch eine Mittlerstelle zwischen physiologischen und psychologischen Prozessen einzunehmen. Sie läßt sich gewissermaßen als psychologischer Effekt der eigenen Aktivitätskonfiguration konzeptualisieren.

15.2 Frühe empirische Untersuchungen von Befindlichkeitsveränderungen durch körperliche Belastung

Im Rahmen ihrer physiologisch orientierten, ergometrischen Analysen gingen Morgan, Roberts und Feinerman (1971) der Frage nach Befindlichkeitsverschlechterungen bei körperlicher Aktivität nach. In zwei Experimenten wurde der kurzfristige Effekt körperlicher Beanspruchung untersucht. In einem randomisierten Gruppenvergleich wurden einmal starke ergometrische Belastungen miteinander und in dem zweiten Experiment rasches Gehen für die Dauer von 17 Minuten mit einer Kontrollbedingung verglichen. Um Erwartungseffekte auszuschließen wurde bewußt auf einen Vortest verzichtet. Die postulierten negativen psychologischen Veränderungen wurden nicht beobachtet. Die Mehrheit der insgesamt 156 Versuchspersonen berichtete, daß sie sich nach der Übung besser fühlte. Dies könnte daran gelegen haben, daß ungeeignete psychologische Meßverfahren eingesetzt wurden, die Veränderungen anderer Art nicht erfassen konnten. Weiterhin ist es möglich, daß bei dieser nichtklinischen Population die Effekte zu gering waren, um nachgewiesen werden zu können.

Greist, Klein, Eischens, Faris, Gurman und Morgan (1978, 1979) geben einen ersten Überblick über die psychischen Konsequenzen von körperlicher Belastung bei verschiedenen Populationen. Sie stellen auch die erste experimentelle Untersuchung in diesem Bereich vor, die sich durch eine sorgfältige Stichprobenauswahl von 28 moderat depressiven Patienten und eine behutsame Ausgestaltung der Treatmentbedingungen auszeichnet. Per Zufall wurden die Patienten den Behandlungsgruppen zugeteilt. Eine zeitbegrenzte und eine zeitlich unbefristete Psychotherapiegruppe wurden einer Lauftherapiegruppe gegenübergestellt, die für eine Dauer von 10 Wochen dreimal wöchentlich eine Stunde lief. Es zeigte sich, daß die Lauftherapie zumindestens genauso effektiv die depressiven Symptome beseitigte wie die Psychotherapieformen. Der Effekt wird mit dem Bewußtsein des Geschaffthabens erklärt. Die Trainingserfolge im Laufen würden als Erfolg erlebt und schaffen ein Kompetenzgefühl in einem Bereich, der zurecht als schwierig gilt.

Leider liegt dieser Untersuchung kein echter Kontrollgruppenplan zugrunde. So fehlt sowohl eine unbehandelte Kontrollgruppe als auch eine Gruppe, die die Abschätzung der unspezifischen Behandlungsfaktoren (Placebo) erlauben könnte. Jede Beschreibung der Psychotherapiegruppen fehlt. Die Ergebnisse werden zwar durch einen Einzelfall veranschaulicht, vergeblich sucht man aber nach Statistiken.

Mit Hilfe eines hinsichtlich der Variablen Alter, Erziehung, Geschlecht und Gesundheitszustand sorgfältig ausgewogenen, gemachten Kontrollgruppenplans konnten Blumenthal, Williams, Needles und Wallace (1982) positive psychologische Veränderungen durch ein 10-wöchiges Lauf/Gehprogramm bei "normalen" Personen nachweisen. In einem Vortest bestanden keine Unterschiede zwischen Treatment- und Kontrollgruppe. Diese zeigten sich nur im Nachtest. Fast jeder Vergleich dokumentierte Veränderungen in die erwartete Richtung. Während die Kontrollgruppe in Bezug auf ihr Befinden gleichblieb oder sogar schlechter wurde, nahm die State- und Traitangst der Experimentalgruppe ab. Dort wurde auch über mehr Kraft (vigor) berichtet und weniger über Spannung, Depression, Ermüdung und Verwirrung. Die Daten zeigen, daß im Grunde gesunde Personen ihr Befinden gegenüber anderen Gesunden durch ein Bewegungsprogramm noch verbessern können. Nach Auffassung der Autoren ist der Wunsch nach Vervollkommnung und Kompetenzerweiterung die Erklärung hierfür.

15.3 Untersuchungen von aktivierungsinduzierten Befindlichkeitsveränderungen

Abele und Brehm (1984) legen die umfangreichste neuere Arbeit über Befindlichkeitsveränderungen bei körperlicher Beanspruchung vor. Ihnen geht es besonders darum, durch einen Kontrollgruppenvergleich die

Sportspezifität der Befindlichkeitsveränderungen valide nachzuweisen. Eine echte Zufallszuordnung der Versuchspersonen fand aber nicht statt. Die Verwendung vorgegebener Gruppen läßt die Studie quasi-experimentell erscheinen. Außerdem scheint ein weiterer Selektionsfaktor darin zu bestehen, daß jeweils nicht alle Kursteilnehmer (in Stichprobe Vier nur 19-28 %) an den Erhebungen teilnahmen. Den 117 Teilnehmern aus Jazztanzkursen wird eine Kontrollgruppe aus 69 freiwilligen Teilnehmern einer Veranstaltung "Einführung in die Methoden der Psychologie" gegenübergestellt. Zum ersten Meßzeitpunkt bestanden keine Befindesunterschiede zwischen den Gruppen, nach der Tanz- bzw. Unterrichtsstunde waren die Unterschiede erheblich. Die Werte für die Befindlichkeitsskalen Aktiviertheit, Gehobene Stimmung und Ruhe stiegen in der Experimentalgruppe stark an, während sie in der Kontrollgruppe leicht absanken. Weiterhin zeigt sich für die Experimentalgruppe geringere Erregtheit, geringerer Ärger, geringere Energielosigkeit und Depremiertheit und konträr (Energielosigkeit) oder gleichbleibend (Erregtheit, Ärger, Deprimiertheit) in der Kontrollgruppe. Die Veränderung dieser Werte wird als sportspezifischer Effekt interpretiert. Damit soll belegt werden, daß die hier untersuchten sportlichen Aktivitäten nicht nur Wohlbefinden steigern und Mißbefinden reduzieren, sondern sie scheinen sich auch allgemein auf Energie und Tatkraft motivierend auszuwirken - ganz im Gegensatz zur Alltagsmeinung, daß Sport erschöpft und müde macht. Die größten absoluten Veränderungen treten für die Skalen Ruhe, Gehobene Stimmung und Aktiviertheit auf. Bei den relativen Veränderungen dagegen erzielt die Skala Ärger den weitaus höchsten Wert, gefolgt von Ruhe und Deprimiertheit. Bei den letztgenannten Werten für Ärger und Deprimiertheit dürfte es sich um statistische Artefakte handeln, da prozentuale Veränderungswerte die absolute Höhe der Ausgangswerte nicht gleich gewichten und niedrige Ausgangswerte überschätzt werden. Außerdem muß beachtet werden, daß die 186 Versuchspersonen die Fragebögen an mehreren Kursterminen wiederholt ausfüllten (629 Fragebögen wurden insgesamt verrechnet). Dies führt zu einer teilweisen Abhängigkeit der Daten, die in der Auswertung nicht als eigenständiger Faktor berücksichtigt wurde. Es wurde von einer Stichprobengröße von N=629 ausgegangen.

Für die von den genannten Autoren berichteten Befindlichkeitsveränderungen werden physiologische Veränderungen als wesentlich erachtet. Die Freisetzung von Endorphinen soll zu einer kurzfristigen Aktivierung und Stimmungsaufhellung führen. Weiterhin soll die Dichte der Beta-Adrenorezeptoren abnehmen, an denen das Streßhormon Adrenalin seine Wirkung entfalten kann.

In mehreren Arbeiten untersuchte Thayer (1985, in press) das Phänomen, daß leichte körperliche Betätigung, wie ein rascher, 10-minütiger Spaziergang, das subjektive Energiegefühl deutlich anheben kann. Er arbeitet nicht mit der herkömmlichen Ein-Punkt-Messung im Labor, sondern mit einer kurzzeitigen, longitudinalen Erfassung im Felde. An 12 selbstgewählten Tagen schätzten 18 Freiwillige im Kontext ihrer alltäglichen Beschäftigungen ihre Befindlichkeit hinsichtlich der Skalen Energie (energy), Müdigkeit (tiredness) und Spannung (tension) viermal innerhalb eines Zeitraumes von zwei Stunden ein, nachdem sie entweder einen Süßigkeitsriegel (candy bar) gegessen hatten oder rasch (briskly) 10 Minuten spaziert waren. Nach einem Vortest mit den Befindlichkeitsskalen wurde die Nasch- oder Laufbedingung per Zufall (durch Würfeln) von jeder

Versuchsperson bestimmt. Rasches Spazierengehen hob die eingeschätzte Energie und erniedrigte die Spannung mehr als das Naschen. Beim Laufen ließ sich ein reliabler Energiezuwachs und eine Spannungsabnahme für einen Zeitraum von zwei Stunden beobachten. Die Naschbedingung zeigte einen Spannungszuwachs nach einer Stunde und ein Muster von anfänglich gesteigerter Energie und reduzierter Müdigkeit, denen nach einer Stunde erhöhte Müdigkeit und reduzierte Energie folgte.

Als Meßverfahren wurde eine Kurzform der von Thayer entwickelten Activation-Deactivation Adjective Check List verwendet (Bird, 1981; Thayer, 1967, 1978b). Die Beantwortung dauerte ca. 30 Sekunden. Das Verfahren enthält vier Subskalen: General Activation, Deactivation-Sleep, High Activation und General Deactivation. Die Reliabilitäten betragen: .92, .91, Adjektiv wird mit einem Vier-Punkte-Format eingeschätzt. Die ersten drei Subskalen haben sich in bisherigen Untersuchungen als sehr brauchbar erwiesen.

Die Auswirkungen des 10-minütigen, raschen Gehens sind das wichtigste Ergebnis der Untersuchung. Diese relativ geringe körperliche Bewegung führt zu deutlich erhöhter Energie (energy) und erniedrigter Spannung (tension) für einen Zeitraum von zwei Stunden. Jedoch fehlt auch hier zumindest eine echte Kontrollbedingung, sei es hinsichtlich der Süßigkeitsaufnahme oder der körperlichen Betätigung. Bei Mehrfachmessungen, natürlichen Settings und Self-Report-Daten können Erwartungseffekte nicht ausgeschlossen werden. Thayer geht jedoch von einer primär physiologisch bedingten Verursachung der beobachteten Befindlichkeitsveränderungen aus und postuliert für die Mehrfachmessungen eine rasche Gewöhnung und ehrliche Kooperation der Versuchspersonen. Er geht davon aus, daß der störende Einfluß der anfänglichen Aufregung oder auch außergewöhnlicher Ereignisse durch Mittelung der zahlreichen Selbstbeobachtungen an vielen Tagen reduziert werden kann. Dies ist ein Beispiel für Aggregation, wobei Summenscores die Stabilität des Effekts erhöhen, da die Fehler jeder einzelnen Messung ausgemittelt werden (Rushton, Brainerd & Pressley, 1983).

Otto (1984) versuchte diese Ergebnisse im Labor zu replizieren. Es wurde ebenfalls ein kurzzeitiges, longitudinales Design benutzt, um den Effekt über zwei Stunden nachzuweisen, den eine leichte, körperliche Belastung, bestehend aus einem 10-minütigen, raschen Gehen, hervorruft. Ein Laufband diente dabei als Laboratoriumsanalogie für das Gehen und Laufen im Alltag. Gegenüber einem breiten Spektrum verschiedener Befindlichkeiten beschränkt sich diese Studie, dem Untersuchungsansatz von Thayer gemäß, auf das Aktivierungserleben als dem wichtigsten Befindlichkeitsfaktor. Zusätzlich wurde eine differentiell-psychologische Analyse der Effekte vorgenommen.

Die Interozeption und das Aktivierungserleben sollte für Personen mit habituell verschiedenem Copingstil (Repression versus Sensitization) anders ablaufen, da sie den internen Reizen unterschiedliche Bedeutung beimessen und somit anders über ihre Befindlichkeit berichten. Es wurde ein einfacher Kontrollgruppenplan mit 10 Messwiederholungen verwendet. Die Veränderungen wurden unter Berücksichtigung der Ausgangslage aus Selbstberichts- und Physiologievariablen erfaßt. Statt einer Zufallszuordnung wurden die Versuchspersonen hinsichtlich ihrer Ausgangslage während einer Ruhephase gematcht, da diese Variable als besonders kritisch für die Befindlichkeitsveränderungen angesehen wurde. Durch eine gezielte, schrittweise Informationsvorgabe in den Instruktionen sollten Erwartungseffekte weitgehend vermieden werden. Für die zehnmal wiederholten Befindlichkeitseinschätzungen wurde eine spezielle Kurzform des von Thayer entwickelten Fragebogens verwendet, der nur noch aus acht Adjektiven mit dem üblichen Antwortformat bestand. Die physiologischen Messungen erfolgten während eines 30-Sekundenintervalls vor jeder Befindlichkeitseinschätzung. Als Kontrollbedingung wurden Aktivitäten wie Lesen und Musikhören angeboten, um eine bessere Verhaltenskontrolle auszuüben als es etwa durch eine "Nichtstun"-Instruktion möglich ist. Für die Befindlichkeitsdimension "Energetisches Arousal" und für die Fingerpulsamplitude konnten die Auswirkungen der leichten, körperlichen Beanspruchung bis zu einer Dauer von 30 Minuten nachgewiesen werden. Vermutlich schafft hier die mit einer erhöhten peripheren Durchblutung einhergehende Wärmeempfindung eine Verbindung zwischen der physiologischen und kognitiven Verhaltensebene. Die Pulsrate und der Selbstbericht über spannungsbezogenes Arousal zeigten keine Effekte.

Die für die differentielle Analyse interessierenden Personengruppen wurden durch die übliche Kombination von einem Angsttest und einer Skala der Sozialen Erwünschtheit identifiziert. Represser und Sensitizer weisen unterschiedliche Selbstberichtsverläufe für die Skale "Energetisches Arousal" auf, während auf der physiologischen Ebene, soweit wie wir sie hier erfaßten, kein Unterschied feststellbar war. Hinsichtlich der Interozeption scheint sich eine verschiedene Bewertung der (in ihren Unterschieden nicht nachweisbaren) Körpersensationen abzuzeichnen. Leider wurde in dieser Untersuchung die Wärmeempfindung als Körpersymptom und die Temperatur als physiologisches Pendant nicht erfaßt.

Über die Gründe des hier festgestellten, raschen Abklingens von Gefühlen eines energetischen Arousals bei Repressern kann man nur spekulieren. Es könnte sich etwa um eine Trivialisierung des Experiments als Belastungssituation handeln. Oder es ist durch die Aktivierung ein Handlungsimpuls entstanden, dem im Ramen der experimentellen Erfordernis, auch weiterhin ruhig sitzenzubleiben, nicht nachgekommen werden konnte und der deshalb abgewehrt wurde.

In den zuletzt vorgestellten Arbeiten von Thayer und Otto handelt es sich sicherlich um einen nachvollziehbaren Nachweis der energiefördernden und spannungsabbauenden Wirkung der angewandten leichten körperlichen Beanspruchung. Zahlreiche Hinweise, wie etwa die berichteten differentiell-psychologischen Effekte, lassen es als besonders interessant erscheinen, diesen bidirektionalen Aktivierungseffekt in seiner funktionalen Bedeutung im Handlungskontext, etwa bei der Streßbewältigung zu untersuchen (Otto & Thayer, 1985). Damit ließen sich Fragen nach körperbezogenen und emotionsbezogenen Streßbewältigungsstrategien stellen. Welche Bedeutung haben leichte körperliche Beanspruchungen wie Freizeitsportaktivitäten für das psychophysische Wohlbefinden besonders in Zeiten erhöhter Belastung und Streß? Nach einen kurzen Exkurs über das zugrundeliegende zweidimensionale Aktivierungsmodell werden wir diese Frage wieder aufgreifen.

15.4 Zweidimensionale Aktivierungsmodelle zur Beschreibung von aktivierungsinduzierten Befindlichkeitsveränderungen

Abele und Brehm (1984) bieten das folgende Modell zur Klassifikation von Befindlichkeiten in sportlichen Kontexten an. Es werden zwei bipolare Dimensionen als "Supro-Klassifikation" aufgespannt, die sie "Bewertungsdimension" (mit den Polen positive versus negative Befindlichkeit) und "Spannungsdimension" (mit den Posen "Spannung" versus "Lösung") nennen. Der Faktorenanalyse der Daten nach müßten die Dimensionen quasi um 45 Grad gedreht werden d.h., Spannung-Lösung, Positivität-Negativität bilden eine gemeinsame Dimension, die mit "positive Energie versus negative Energielosigkeit" bezeichnet werden kann, während die zweite Dimension physische und psychische Ausgeglichenheit (Ruhe) versus Unausgeglichenheit (Erregtheit und Ärger) markiert. So stimmt dieses Modell weniger in seiner theoretischen Konzeption aber dafür umso mehr in der aufgrund der Ergebnisse notwendigen Modifikation mit Thayers zweidimensionalem Aktivierungsmodell auf Itemebene überein. Die erste, gedrehte Dimension entspricht der Dimension des energetischen Arousal bei Thayer, die zweite Dimension dem spannungsbezogenen Arousal. Abele und Brehm (1984) plädieren jedoch für eine vorläufige Beibehaltung ihrer ursprünglichen Dimensionierung und Bezeichnung.

Thayers mehrdimensionales Aktivierungsmodell läßt es zu, daß zwei augenscheinlich verschiedene Arousalzustände simultan existieren (Thayer, 1978a). Energetisches Arousal und spannungsbezogenes Arousal sind bei mittlerem Niveau positiv korreliert, während sie bei hohem Niveau negativ miteinander korrelieren. Dies erklärt u.a. auch das Alltagsphänomen der verstärkten Ausprägung von Angst und Depression als Erscheinungsform spannungsbezogenen Arousals in den frühen Morgenstunden zu Zeiten geringen energetischen Arousals. Außerdem kann das Modell hinsichtlich seiner Dimensionalität auf einen Minimalkonsens der hirnphysiologischen Forschung aufbauen (Routtenberg, 1968).

15.5 Erklärung von Befindlichkeitsveränderungen durch Selbstregulationsmodelle

Wie die oben dargestellten Arbeiten belegen, kann von einer bidirektionalen Befindlichkeitsveränderung durch leichte körperliche Beanspruchung und Aktivierung ausgegangen werden. Unabhängig voneinander entwickelte Modellvorstellungen sprechen von einer Zunahme der generellen Aktiviertheit und Abnahme von Energielosigkeit einerseits und gleichzeitiger Zunahme positiver Befindlichkeiten wie gehobener Stimmung und Ruhe und Abnahme von Angst, Ärger und Deprimiertheit andererseits. Wie lassen sich diese Befindlichkeitsveränderungen erklären?

Von den Autoren wird eine breite Palette von Erklärungsansätzen angeboten, die von rein physiologischen bis zu rein kognitiven Modellen reicht. Abele und Brehm (1984), de Vries (1980), Otto (1984) und Thayer (1978a) gehen von mehr physiologisch orientierten Vorstellungen aus, die die Stoffwechselveränderungen als Grundbedingung ansehen. Morgan et al. (1971) stellen die Aufmerksamkeitsablenkung in den Mittelpunkt ihres Ansatzes. Buffone (vgl. Sachs & Buffone, 1984) beschreibt die übungsinduzierten Veränderungen als einen spezifischen Bewußtseinszustand, der dem der

Meditation ähnelt. Greist und seine Arbeitsgruppe (Greist et al., 1978, 1979) gehen von einem Erfolgserlebnis aus. Durch das Laufen wird selbstabwertenden Gedanken entgegengewirkt und außerdem sind die Personen erfolgreich beim Beherrschen einer neuen, schwierigen Fertigkeit. Dieses Gefühl, nicht mehr hilflos zu sein und etwas fertigzubringen, soll dann auf andere Lebensbereiche generalisieren.

Als besonders einflußreich haben sich die folgenden zwei Konzepte aus dem Bereich der Selbstregulatonstheorien und dem Streßmanagement für die Erklärung der Befindlichkeitsveränderungen erwiesen.

Schwartz, Davidson und Goleman (1978) erklären den entspannenden Effekt von körperlicher Beanspruchung auf dem somatischen Niveau mit einem systemtheoretischen Selbsregulationsmodell. Sie gehen von der Vorstellung aus, daß biobehaviorale Systeme eine begrenzte Kanalkapazität besitzen. Schädliche Affekte, wie zum Beispiel Angst, stellen ein Vorhandensein von unerwünschter Information in den somatischen und kognitiven Systemen dar. Wenn eine neutrale Aktivität, wie die körperliche Beanspruchung eingeführt wird, dann konkurriert diese mit der durch Angst in Anspruch genommene Aktivität um die begrenzte Kanalkapazität in diesen Systemen und führt zu einer Verringerung dieser angstbezogenen Aktivitäten. Das Postulat der begrenzten Kapazität wurde schon in frühen Angsttheorien aufgestellt, und zwar in Bezug auf die Konkurrenz von aufgabenbezogenen und aufgabenirrelevanten Verhaltensanteilen.

Auch dem Streßmodell von R. S. Lazarus liegt eine kapazitive Betrachtung zugrunde. Zentral in diesem Modell ist das subjektiv eingeschätzte Verhältnis von Situationsanforderung und der eigenen Kapazität, diese Belastung zu bewältigen (Bösel 1981, S. 212; Otto 1982). Die Einschätzung der Situationsanforderung wird als 'primary appraisal' bezeichnet, dem die eingeschätzte eigene Handlungskompetenz (als 'sencondary appraisal' bezeichnet) gegenübergestellt wird. Die Prozesse des primary und des secondary appraisal bestimmen wesentlich, welche Streßreaktion sich ausbildet und welche Copingstrategie von der Person gewählt wird.

In Lazarus' (1975) Typologie von Selbstregulationsstrategien, kann die körperliche Betätigung als eine der vielen palliativen Verfahrensweisen des emotionsbezogenen Copings verstanden werden, die zu einer allgemeinen Reduktion der viszeralen und motorischen Beeinträchtigungen beitragen. Körperliche Beanspruchung wird als ein selbstregulativer Copingprozeß konzipiert, der hilft, die belastenden Begleiterscheinungen von Streßsituationen, wie die Beeinträchtigungen durch starke Reaktivität des autonomen Nervensystems, durch Motivationsverlust und Befindensverschlechterung zu bewältigen und somit die adaptive Auseinandersetzung mit der Umwelt zu fördern. Hierdurch kann eine leichte körperliche Beanspruchung das Copingpotential einer Person verbessern. Es handelt sich um eine zusätzliche Copingmöglichkeit, die neben der Aufrechterhaltung der notwendigen Motivationslage für die Aufgabenbewältigung besonders zum Abbau von Angst und negativer Befindlichkeit geeignet sein soll. Eine positive Befindlichkeit hat nach Lazarus eine dreifache Funktion im Ramen der Streßbewältigung. Sie gestattet eine Ablenkung, verbrauchte Kräfte neu zu sammeln und besonders Zuversicht zu bewahren.

Diese Erklärungsansätze machen deutlich, daß es notwendig ist, die aktivierungsinduzierten Befindlichkeitsveränderungen im Rahmen der Streßbewältigung und Selbstregulation näher zu untersuchen. Schließlich kann dadurch die Bedeutung körper- und emotionsbezogenen Verhaltens, wie etwa Freizeitsportaktivitäten, oder einfaches Spazierengehen, bei der Bewältigung von Streß deutlich werden.

Kapitel 5

BASISMODELLE EMOTIONALER INFORMATIONSVERARBEITUNG

16. Ein Netzwerkmodell der neuralen Repräsentation von "stimmender" (tunender) Information

Die Geschichte der neuralen Netzwerkmodelle ist so alt wie die Geschichte der Hirnforschung. Eine der umfangreichsten zu Beginn dieses Jahrhunderts stammt von Bok (1915). Unter dem Titel "Stimulagene Fibrillation" versucht er nachzuweisen, daß junge Nervenfasern in der Richtung ausstrahlender Reizströme, also praktisch im rechten Winkel zu häufig feuernden Axonen auswachsen. Die ersten für heute bedeutsameren Arbeiten entstanden aber erst im Gefolge des Kybernetik-Booms in den 60iger Jahren. Entsprechende kybernetische Modelle wurden in der Sowjetunion vor allem durch Braines und Swetschinski entwickelt (Braines, Napolkow und Swetschinski 1964; Braines und Svetcinskij 1970). Das Konzept der Lernmatritzen entstand in der Bundesrepublik und ist untrennbar mit den Namen Steinbuch (1961), Frank und Hassenstein (1970) verbunden.

In der ersten Hälfte der 70iger Jahre entstand eine Flut von Publikationen, die den vergleichsweise einfachen Grundgedanken dieser Modelle, nämlich die Assoziation von Reiz und Reaktion bzw. von Reizkonfiguration und Konzept, in komplizierten mathematischen Modellen formulierten. Die wichtigsten Autoren dieser Epoche waren Skandinavier (wie Anderson 1972, Kohonen 1972, Wigström 1973) und Japaner (wie Amari 1972, Fukushima 1973, Nakano 1972, Uesaka und Ozeki 1972), sowie Grossberg aus Boston (z.B. 1972).

1975 wies Pfaffelhuber nach, daß die meisten der damals publizierten Netzwerk-Modelle einschließlich der Lernmatrix einem einzigen theoretischen Schema entsprechen. Sie würden im wesentlichen davon ausgehen, daß das Nervensystem auf eine Kreuzkorrelation von Signalen der Reizerregungsmuster und von Signalen bzw. Signalanalogen gespeicherter Gedächtnisstrukturen antwortet. Damit würden sich diese Modelle dazu eignen, Prozesse des Gedächtnisabrufs zu beschreiben. Sie machen aber keine Aussage über die Entstehung von Hintergrundinformation, die den neuralen Filterprozeß determiniert. Diese Kritik trifft auch für das holografische Modell von Pribram (1971) zu (vgl. Bösel 1977, S. 44 ff). In der zweiten Hälfte der 70iger Jahre wurden kaum mehr neue Konzepte vorgestellt, dafür wurden die alten Gedächtnismodelle ausgebaut und popularisiert (Grossberg 1978, Kohonen, Pribram).

Hervorzuheben ist jedoch Amari (1977). Ihn interessierte nicht nur das Entstehen, sondern auch die Bedingungen für die Aufrechterhaltung eines reizspezifischen Erregungsmusters in Neuronenpopulationen. Er diskutierte ein entsprechendes mathematisches Modell am Beispiel des Konzeptlernens. Der Grundgedanke des Modells besteht in der Annahme, daß eine durch das Reizsignal anfänglich ausgelöste Erregung auf die reizverarbeitenden Neurone rückwirkt. Der so entstandene Kreisprozeß bildet unter bestimmten Umständen einen stabilen Zustand. Es geht also darum, daß sich durch einen Stabilisierungsprozeß ein Gleichgewichtszustand in neuralen

Erregungskreisen herstellt. Damit dient das Modell von Amari nicht nur zur Beschreibung von Konzepterwerb. Es kann auch als Modell der Hebbschen Theorie (1958) gesehen werden, nach der Anpassungsprozesse stattfinden, um einen gestörten Erregungskreis zu stabilisieren.

Im gleichen Jahr diskutierte Bösel (1977) das Konzept eines signalangepaßten Filters, bei dem ein Tuning-Signal aus dem zeitlichen Reizerregungsmuster errechnet wird (Abb. 29). Es verbindet die Eigenschaften der Korrelationsmodelle, insbesondere des angepaßten Netzwerks von Grossberg (1974) und des Concept-formation-Modells von Amari (1977). Seine Besonderheit (vgl. auch Bösel 1981) besteht darin,

- daß es nicht Reizsignale und memory-trace-Signale kreuzkorreliert, sondern fomal äquivalent, Reizsignale mit der Impulsantwort der memory trace faltet.

- daß es ein sog. "Reinforcement-Signal" berücksichtigt, das gleichzeitig mit den Reizsignalen, allerdings langsamer verarbeitet wird. Die Bezeichnung wurde in Anlehnung an Amari gewählt, ist aber mißverständlich. Gemeint ist eigentlich ein Signalmuster, daß die Grobkategorie der Erwartung der Response-Konsequenzen bzw. die motivationale Komponente repräsentiert.

- daß das Modell ausschließlich Modellkomponenten enthält, die prinzipiell operational definiert werden können. Damit ist das Modell empirisch überprüfbar.

Bereits fünf Jahre vorher sind einige grundlegende Gedanken eines solchen integrativen Modells von Grossberg (1972) veröffentlicht worden. Dieser Artikel wurde weder von Pfaffelhuber (1975), noch von Amari (1977), noch von Bösel (1977, 1981) berücksichtigt. Das Rationale daraus ist einfach: "The filters of output cells are biased by presetting cells whose activation prepares the output cell to 'expect' prescribed patterns". Die Filtereigenschaften von Outputzellen werden von sog. "presetting"-Zellen beeinflußt. Deren Aktivität bringt die Outputzellen dazu, vorgegebene Muster zu "erwarten".

Grossberg beruft sich u.a. auf Freeman (1970), wonach im Kleinhirn an den Pukinjezellen eine Summation von kortikalen und peripheren Meldungen erfolgen soll. Die Moosfasern sollen danach die Körnerzellen veranlassen, nur dann die Kletterfasern zu unterstützen, wenn erwartete Muster auftreten. "The mossy fiber input biases the nuclear cells to fire in response to prescribed patterns in the climbing fiber cannel." Erst auf Grund der Summierung von Moos- und Kletterfasersignalen erfolge die motorische Reaktion.

Vielleicht muß diese mittlerweile über 15 Jahre alte Vorstellung im Detail korrigiert werden. Es bleibt jedoch die Frage bestehen, welche, den momentanen Körperzustand repräsentierenden Signale die Modifizierung der Gedächtnisinhalte durch zufällig auftretende Reizmuster begünstigen.

In seiner Arbeit von 1980 geht Grossberg dieser Frage weiter nach. Er postuliert die parallele Verarbeitung von Reizmuster-Signalen in zwei getrennten sensorischen Kanälen: einem spezifischen und einem

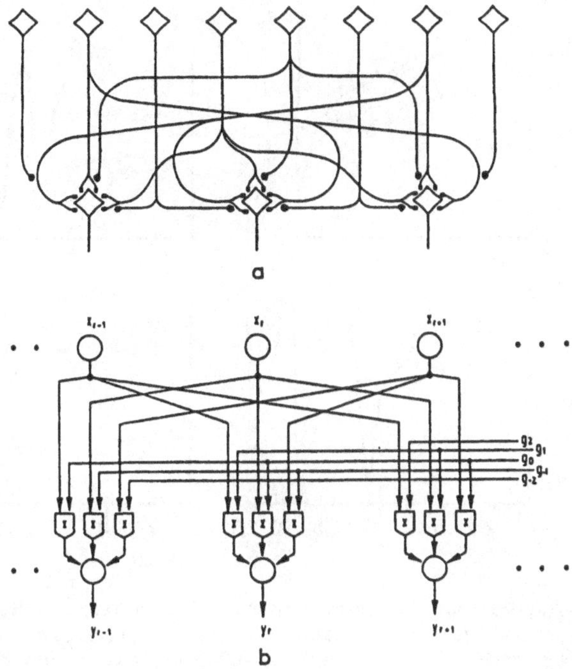

Abb. 29: Zwei funktionell identische Darstellungen einer Realisierung des Reinforcement-Modells für die Anpassung eines neuronalen Filters. In (a) werden Axone einer ersten Neuronenschicht präsynaptisch gehemmt. In (b) bedeuten die durch ein X gekennzeichneten Systemelemente nicht näher erklärte Multiplikationsglieder. Stets ist das Ausgangssignal gleich einer (im Raum) realisierten Korrelationsfunktion zwischen den von den hemmenden bzw. seitlich eingespeisten und den von den übrigen Eingangselementen gelieferten Signalen (aus Bösel 1981, b nach Bösel 1977).

unspezifischen. Der unspezifische liefere Arousal. Solange der spezifische Kanal interpretierbare Informationen liefert, d.h. Informationen, für die eine konkrete Feedback-Erwartung vorliegt, solange wird unspezifisches Arousal unterdrückt. Andernfalls bewirke unspezifisches Arousal überdauernde Nacheffekte des Reizmuster-Signals.

Diese Annahme unterscheidet sich von unserem Modell (Bösel 1977, 1981) nur in einem Punkt: In unserem Modell ist die unspezifische Komponente immer wirksam. Die Art der Wirkung ist der von Grossberg's Arousal-Komponente durchaus vergleichbar. Nur ist sie in unserem Modell nicht ganz so unspezifisch: Sie aktiviert langsamer und nur in gröberen Kategorien als die spezifische Komponente.

Grossberg bezieht sich in seiner grundlegenden Arbeit von 1972, auf die er auch 1980 explizit verweist, auf die Rückmeldung peripherer Ereignisse.

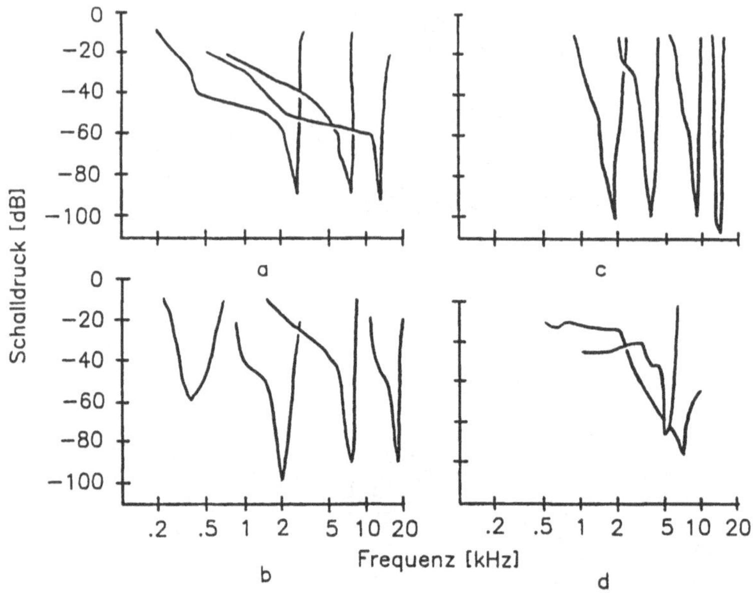

Abb. 30: Tuning-Kurven von Nervenfasern des auditiven Systems der Katze, a aus dem Hörnerv, b aus dem Trapezkörper, c aus dem Colliculus inferior, d aus dem Geniculatum mediale (nach Katsuki 1961).

Weitere Aktivationsprozesse werden bei ihm an anderer Stelle, im Zusammenhang mit Ueberlegungen zur Funktion eines Filters F (2), berücksichtigt. Da Überlegungen dieser Art naturgemäß sehr spekulativen Charakter haben, sollen die im Prinzip analogen Details nicht wiederholt werden. Stattdessen muß an dieser Stelle die Frage nach der grundsätzlichen empirischen Ueberprüfbarkeit derartiger Filtermechanismen aufgeworfen werden.

Neurale Filtermechanismen im Bereich der Sinnesphysiologie sind z.B. Gegenstand umfangreicher Untersuchungen am auditiven System geworden. Die Variabilität der Erregbarkeit von spezifisch projizierenden Nervenfasern aus dem Sinnesgebiet in Abhängigkeit von begleitenden physikalischen Randbedingungen wird dort durch sog. Tuning-Kurven (Abstimmkurven) beschrieben.

Die Axone der Hörnerven sind einzelnen Abschnitten der Basilarmembran zugeordnet und daher durch einen bestimmten Frequenzbereich spezifisch erregbar. Die Größe des zugeordneten Frequenzbereiches ist jedoch innerhalb bestimmter Grenzen für jedes Axon variabel, sie wird durch zusätzliche Informationen determiniert. Katuski (1961) zeigte für das auditive System der Katze, daß die eine Nervenfaser erregende Frequenzbandbreite (des Hörnervs, aber auch des Corpus trapezoideum, des Colliculus inferior und des Geniculatum mediale) vom jeweiligen Schalldruck abhängt (Abb. 30). Laute Töne werden vergleichsweise undifferenziert weitergeleitet, leise ermöglichen eine selektive Frequenzwahrnehmung. Die Selektivität der Frequenzrepräsentation in der Hörbahn hängt also von Pegel ab und folgt vorprogrammierten Abstimm-Eigenschaften des auditiven Systems.

17. Die Erlebensdimension "besser - schlechter"

Unter der Voraussetzung, daß emotionale Aktivationsprozesse für die kortikale Informationsverarbeitung die Bedeutung von Tuning-(Stimmungs-) Signalen haben, müßten sich aus geeigneten Paradigmen Tuning-Kurven konstruieren lassen.

Diesem Gedanken scheint uns eine Art Schlüsselfunktion zuzukommen. So dürften im Umfeld der Bemühungen zum Nachweis von Abstimm-Eigenschaften in der kognitiven Informationsverarbeitung und -bewertung die Antworten auf Fragen nach dem Zusammenhang von sog. "emotionaler" und sog. "kalter" Informationsverarbeitung, aber auch (im Kontext der in Abschnitt 16 referierten Modelle) nach der Lokalisation kognitiver Inhalte im

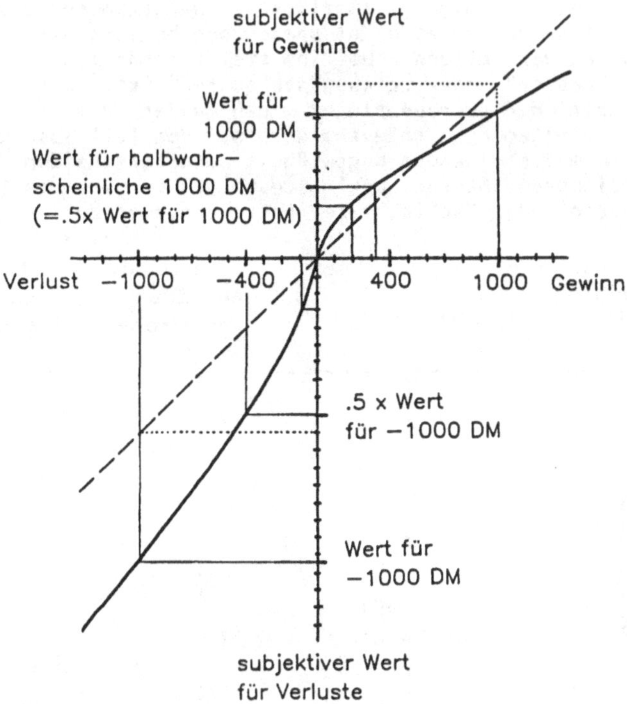

Abb. 31: Bewertungsfunktion für Entscheidungen zwischen Gewinnchancen und Verlustrisiken. Typisch ist der S-förmige Kurvenverlauf, der die Asymmetrie zwischen Gewinn- und Verlustseite widerspiegelt. Die Kurve ist auf Personen zugeschnitten, die eine 50%ige Gewinnchance so hoch bewerten wie einen sicheren Gewinn von 35% der in Aussicht gestellten Summe. Beispielsweise entspräche die Chance von 50%, 1000 Mark zu gewinnen, einem Gegenwert von 350 Mark (nach Kahnemann und Twerski 1982).

physiologischen Substrat zu finden sein. Aus diesem Grund sollen in diesem und im folgenden Abschnitt zwei Experimente etwas ausführlicher dargestellt und diskutiert werden.

Für die Wirkung von "tunender" ("stimmender") Information bei kognitiven Entscheidungsprozessen haben Kahneman und Tverski (1979, 1982, Tverski und Kahnemann 1981, Johnson u. Tverski 1983) ein Konzept geliefert. In den von ihnen untersuchten Paradigmen wird die "Stimmung" für den Entscheidungsprozeß durch das Risiko determiniert, das mit der jeweiligen Entscheidung verbunden ist. Sie verwendeten Fragen der Art: "Wieviel Geld würden sie opfern, wenn Sie dafür eine Chance von 50% hätten, 100 DM zu gewinnen?". Auf Grund der üblicherweise gegebenen Antworten postulieren die Autoren eine Bewertungsfunktion für Entscheidungen zwischen Gewinnchancen und Verlustrisiken (Abb. 31).

Um aus solchen Bewertungsfunktionen die Gestalt von Tuning-Kurven zu konstruieren, sind einige zusätzliche Ueberlegungen erforderlich. Im Beispiel von risikobehafteten Entscheidungen besitzt der Fall absoluter Gewißheit eine Sonderstellung. Bei ihm stellt sich nicht die Frage, welche Entscheidung "besser" oder welche "schlechter" ist. Dies gilt freilich immer nur unter der Vorausetzung, daß außer dem Kernproblem keine zusätzlichen Ueberlegungen relevant werden. Vom Fall absoluter Gewißheit sind die Fälle mit steigender Ungewißheit zu unterscheiden. Je größer der Abstand zur "sicheren Entscheidung", desto größer wird der Spielraum sein, der für "bessere" oder "schlechtere" Entscheidungen zur Verfügung steht.

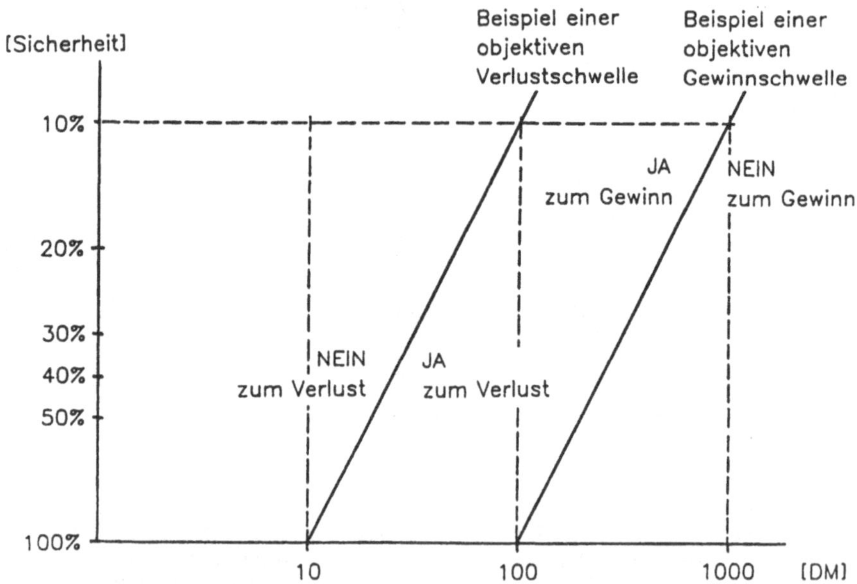

Abb. 32: "Objektive" Gewinn- und Verlustschwellen. Nähere Erklärungen im Text.

Der Abstand zwischen 100%iger und 95%iger Sicherheit ist geringer wie der Abstand zwischen 100%iger Sicherheit und 95%iger Unsicherheit (im Modell soll immer gelten 95% Unsicherheit = 5% Sicherheit). Dies vorausgesetzt, ergibt sich rein rechnerisch eine Tuning-Funktion, wie sie die Abb. 32 zeigt. Die Chance, 100 DM sicher zu bekommen, oder 1000 DM mit 10 % Wahrscheinlichkeit zu gewinnen, ist "objektiv" gleich. Ebenso "objektiv" gleichwertig ist (z.B. der Ausgang eines Gerichtsprozesses), wenn die Gewißheit, 10 DM behalten zu können, der Möglichkeit gegenübersteht, 100 DM mit nur 10 % Wahrscheinlichkeit zu verlieren.

Gewinn und Verlust sind keine Größen, die absolut skaliert werden können. Sie sind immer als Größen relativ zu einem Bezugspunkt zu verstehen. Will man die Tuning-Kurven für Gewinn und Verlust zugleich betrachten (z.B. gemeinsam in ein Diagramm zeichnen), so ist es daher zweckmäßig, in einem Kontinuum einen beliebigen Bezugspunkt zu wählen (z.B. in der Mitte des Diagramms), von dem aus Gewinnbeträge in die eine Richtung (z.B. nach rechts), Verlustbeträge in die andere Richtung (z.B. nach links) eingetragen werden können. Dann enthalten alle links der Tuning-Kurven liegenden Flächenteile die "guten" Entscheidungen, alle rechts der Kurven liegenden Flächenteile die "schlechten" Entscheidungen. Vergleicht man dazu die Tuning-Kurven für die Frequenzanalyse, so liegen dort die jeweils "tieferen" Frequenzen rechts, die "höheren" links.

Ein Diagramm dieser Art zeigt die Abb. 33. Darin sind allerdings nicht die rechnersich gewonnenen Tuning-Kurven eingezeichnet, sondern Kurven aufgrund

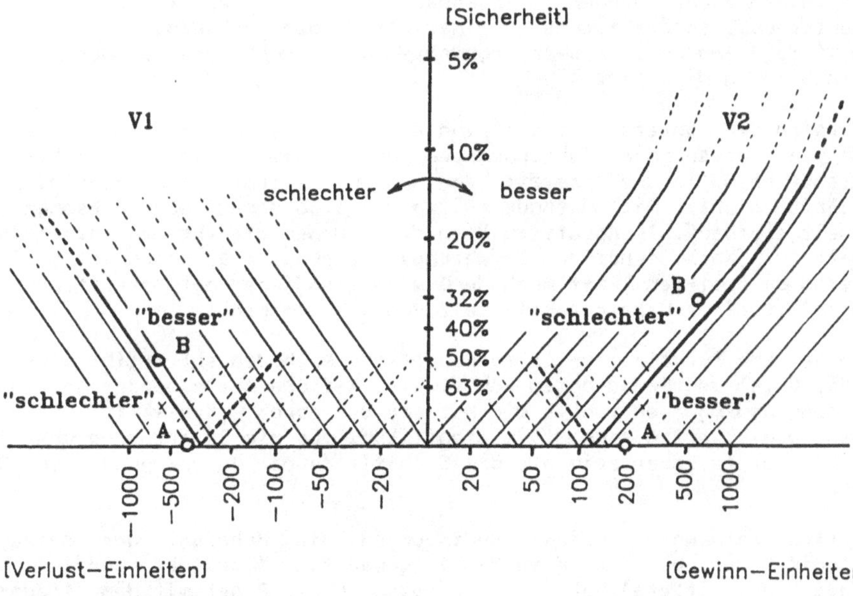

Abb. 33: Tuning-Kurven für die Attribute "besser-schlechter" bei Entscheidungen unter Risiko. Weitere Erklärungen im Text.

der Daten von Kahnemann und Tverski (1982). Sie weichen von dem "objektiven" Schwellen so ab, daß Gewinne eher unterschätzt und Verluste überschätzt werden.

Die bereichsübergreifende Bewährung dieser "Abstimmungs-Kurven" (besser: "Gestimmtsheits-Kurven") haben wir an Hand einer Problemstellung überprüft, die aus einer Neuformulierung des "Grippeproblems" der zitierten Autoren hervorging. Wie legten zwei Probandengruppen je eine von zwei verschiedenen Versionen (V1, V2) derselben Entscheidungsfrage vor.

V1 lautete: "Eine relativ seltene Virusart hat in Berlin 600 Personen infiziert. Bei Nichtbehandlung führt die Krankheit sehr rasch zum Tod.
Eine weitere Ausbreitung der Infektion konnte zwar verhindert werden. Über die Behandlung der Erkrankten muß aber noch eine Entscheidung getroffen werden. Bis jetzt sind zwei Behandlungsmethoden bekannt. Die beiden Methoden schließen einander aus technischen Gründen aus (nur eine Art Serum innerhalb der benötigten Frist herstellbar).
Methode A wirkt vorhersagbar bei bestimmten, sog. T-positiven Personen; sonst versagt sie. Die weitere physiologische Bedeutung des "T-Faktors" ist nicht bekannt. Von den 600 Patienten besitzen 200 diese Eigenschaft. Mit Methode A werden also genau 200 Personen mit Sicherheit gerettet.
Methode B kann zwar bei allen Personen angewandt werden, ihre Erfolgsquote ist aber aus z.Zt. ungeklärten Gründen nicht sehr hoch. Nach bisherigen Erfahrungen spricht im Durchschnitt jeder Dritte auf die Behandlung an. Mit Methode B wird also jeder der betroffenen 600 Patienten mit einer Wahrscheinlichkeit von 33% gerettet.
Weitere Informationen werden in absehbarer Zeit nicht zur Verfügung stehen. Bitte entscheide sofort zugunsten einer der beiden Methoden.
Blatt wieder abgeben. Auswahlargumente und Ergebnisse werden in der nächsten Sitzung diskutiert."

Die Version V2 unterschied sich von V1 nur geringfügig. Im Absatz zu Methode A wurden die Zahlenangaben durch die folgende inhaltlich äquivalente Formulierung ersetzt: "Von den 600 Patienten besitzen 400 diese Eigenschaft nicht. Mit Methode A werden also genau 400 Personen mit Sicherheit sterben". Im Absatz zu Methode B wurden die Angaben entsprechend verändert zu: "Nach bisherigen Erfahrungen sterben im Durchschnitt zwei von drei Personen trotzdem. Mit Methode B wird also jeder der betroffenen 600 Patienten mit einer Wahrscheinlichkeit von 67% sterben".

Die Vorhersage für die jeweils zu erwartende Methodenwahl ergibt sich aus Abb. 33. Unter den Bedingungen von V1 wird Methode A als besser gelten, unter den Bedingungen von V2 die Methode B, obwohl "objektiv" beide Methoden gleichwertig sind. Die Signifikanz für die Bevorzugung von A unter V1 sollte höher sein als die Signifikanz der Bevorzugung von B unter V2.

Tatsächlich hat unter beiden Bedingungen die Mehrzahl der befragten Psychologiestudenten die Methode B gewählt. Begründet wurde diese (keineswegs unerwartete) Wahl nach Befragen in der Regel mit dem Argument, daß man auf Grund eines physiologischen Merkmals ("T-Negativität") keine gezielte Selektion betreiben würde, sondern in einem solchen Fall die Entscheidung lieber dem Zufall überlassen würde. Die von Kahneman und Tverski (1982) befragten Ärzte dachten anders; ihre Antworten lagen

Tab. 6: Antwortwahlen von 61 Psychologiestudenten beim "Virus-Problem".

	Methode A	Methode B	
Version V1	9	25	n1 = 34
Version V2	2	25	n2 = 27

Dennoch kann die prinzipielle Wirkung der postulierten Tuning-Mechanismen auch unter den Psychologen-Antworten nachgewiesen werden. Die genaue Antwort-Verteilung zeigt Tab.6. Bei V1 entschieden sich 9 von 34 Personen für Methode A, bei V2 nur 2 von 27. Das x^2 liegt mit $\hat{x}^2 = 3.6$ an der Signifikanzgrenze ($p<.05$). Im Paarvergleich sind mit einem $\hat{z}=1,9$ die vorhandenen Antwortunterschiede statistisch gut zu sichern ($p<.05$). Der Effekt ist für V1 ausgeprägter wie für V2.

Freilich muß dieses Modell noch anderen Bewährungsproben standhalten. Noch bleiben zahlreiche Fragen offen. Eine der nächstliegenden ist, die diskret und wie homogen die Abstimmung über das gesamte Gewinn/Verlust-Kontinuum verteilt ist.

Eine andere Frage ist, ob sich ein "Tuning" vergleichbarer Art auch für andere Dimensionen der emotionalen Gestimmtheit nachweisen läßt.

18. Die Erlebensdimension "schwerer - leichter"

Läßt sich auch für andere Dimensionen der emotionalen Gestimmtheit, z.B. hinsichtlich "schwer-leicht" ein Tuning vergleichbarer Art nachweisen? Wir haben dazu eine erste Untersuchung nach dem Vorbild des eben beschriebenen "gut-schlecht"-Tunings vorgenommen.

Zunächst sollten in einem Vorversuch auf Grund von einschlägigen Probandenantworten Kurven konstruiert werden, die gleichschwere Leistungen charakterisierten und als "Tuning-Kurven" im bisher beschriebenen Sinn dienen konnten. Wir wählten als Paradigma die Vorstellung, einen schweren Gegenstand heben zu müssen.

Wichtigste Komponente der "Schwierigkeit" ist in diesem Fall die "Schwere" des Gegenstandes. Allerdings ist zu erwarten, daß die "Schwierigkeit" ebenso mit der wichtigsten Ausführungsbestimmung, nämlich mit der Raschheit der Durchführung variiert. Es entspricht nicht nur der physikalischen Definition von Leistung, Arbeit und Zeit ins Verhältnis zu setzen. Es ist auch psychologische Erfahrung, daß sowohl die (objektive) Geschwindikeit wie die (objektive) Schwere als gesonderte Faktoren die (subjektiven) Urteile über erbrachte Arbeiten hinsichtlich des erlebten Tempos, der erlebten Schwierigkeit und der erlebten Anspannung beeinflussen (vgl. Schönpflug 1965).

Darüberhinaus sollte auch beachtet werden, daß im psychophysikalischen Bereich die physikalische Größe immer nur dann in Bezeihung zu subjektiven Größen gesetzt werden darf, wenn die Art der Realisierung der physikalischen Größe in Raum und Zeit berücksichtigt wird. Im Bereich der Sinnesphysiologie werden daher nur Relativ-Gößen (z.B. mmol/l) oder sog. Rate-Größen (Differentialquotienten nach der Zeit wie z.B. Geschwindigkeiten oder Kräfte) mit physiologischen oder psychologischen Antworten zu korrelieren sein. Leider kommt es in anderen Bereichen der Psychologie immer wieder vor, daß eine Reihe abhängiger Variablen mit objektiven Anforderungen in Bezeihung gesetzt werden, ohne daß die Ausführungsbedingungen für die Aufgaben hinreichend kontrolliert oder auch nur beschrieben werden.

Der Faktor Geschwindigkeit ist für die Attribut-Dimension "schwer-leicht" sicher die wichtigste Realisierungsbedingung. Für die Attributdimension "gut-schlecht" war es die Wahrscheinlichkeit der Realisierung. Neben der Wahrscheinlichkeit/Unwahrscheinlichkeit eines Ereignisses und seiner Intensität (Menge pro Maßeinheit) ist nach Ansicht der Streßtheoretiker auch die zeitliche Nähe eines Ereignisses ein wichtiges Bestimmungsstück seiner Realisierung (vgl. z.B. Lazarus 1966). Es wird zu prüfen sein, inwieweit dies bei Untersuchung der Attribut-Dimension "aktiv-passiv" relevant ist.

Um Tuning-Kurven für "schwer-leicht" konstruieren zu können, die - trotz der zu erwartenden Variabilität - für einen möglichst großen Personenkreis in etwa gelten können, wurden 101 Psychologiestudenten (46 Männer im Alter von 26+/-1 Jahren und 55 Frauen im Alter von 29+/-1 Jahren) je eine Frage nach Art der Abb.34 vorgelegt. Die Gewichtsangaben wechselten zwischen den Werten 5 (Stein), 15 (Koffer), 35 (Rohrstück) und 75 kg (Plattform).

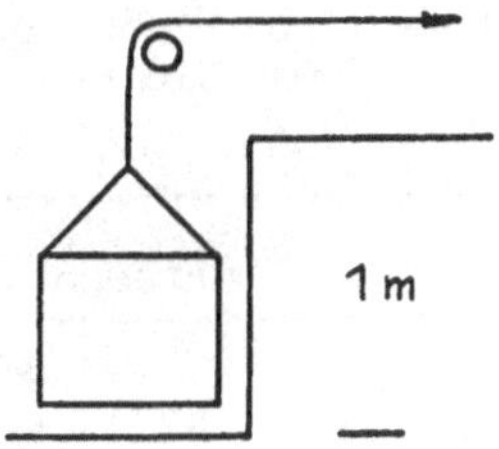

Sie sollen einen 15 kg schweren Reisekoffer mit einer
Seilrolle möglichst rasch 1 m hochheben.
In welcher Zeit könnten Sie es schaffen?

1Sek 2Sek 4Sek 7Sek 15Sek 1/2Min 1Min 2Min 4Min 8Min 1/4Stde

Abb. 34.

Es war anzunehmen, daß die Antworten in Abhängigkeit von Konstitution, Erfahrung und Umgang mit Gewichten und dem Setting, in dem die Befragung erfolgt, variiert. Die Befragung erfolgte im Gruppenversuch, sodaß das Setting - die Wartesituation zwischen zwei Vorlesungen - als vergleichbar angenommen werden durfte (allerdings ist ein Bias in Richtung geringe Körperliche Leistung zu erwarten). Um den Konstitutionseinfluß etwas zu bereinigen, wurde die Auswertung für (die etwas jüngeren) Männer und (die etwas älteren) Frauen getrennt vorgenommen.

Die Basishypothese war, daß für alle vorgestellten Arbeiten jenes Tempo gewählt wird, das einer (für alle Fälle gleichen) mittleren Leistung entspricht. Als mittlere Leistung kann man sich eine übliche Dauerleistungsabgabe denken, wie sie etwa beim Wandern erbracht wird: Eine Masse von etwa 70 kg (sie erfordert beim Gehen eine Bewegungskraft von etwa 70 N) wird mit einer Geschwindigkeit von etwa 5 km/h (=. 1.4 m/sek) bewegt. Das entspricht einer Leistungsabgabe von 98 Nm/sek bzw. 98 Watt.

Es schien - wie noch genauer auszuführen sein wird - schwierig, eine Eichung für die "mittlere" Leistungsabgabe vorzunehmen. Deshalb und weil später ohnehin "leichter" gegen "schwerer" geprüft werden sollte, wurde bereits bei dieser Voruntersuchung zwischen den Bedingungen "möglichst rasch" und "möglichst kräfteschonend" unterschieden. Entsprechend der obigen Überschlagsrechnung kann man für "leichte Arbeit" eine Abgabe von etwa 75 W und für "schwere Arbeit" von etwa 125 W erwarten.

In realen Leistungssituationen kann die Leistungsbagabe leicht das Zehnfache der eben geschätzten Werte erreichen. Wenn man z.B. in 3 sek eine 6 m hohe Treppe hinaufspringt, so ist die Leistung dabei 70 kp x 6 m / 3 sek = 140 kpm/s. 10,2 kpm/s entsprechen bereits 100 W.

Tab. 7: Mittlere Leistungsangaben (in W) für eine vorgestellte körperliche Leistungssituation (für die Bedingungen "rasch" vs. "kräfteschonend").

	Männer	Frauen	Mittel
"rasch"	134.1 (n=21)	67.0 (n=29)	100.6 (n= 50)
"kräfteschonend"	113.5 (n=25)	44.3 (n=26)	78.9 (n= 51)
Mittel	123.8 (n=46)	55.7 (n=55)	89.8 (n=101)

Im folgenden werden wir stets überschlagsweise 10 kpm/s für 100 W rechnen. Nach den oben gemachten Voraussetzungen für leichte und schwere Arbeit ergibt das dann für das Beispiel des 15 kg schweren Koffers bei "leichter Arbeit" einen Zeitverbrauch von etwa 2 sek (15 kpm/2 sek = 150/2 W = 75 W) und bei "schwerer Arbeit" einen Zeitverbrauch von etwa 1.2 sek (15 kpm/ 1.2 sek = 150/1.2 W = 125 W). Für die 75 kg schwere Plattform wären die entsprechenden Tempowerte 10 und 6 Sekunden. Die empirisch ermittelten Werte sind in Tab. 7 dargestellt. Sie zeigen deutlicher als erwartet den Konstitutionseffekt und liegen inforlge des speziellen Settings etwa 15 W unter der Überschlagsrechnung.

Die Zahlen von Tab.7 sind arithmetische Mittelwerte, u.zw. der Quotienten aus den kpm-Vorgaben und den sek-Wahlen. Sie sind varianzanalytisch nur schlecht getrennt (auf dem 10%-Niveau), was aber für das Ziel der Voruntersuchung belanglos ist. Es muß aber bereits hier erwähnt werden, daß die Geschlechtsunterschiede für $p<.01$ signifikant sind. Von zentraler Bedeutung ist jedoch, ob die Regression der Zeit im Verhältnis zum Gewicht der physikalischen Erwartung entspricht.

Dazu ist es erforderlich, nocheinmal die Logik der Untersuchung zu verdeutlichen. Gehen wir wieder von einer mittleren, objektiven Leistungsabgabe von 98 W aus. Ihr entsprechen 10 kpm/s bzw. für unser Beispiel die Wertepaare 5kg/0.5sek, 15kg/1.5sek, 35kg/3.5sek und 75kg/7.5sek. Würden die Probanden Angaben entsprechend der objektiven Leistungsabgabe machen, dann wäre die Regression vom Gewicht auf die Zeit gleich dem Quotienten aus der Summe der Gewichte (im Beispiel 130 kg) und der Summe der Zeiten (im Beispiel 13 sek), was bei einem Hebeweg von 1 m die erwarteten 10 kpm/sek ergibt.

Realistischerweise ist aber bei den subjektiven Daten Varianz zu erwarten. Nehemn wir an, drei von vier Sekundenschätzungen unseres Beispiels würden ein wenig zu kurz ausfallen. Dafür beinhalte die Stichprobe einen Ausreiße, der einen viel zu hohen Zeitwert angibt. In diesem Falle könnten Wertepaare wie folgt aussehen: 5kg/0.3sek, 15kg/1.4sek, 35kg/122sek, 75kg/6.2sek. Errechnet man den Mittelwert derLeistungsangaben, so erhält man dennoch wie bisher : (16.7+10.7+0.3+12.1)/4 = 10 kpm/s. Die Regression für diese "subjektiven" Leistungsangaben sieht jedoch ganz anders aus. Der Quotient aus der Summe der Gewichte (130 kpm) und der Summe der Zeiten (129.9 sek) beträgt nämlich gerade nur 1 kpm/s, also 1/10 des "objektiven" Wertes. Reduziert man den "Ausreißer"-Wert um 75%, so ist bei annähernd gleicher "objektiver" Leistung der "subjektive" Wert immer noch nur ein Drittel des "objektiven"!

In unserer Untersuchung besitzt die totale Regression über alle Wertepaare tatsächlich eine Steigung von nur 1.09 kpm/s, wogegen der Leistungsmittelwert über alle Paare nach Tab. 7 bei 89.8 W = 8.98 kpm/s liegt.

Aus Daten dieser Art könnte man - wie es letztlich bei der Gewinn-Verlust-Kalkulation geschah - folgende These ableiten: In der subjektiven Leistungsschätzung werden Gewichte unterschätzt und/oder Zeiten überschätzt. Rein rechnerisch folgen dann aus zufälligen Variationen um den Mittelwert scheinbar systematische Fehleinschätzungen der Art, wie sie Tverski beschreibt.

Gehen wir einmal davon aus, wir hätten eine Diskrepanz aus dem Regressiosquotienten (Quotient der Summen aus Gewichten und Zeiten) und dem mittleren Leistungsquotienten (aus der Summe der Quotienten von Gewichten und Zeiten) erhalten und interpretieren diese Diskrepanz als ein Unterschätzen von Gewichten. Läßt man nun eine "Standardleistung" von z.B. 10 kpm/s mit anderen Leistungen vergleichen, so ist unter den gegebenen Voaussetzugnen zu erwarten, daß bei größeren Zeitvorgaben Leistungen mit unterproportional größeren Gewichtensubjektiv als gleichwertig angesehen werden. Bei einer Gewichtsunterschätzung von 25% entspräche das z.B. einem Wertepaar von 30kpm/s. Anforderungen wie 30 kpm/ 3 sek müßten danach als schwerer gelten als 40 kpm/ 4 sek, obwohl sie "objektiv" gleich schwer sind.

Zum gleichen rechnerischen Ergebnis kommt man, wenn man eine Zeitüberschätzung von 33% zugrundelegt. Ein prozentualer Aufschlag von 33% entspricht ja einem 25%igen Abschlag der Bruttosumme. Ausgehend von 10 kpm/s kommt man ebenfalls zu einem äquivalenten, subjektiven Wertepaar von 30 kpm/ 4 sek (= 7.5 kpm/s). Ebenso kann man beide Paameter je um den gleichen Betrag korrigieren (u.zw. in unserem Fall um je 14.3 %). Ausgehend von einem ("objektiven") Wertepaar von 35 kg/ 3.5 sek erhält man wieder den ("subjektiven") Wert von 30 kpm/ 4 sek.

Zu korrigieren ist jedoch die Annahme, daß eine wie auch immer ermittelte oder festgesetzte "Standardleistung" einen "objektiven" Wert darstellt. Handelt es sich um eine Setzung (wie bei der Gewinn-Verlust-Schätzung), so muß man sich die Frage gefallen lassen, ob der Bezugspunkt der "Realisierungsbedingungen" (hohe Sicherheit bzw. 1 sek) einen akzeptierbaren Standard darstellt, vor allem wenn es gilt, Abwägungen in mehrfacher Hinsicht vorzunehmen. Wählt man als "Standardleistung" den Mittelwert empirisch ermittelter Gewicht/Zeit-Quotienten, so handelt es sich selbstverständlich bereits um den "subjektiven" Wert.

Über signifikante Nichtlinearitäten gibt die Diskrepanz zwischen den Quotienten der Summe und der geteilten Summe der Quotienten ebenfalls keine Auskunft. Die Regression derZeiten auf die Gewichte war in unserer Stichprobe auf dem 1%-Niveau linear (F = 7.74) und der

Regressionskoeffizient von 0 verschieden (t = 2.78). Insofern sahen wr uns auch nicht veranlaßt, zwei mutmaßliche Ausreißer zu eliminieren, was die Diskrepanz zwischen Regression und mittlerer Leistung zwar erheblich verringert hätte, ohne jedoch das Problem der Diskrepanz aus der Welt zu schaffen.

Wir vermieden es, weitere Spekulationen über "wahre" Leistungen und davon abweichende Regressionen subjektiver Einschätzungen zu machen. Es war auch zu offensichtlich, daß von den Probanden in vielen Fällen physikalische Berechnungen vorgenommen wurden, übrigens auch bei den später zu berichtenden Befragungen, in denen zwei objektiv gleiche Leistungen hinsichtlich ihrer Schweirigkeitverglichen werden sollten. Insofern sind Gewichte und Zeiten a priori nicht unabhängig und die psychologisch relevante Information steckt mehr in den varianzerzeugenden Abweichungen als in der Regression.

Was die Varianzen betrifft, so gibt es hier einige Besonderheiten, die in der logischen Struktur der Problemstellung liegen. Idealerweise müßte die Regression durch den Nullpunkt gehen. Doch selbst wenn man diese Annahme nicht macht und sich an den empirischen Werten orientiert, gibt es keine Angaben für Zeiten < 0. Die Zeit-Werte für sehr geringe Gewichte liegen daher hauptsächlich über der Regressionsgeraden. Hingegen liegen die Zeit-Werte für sehr große Gewichte eher zu tief. Dies wird vor allem dann der Fall sein, wenn die Regression gering und die Korrelation schwach ist (für unsere Daten: r = .27). Die Abweichungen von der Regressionsgeraden sind im mittleren Bereich eher gering. Das ist schon deshalb klar, weil sich hier statistische Fehler des Regressionskoeffizienten stets am geringsten auswirken.

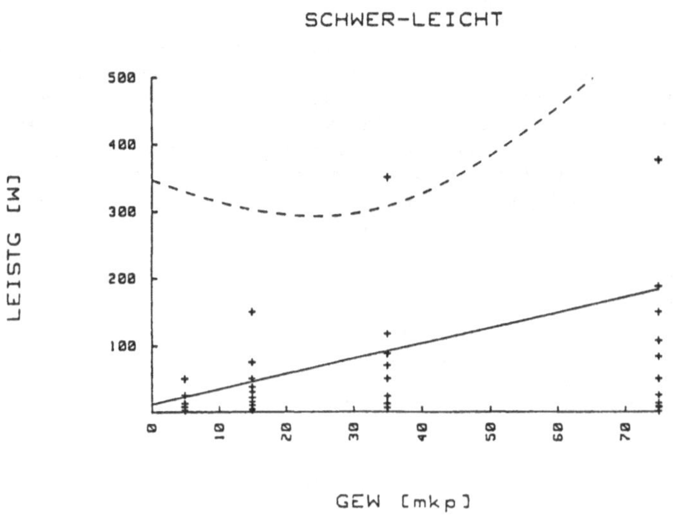

Abb. 35: Wie beeinflußt eine Gewichtsvorgabe die Leistungsschätzung? Regressionsgerade für 50 Probanden.

Die genannten Effekte gelten für alle schwach positiven Regressionen, deren Ordinatenabschnitt vernachlässigbar ist. Man kann daher in diesem Fall auch in Unkenntnis der genauen empirischen Werte und ohne jede psychologische Theorie auf Grund der Problemlogik die Vorhersage machen, daß bei einem Vergleich zwischen größeren und kleineren Werten bei der unabhängigen Variablen (d.h. bei den Gewichten) den großen Werten eher unterproportionale Werte der abhängigen Variablen (alos kleine Zeiten und damit große Leistung) und den kleinen Werten eher überproportionale Zeiten (also geringe Leistungen) zugeordnet werden.

Es läßt sich nicht von der Hand weisen, daß dieser spezielle Regressionseffekt nicht auch psychologisch bedeutsam wäre. Erstens kann man davon ausgehen, daß dieser Effekt ein Stück Realität widerspiegelt, der wir bei unseren Schätzungen gehorchen. Zweitens ist der Effekt auch konzeptuell gut interpretierbar.

Geht man davon aus, daß eine bestimmte Arbeitsmenge (kpm) vorgegeben ist, so läßt sich eine Leistungsbereitschaft (W) vorhersagen, die mit der Arbeitsmenge zunimmt. Die Regression von Arbeitsmenge auf Leistung ist linear (F = 23.3), von 0 verschieden (t = 4.83) und liegt bei etwa 3 W/kpm. Je größer die Arbeitsmenge, desto höher der Arbeitseinsatz, wenn man sich dazu entschlossen hat, die Sache zu erledigen (Abb 35).

Ähnlich läßt sich, falls Zeiten (1/sek) vorgegeben sind, eine Leistungsbereitschaft (W) vorhersagen. Man wird dabei folgerichtig feststellen müssen, daß die Leistungsangaben für längere Zeiten (kleinere Werte von 1/sek) geringer sein werden wie bei kürzeren Zeiten. Die

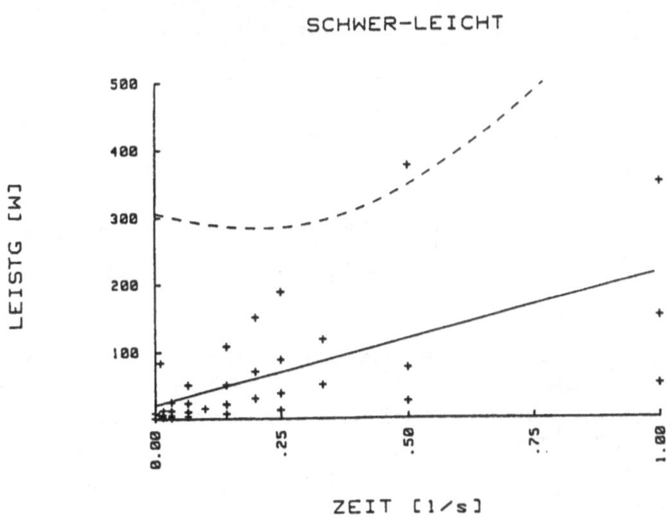

Abb. 36: Wie beeinflußt eine Zeitvorgabe die Leistungsschätzung? Regressionsgerade für 51 Probanden.

Regression von 1/sek auf Leistung ist ebenfalls linear (F = 31.3), von 0 verschieden (t = 5.60) und liegt bei etwa 250 Ws. Wenn längere Zeiten vorgegeben sind, stellt man sich subjektiv offenbar auf Dauerleistungen ein, die unter den Kurzzeitleistungen liegen (Abb.36).

Es muß noch erwähnt werden, daß unter der Bedingung "rasch" die Angaben der Männer bezüglich der Regression Leistung gegen Gewicht mit einem Wert von 3.73 W/kpm außerhalb des 95% Vertrauensbereichs der mittleren Regression lagen. Ähnliches galt unter der Bedingung "kräfteschonend" für die Angaben der Frauen, deren Regressionswert für Leistung gegen Zeit von 115.3 Ws außerhalb des 95% Vertrauensbereichs für den Gesamtstichproben-Wert lag.

Die Männer unserer Stichprobe waren also unter Zeitdruckbedingungen bereit, ihre Leistungsbereitschaft über die übliche Regression mit der Arbeitsmenge hinaus überproportional zu steigern. Die Frauen unserer Stichprobe ließen erkennen, daß sie unter geeigneten Instruktionsbedingungen dazu tendierten, ihren Dauerleistungseinsatz möglichst gering zu halten.

Diese Ergebnisse bildeten die Grundlage für die Hauptuntersuchung, in der die Bewährung des Tuning-Konzepts in Analogie zu den subjektiven Gewinn- und Verlustschätzungen geprüft werden sollte.

Da die Mittelwerte der erhobenen Leistungsbereitschaften bei rund 90 W lagen, wurden für die Hauptuntersuchung zwei dementsprechdende Wertepaare von 63 kg/ 7 sek (Fall A) und 18 kg/ 2 sek (Fall B) ausgewählt. Diese Fälle sollten in der Hauptuntersuchung von den Probanden hinsichtlich ihrer Schwere verglichen werden. Für Frauen handelte es sich dabei, nach den Angaben der Voruntersuchung zu schließen, um eine große, für Männer dagegen um eine geringe Leistung (Abb. 37).

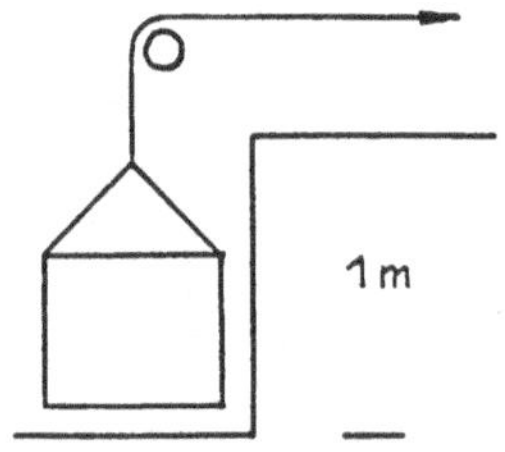

Zwei gleichstarke Personen haben verschiedene Aufgaben zu erfüllen.
Person A hat 63 kg zu heben, darf sich dafür aber bis zu 7 sek Zeit lassen.
Person B soll innerhalb von nur 2 sek ein Gewicht von 18 kg hochheben.
Die objektive Leistung ist physikalisch gleich, wer aber muss sich mehr anstrengen: A oder B ?

Abb. 37.

Unabhängig davon sollte, wenn der beschriebene Varianzeffekt gilt, Fall A stets überwiegend als der "schwierigere" beurteilt werden. Dies geschah tatsächlich in 53 von 70 Wahlen, also bei drei Vierteln der Stichprobe (F = 2.9 bei 36 und 106 Freiheitsgraden). Das Ergebnis bleibt nahezu gleich, wenn man nach Geschlechtern trennt (74% der Männer und 77% der Frauen finden Fall A schwerer).

Es war jedoch, wie gesagt, anzunehmen, daß dies streng genommen kein psychologischer, sondern ein spezieller Regressions-Effekt ist, der freilich auch die Gestalt von subjektiven Daten formt. Nach dem bisherigen Bericht dürfte die eigentlich psychologisch relevante Information weder in der Regression, sondern in den Abweichungen von der statistischen Erwartung zu suchen sein.

Aus diesem Grund wurden den Probanden die zusätzlichen Ausführungsbedingungen "möglichst rasch" vs. "möglichst kräfteschonend" gestellt. Die diesbezüglichen Ergebnisse der Voruntersuchung wurden bereits mit Tab. 7 mitgeteilt. Die Linearitätsannahme für die Regression konnte bei diesem Datensatz auch für alle Teilgruppen auf dem 5%-Niveau beibehalten bleiben. Die in der Hauptuntersuchung zum Vergleich gestellten Wertepaare lagen nun für die Männer unter der für die Bedingung "kräfteschonend" erhobenen mittleren Leistungsbereitschaft und für Frauen über dem für die Bedingung "rasch" ermittelten Wert.

Unsere Hypothese war jedoch, daß dennoch keine signifikanten Unterschiede im Regressionseffekt auftreten dürften, egal ob die Aufmerksamkeit auf die unterschiedlichen Zeiten (Version 0) oder die Gewichtsdifferenzen gelenkt werden (Version 1).

Dies ist der Fall. Die Antwortpräferenz für A als dem schwierigeren Fall blieb unter Version 0 bei 8 von 10 und bei Version 1 bei 7 von 10 Wahlen. Dieses Verhältnis ändert sich auch nicht grundsätzlich, wenn man nach Geschlechtern getrennt auszählt.

Allerdings müßte, wenn überhaupt, in der Geschlechtsdifferenz der einzige nicht wahrscheinlichkeitstheoretisch determinierte, psychologische Effekt stecken. Bei Version 0 wurde die Aufmerksamkeit auf die Dauerleistung gelenkt, bei Version 1 auf den Zeitdruck. Insofern sollten Frauen, für die die geforderten Leistungen ohnehin hoch waren, bei Version 0 überproportional den Fall A mit der großen Arbeitsmenge und der längeren Zeit als schwierig ansehen. Männer hingegen, für die die Leistungen gering waren, sollten zumindest bei Version 1 eine etwas größere Leistungsbereitschaft erkennen lassen und dementsprechend hier Fall B überproportional oft als den schwierigeren bezeichnen. Dieser Effekt ist an den Wahlhäufigkeiten tendenziell festzustellen, unter den am Ende des vorigen Absatzes erwähnten Voraussetzungen jedoch in keiner Weise statistisch zu sichern.

Das bedeutet, daß unter den untersuchten Bedingungen die Einschätzung hinsichtlich der Attribute "schwer-leicht" einer Gesetzmäßigkeit unterliegt, die von der physikalischen Erwartung erheblich abweicht. Die Gründe für diese Abweichung liegen in der logischen Struktur der Bedingungen und sind allenfalls allgemein-psychologisch interpretierbar. Differentiell-psychologisch ist nur eine Niveau-Verschiebung festzustellen.

Darüberhinausgehende differentiell-psychologische Eigenheiten von Regressionskurven, die ein "Tuning" in diesem Bereich abbilden können, dürften demgegenüber vernachlässigbar sein.

Kapitel 6

BIO-KOGNITIVE SELBSTREGULATION
(von Rainer Wieland-Eckelmann)

19. Zur Definition von Emotion

In allen Emotionstheorien wird davon ausgegangen, daß affektive oder gefühlsmäßige Zustände (positive und negative) Prozesse der (kognitiven) Informationsverarbeitung, und auch soziales Verhalten in beobachtbarer und subjektiv erlebbarer Weise beeinflussen können (vgl. Pennebaker & Epstein 1983; Isen, 1984). Traditionellerweise wird dabei versucht, Indikatoren für emotionales Verhalten auf drei Ebenen zu gewinnen: der physiologischen Ebene (vegetative und zentrale Parameter); der verbal-subjektiven Ebene (self-report) und der Verhaltensebene (Verhaltensbeobachtung, Leistungsdaten).

In der Emotionsforschung gibt es jedoch bisher (a) keine einheitliche Vorstellung darüber was ein Gefühl oder eine Emotion ist (vgl. z.B. Schmidt-Atzert 1981; Kleinginna & Kleinginna 1981), und (b) keine verbindlichen oder allgemein akzeptierten Untersuchungsparadigmen, die eine Einordnung von Annahmen und Befunden aus bereits existierenden Emotionstheorien erlauben (vgl. Pennebaker & Epstein 1983, S. 2).

Die Vielzahl von Definitionen haben Kleinginna & Kleinginna (1981) in einer Übersicht zusammengefaßt. Anschließend schlagen sie eine Definition von Emotion vor, die ihres Erachtens einerseits breit genug und andererseits noch hinreichend präzise ist, die 92 von ihnen berücksichtigten Emotionsdefinitionen in einer vorläufigen Art (sie nennen es "model definition" bzw. "a working model") zu integrieren:

"Emotion is a complex set of interactions among subjective and objective factors, mediated by neural/hormonal systems, which can (a) give rise to affective experiences such as feelings of arousal, pleasure/displeasure; (b) generate cognitive processes such as emotionally relevant perceptual effects, appraisals, labeling processes; (c) activate widespread physiological adjustments to the arousing conditions; and (d) lead to behavior that is often, but not always, expressive, goal-directed, and adaptive" (S. 355). Diese Definition ist insofern hilfreich, als sie den im Kontext der Analyse von Emotionen zu erwartenden Phänomenbereich beschreibt; andererseits ist sie zu vage, um daraus Handlungsanweisungen zur Untersuchung emotionalen Verhaltens abzuleiten.

Mandler hat bereits vor etwa zehn Jahren formuliert, daß die Suche nach der Definition von Emotionen vergeblich sein dürfte, und daß man nicht in den Fehler verfallen sollte, erklären zu wollen, was eine "Emotion" ist (Mandler, 1975). Was man tun kann, beschreibt Mandler (1975) so: "But one can, by analyzing the system of forces and processes that make up the human organism, suggest how certain behaviors, feelings, and experiences might be produced" (S. 4).

Zu einer ähnlichen Schlußfolgerung kommt Schmidt-Atzert (1981) nach einer Zusammenstellung einiger ausgewählter Emotionstheorien, wenn er feststellt: "Eine befriedigende Definition von Emotionen zu finden erweist sich als außerordentlich schwierig. Der Emotionsbegriff wurde und wird auf sehr verschiedene Phänomene angewandt. Einem verbreiteten Emotionskonzept zufolge werden unter Emotionen sowohl subjektive Gefühle und physiologische Veränderungen als auch bestimmte Verhaltensreaktionen verstanden" (S. 31). Nachdem der Autor zusammenfassend feststellt, daß "Emotion eines der am schlechtesten definierten Konzepte in der Psychologie ist (S. 25), sieht er einen Ausweg aus dieser Definitionsproblematik darin, "... subjektives Erleben, physiologische und behaviorale Reaktion so lange als getrennte Phänomene aufzufassen, bis ihre Beziehung zueinander geklärt ist" (S. 31).

Mandl und Huber (1983) wiederum haben in ihrer Zusammenschau verschiedener Emotionstheorien versucht, sich dem Phänomen Emotion über das "Verhältnis Kognition und Emotion" zu nähern. Sie gehen davon aus, daß Emotion und Kognition im wechselseitigen Beziehungsverhältnis erfaßt werden müssen, wobei herausgearbeitet werden müßte, "... daß Emotion und Kognition zwei Aspekte eines Phänomens sind, nämlich des menschlichen Handelns. Modelle des menschlichen Handelns verweisen auf die Möglichkeit und Notwendigkeit, Emotion und Kognition theoretisch zu integrieren" (S. 2). Ohne auf Modelle des menschlichen Handelns explizit einzugehen, behandeln Mandl und Huber (1983) den Phänomenbereich Emotion, indem sie ihre Rolle innerhalb verschiedener Konzepte diskutieren, angefangen von grundlegenden Prozessen menschlichen Handelns (Emotion als Bedingung für kognitive Orientierung) bis zu komplexen Wechselwirkungen, die in Ansätzen zum Tragen kommen, die sich mit der Integration von Emotion und Kognition beim Handeln (z.B. Lantermann 1982; Dörner 1985) beschäftigen.

Ulich (1982) stellt den Erkenntnisgewinn bisheriger Ansätze der Emotionsforschung generell infrage. Nach seiner Ansicht lassen sich allenfalls Bestimmungsstücke oder idealtypische Merkmale von Emotionen aus bestehenden Emotionstheorien ableiten, die sich auf das "aktuelle Erleben" (S. 32) beziehen. Emotionspsychologie muß daher "vom Subjekt" aus betrieben werden (S. 227), wobei das wichtigste Fernziel der Theorieentwicklung eine "Differentielle Emotionspsychologie" ist, die uns Erklärungen und Vorhersagen darüber gestattet, warum welche Menschen mit welcher Biographie und Lerngeschichte in welchen Situationen welche Emotionen mit welcher Wirkung erleben (S. 227).

Ulich formuliert dieses Forschungsziel auf dem Hintergrund der Kritik von Emotionstheorien, die sich mit der Suche nach der "funktionellen Rolle" von Emotionen beim menschlichen Handeln beschäftigen. Er stellt fest, daß sich insbesondere gegen die Auffassungen, die " die angebliche 'Überlebensfunktion' von Emotionen, die Verankerung von Emotionen in physiologischen Prozessen, die Rolle von Emotionen bei der 'Handlungsregulation', die Signal-Funktion von Emotionen, die Zweiteilung von Emotionen in 'angenehme' und 'unangenehme' Gefühle" in den Vordergrund stellen, genügend Argumente finden lassen, um eine solche Sichtweise abzulehnen. Es gibt nahezu kein einziges Merkmal, " das sowohl notwendiges wie auch hinreichendes Kennzeichen von Emotion bzw. für das Erleben von Gefühlen exklusiv charakterisierend wäre. Aber es läßt sich eine Konfiguration oder Konstellation von Merkmalen bestimmen, die 'typisch' für Gefühle im Vergleich etwa zu 'Kognition' oder 'Motiv' ist" (S. 30).

Die Merkmale, die charakteristisch für Gefühlsregungen sind und Bewußtseinsinhalte darstellen, sind nach Ulich (1982) folgende:

Gefühlsregungen sind einzigartige und meist - auf der Grundlage von Selbstbetroffenheit - unwillkürlich entstehende, innerhalb menschlicher Beziehungen erworbene und bevorzugt über nicht-verbale Kanäle vermittelte seeliche Zustände (Inhalte eines zuständlichen, auf den eigenen Zustand bezogenen Bewußtseins), die meist mit einem erhöhten Grad von Erregung erlebt werden, in denen die Person sich eher als passiv erfährt, die dem Bewußtsein Kontinuität verleihen, und die keine primäre Funktion außerhalb ihrer selbst haben.

Bei der Zusammenstellung dieser Merkmale verweist der Autor insbesondere auf Averill (1980), Izard (1981), Mandler (1980), Rohracher (1960), sowie Zajonc (1980). Eine prägnante und gut verständliche Darstellung dieser Ansätze findet sich bei Schwarzer (1981).

Dieser kurze Überblick zum Emotionsbegriff macht deutlich, daß es weder möglich noch sinnvoll erscheint, den Begriff Emotion erschöpfend und/oder eindeutig zu definieren. Andererseits liefert die einschlägige Literatur und die Alltagserfahrung genügend Hinweise dafür, daß die Planung, Ausführung und Bewältigung von alltäglichen, schulischen oder beruflichen Anforderungen immer auch verbunden ist mit subjektiv erlebten und prinzipiell verbal mitteilbaren Zuständen, die wir im allgemeinen unter die Kategorien Gefühl oder Emotion einordnen und auf diese Weise abgrenzen von "nicht-gefühlsmäßigem" Verhalten. Wir wissen auch, daß wir uns häufig von unseren Gefühlen "leiten" lassen. Damit ist nicht gemeint, daß Emotionen den Denkprozessen vorausgehen oder die Struktur kognitiver Prozesse determinieren (vgl. dazu auch Piaget 1981), sondern daß wir wohl häufig für die Lösung alltäglicher Probleme keine Entscheidung darüber treffen könnten, welchen Weg der Problemlösung wir einschlagen sollen, wenn wir nicht Informationen zur Verfügung hätten, die uns Entscheidungskriterien auf Beurteilungs- oder Bewertungsdimensionen liefern, denen traditioneller Weise das Attribut "gefühlsmäßig" oder "emotional" zugesprochen wird (z.B. die Dimensionen gut-schlecht, angenehm-unangenehm; vgl. auch Kapitel 5)

Denn, abgesehen von geschlossenen Problemen wie zum Beispiel dem "Turm von Hanoi" (Klix 1971), gibt es für die meisten Probleme prinzipiell eine unendliche Zahl von Lösungsstrategien (man denke z.B. nur an die Probleme, die die "artificial-intelligence" Forschung mit der Analyse semantischer Netzwerke hat, wenn sie versucht, kontextabhängige "priming-Prozesse" in logisch-mathematischen Strukturmodellen abzubilden; vgl. etwa Kintsch 1982).

20. Aktivierung und Emotion

Ein Hauptgrund für das theoretische Defizit im Verhältnis von Kognition und Emotion liegt sicherlich darin daß in verschiedenen Theorien zum Verhältnis Kognition und Emotion, Emotion nicht gleich Emotion und Kognition nicht gleich Kognition ist. Wenn z.B. Zajonc (1980) behauptet, daß im Gegensatz zu den herrschenden kognitiven Theorien die Verarbeitungsvorgänge erst im Anschluß an die emotionale Einschätzung stattfinden, dann befaßt er sich ja nicht mit den "üblichen" Emotionen (etwa im Sinne von Schachter & Singer 1962) wie Freude, Ärger oder Angst, sondern lediglich mit dem Affektgehalt der ersten Informationsverarbeitungsprozesse im Verlauf einer Reizwahrnehnmung und Reizverarbeitung (Schwarzer 1981, S. 66/67). Anhand der im Kontext dieser gegensätzlichen Auffassungen geführten Kontroverse zwischen Zajonc (1980, 1984) und Lazarus (1982, 1984) läßt sich aber auch hinsichtlich des Primats von Emotion und Kognition, verdeutlichen, daß solche Gegensätze nur scheinbar existieren. Vergleicht man die von Zajonc (1980, 1984) und Lazarus (1982, 1984) vertretenden Standpunkte, so zeigt sich, daß diese sich weniger dadurch unterscheiden, daß die Bedeutung oder funktionale Rolle emotionaler Reaktionen bei der Regulation des Verhaltens unterschiedlich eingeschätzt wird. Vielmehr deutet die genauere Betrachtung daraufhin, daß

a) Zajonc im Gegensatz zu Lazarus davon ausgeht, daß es emotionale Reaktionen gibt, die auf der Grundlage eines minimalen sensorischen Inputs entstehen, welcher keine Transformation in bedeutungsvolle Information (z.B. Diskrimination von Objekteigenschaften) voraussetzt. Zajonc (1984) beschreibt diesen Sachverhalt folgendermaßen: "Lazarus (1982) says that we do not need complete stimulus information to react emotionally. There can be no disagreement about that. However, the question is not how much information the organism requires from the environment but how little work it must do on this information in order to produce an emotional reaction" (Zajonc 1984, S. 267), und daß

b) Lazarus (1982, 1984) dagegen an seiner Behauptung festhält, daß emotionalen Reaktionen immer auch eine - wenngleich auch oft nur wenig elaborierte - kognitive Einschätzung (appraisal) vorausgeht.

Hier liegt offensichtlich eine unterschiedliche Sichtweise vor, die daraus resultiert, daß zum einen wohl tatsächlich von verschiedenen Arten von Emotionen (und auch Kognitionen) die Rede ist (wir werden das gleich noch weiter ausführen). Zum anderen sind die Art und die Anzahl von Informationen, die den Individuen für ihre subjektiven Urteile zur Verfügung gestellt werden, innerhalb der Untersuchungen, die Zajonc (1980, 1984) bzw. Lazarus (1982, 1984) als Beleg für ihre Thesen heranziehen, nicht vergleichbar.

Insgesamt läßt sich also feststellen, daß offensichtlich stets ein Zusammenhang zwischen emotionalen und kognitiven Prozesse angenommen wird. Andererseits scheinen die empirischen Befunde und theoretischen Erklärungsmodelle hinsichtlich der Richtung oder des Primats des Einfusses (Kognition --→ Emotion bzw. Emotion --→ Kognition) kontrovers und wiedersprüchlich. Dies resultiert wohl nicht zuletzt daraus, daß Defintionen und Erklärungsmodelle von Emotion als auch von Kognition jeweils Anteile enthalten, die dann einfach auch für die Beschreibung und Erklärung der jeweils anderen Phänomenklasse herhalten müssen. (vgl. dazu Clark & Isen 1983; Isen 1984). Isen (1984) stellt sich deshalb nach sorgfältiger Literaturdurchsicht hinsichtlich des Problems "Emotion und Kognition" auch die Frage, ob es dann nicht notwendig und sinnvoll sei "... that affect and cognition might be viewed, even defined, in a single framework" (Isen 1984, S. 227).

Vom aktivierungstheoretischen Ansatz bietet sich ein integratives Rahmenkonzept für die Betrachtung des Verhältnisses Emotion und Kognition an. Wie bereits erwähnt (vgl. Abschnitt 1) gibt es aus neuropsychologischer Sicht keine 'kalte' Informationsverarbeitung. Wechselwirkungen zwischen emotionalen und kognitiven Prozessen treten nur mit Sekundärprozessen auf höherem Intergrationsniveau auf (vgl. Abschnitt 1; z.B. Attributionen, Zuschreibungen oder interpretative Prozesse, wie sie von Schachter & Singer 1962; Valins 1967; Weiner 1980 angenommen werden).

Organismische Vorgänge intervenieren also nicht bei emotionalen (oder aufmerksamkeitsregulierenden) Prozessen sondern sie liegen ihnen zugrunde. Gefühle haben daher ihren Ursprung auch nicht in der Wahrnehmung und Bewertung körperlicher (viszeraler und somatomotorischer) Reaktionen auf wahrgenommene Objekte oder Ereignisse (Pribram 1976, S. 69), sondern die Attribution von spezifischen Gefühlen zu Veränderungen in körperlichen Zuständen ist "direkt" abhängig von zentralen Prozessen (brain processes; Pribram 1971; Pribram & McGuinness 1975). Diese führen einerseits zu Veränderungen von Einstellungen (sets), Erwartungen und antizipierten Handlungsfolgen, und setzen andererseits die viszeralen und somatomotorischen Prozesse in Gang (Pribram 1976, S. 74).

Akzeptiert man eine solche Sichtweise, dann stellt sich die Frage auf welche Weise emotionale Prozesse Gegenstand des Erlebens werden können. Wir unterscheiden drei Wege, die zugleich auch drei unterschiedliche Arten oder Klassen von Emotionen repräsentieren:

a) direkt vermittelte emotionale Zustände
b) indirekt vermittelte, emotionale Befindlichkeiten
c) längerfristig andauernde Stimmungen.

Direkt vermittelte emotionale Zustände

Die Aktivität der Aktivierungsmechanismen (Fixe Aktion, Arousal, Orientierende Informationsverarbeitung, Anstrengung, Explorieren und Aktivation; vgl. Kap. 2) kann einerseits durch die direkte Art ihrer Wirkung auf die kortikale Informationsverarbeitung Gegenstand des Erlebens werden. In Kapitel 4 wurde bereits gezeigt, daß sich Korrespodenzen zwischen aktivierungstheoretisch begründbaren Befindlichkeiten und ihrer kognitiven Repräsentation nachweisen lassen und, daß sich emotionale Ausdrucksqualitäten (Kontrolle, Interesse, Freude) durchaus den aktivierungstheoretisch angenommenen Funktions- bzw. Steuerungseinheiten zuordnen lassen (vgl. Abb. 26). Die neuropsychologischen Basismodelle emotionaler Informations- verarbeitung und die im 5. Kapitel geschilderten Experimente lieferten weitere Belege für die Wirkung direkt vermittelter emotionaler Zustände, und zwar über die Wirkung von "tunender" ("stimmender") Information bei kognitiven Entscheidungsprozessen.

Die zeitliche Dynamik direkt vermittelter emotionaler Zustände ist dadurch gekennzeichnet, daß sie, ausgelöst durch die Wahrnehmung (perception) eines internen oder externen Reizes oder Ereignisses, einsetzen und sich entfalten. Sie sind dem Erleben zugänglich, ohne daß es einer Kontrolle durch bewußte, kognitve Interpretations- und Bewertungsprozesse bedarf. Für diese Sichtweise finden sich auch Korrespondenzen zu Befunden der Ausdrucksforschung. Nach Ekman (1984) bestehen Grenzen hinsichtlich der Dauer einer Emotion. Der Autor stellt dazu fest, daß die Mehrzahl der Studien über den Zusammenhang zwischen erlebten Emotionen und Gesichtsausdruck gezeigt haben, daß das Erleben der entsprechenden Emotion sich in einem Zeitraum von einer 1/2 Sekunde bis 4 Sekunden abspielt. Alltagssprachlich dürfte diese Art des Erlebens dem entsprechen, was als "gefühlsmäßig" bezeichnet wird.

Eine Modellvorstellung zur Integration von direkt vermittelten emotionalen und kognitiven Prozessen wird im folgenden Abschnitt 21 aus der Perspektive biokognitiver Selbstregulationstheorien ausführlicher dargestellt.

Indirekt vermittelte, emotionale Befindlichkeiten

Emotionen sind andererseits auch indirekt, d.h. durch die Wahrnehmung peripher-physiologischer Phänomene und die "Etikettierung" dieser Phänomene vermittelt bzw. gewissermaßen sekundär kognitiv repräsentiert. Verschiedene Befunde (vgl. Abschnitt 13) deuten daraufhin, daß hierfür in der Regel bestimmte Effektoren des sympathischen Systems in Frage kommen.

Indirekt vermittelte, emotionale Befindlichkeiten stellen durch Kognitionen induzierte handlungsvorbereitende bzw. -begleitende emotionale Zustände und entsprechend bewertete psychophysiologische Reaktionen dar, die solange andauern, wie ein spezifischer Zustand einer gegebenen Person-Umwelt-Transaktion andauert (vgl. Lazarus & Launier, 1978; Folkman & Lazarus, im Druck). Ihr Charakteristikum besteht darin, daß ihre Intensität und Qualität als eine Funktion der Verarbeitung von Informationen betrachtet werden kann, die sowohl antizipierte als auch eingetretende Handlungen betreffen, sowie die Interpretation und Bewertung peripher-physiologischer Erregungen. Ihre Intensität dürfte vor allem davon abhängen, in welchem Ausmaß peripher-physiologische Vorgänge in den Focus der "bewußten" Aufmerksamkeit treten (vgl. dazu Pennebaker 1982; Shields 1984). Sie enthalten also jene Prozesse, die in der Tradition von Schachter & Singer (1962) als konstituierende Determinanten von emotionalem Verhalten angesehen werden.

Dieser Art Repräsentation dürfte die umgangssprachliche Bezeichnung "affektiv" oder "emotional" entsprechen.
Indirekt vermittelte emotionale Befindlichkeiten sind Gegenstand von Emotionstheorien in der Tradition von Schachter & Singer (Schachter & Singer 1962; Grabitz & Gniech 1978; Reisenzein 1983); des kognitiv-phänomenologischen Ansatzes der Lazarus-Gruppe (Lazarus, Averill & Opton 1970; Lazarus, Kanner & Folkman 1980; Lazarus, Coyne & Folkman 1982) handlungspsychologischer Ansätze zur Integration von Emotionen und

Kognitionen in Handlungen (Mandler 1975; Mandler 1980; Lantermann 1980, 1981, 1982; Dörner 1985), sowie auch des "generellen Models der Verhaltensregulation" von Carver & Scheier (Carver & Scheier 1981, 1982a,b, 1983; Scheier & Carver 1982).

Längerfristig andauernde Stimmungen

Stimmungen (feeling states or moods) werden ausgelöst durch angenehme oder unangenehme Erlebnisse - angenehme Musik, Lärm, schöne Landschaften, positive oder negative Ereignisse wie z.B. ein Lotteriegewinn bzw. der Verlust eines wertvollen Gegenstandes - oder durch Abruf von positiven oder negativen Erlebnissen aus dem Gedächtnis (vgl. Bower & Cohen 1982; Clark & Isen 1982; Isen 1984). In vielen Fällen resultieren Stimmungen nicht aus Episoden, in denen Emotionen von hoher Intensität erlebt wurden, sondern sie treten relativ häufig während des Tages auf, oft ohne daß den sie auslösenden Ereignissen bzw. ihnen selbst größere Aufmerksamkeit geschenkt wird. Sie unterscheiden sich von den anderen Emotionsarten dadurch, daß sie a) häufig nur eine geringe Intensität aufweisen und b) nicht auf spezifische Objekte, Handlungen oder Handlungskonsequenzen gerichtet sind (Isen 1984). Sie beziehen sich vielmehr auf globale, generelle affektive Zustände mit großer Wirkungsbreite (pervasiveness), die Einfluß auf "nicht-affektbezogene Ereignisse" (Isen 1984, S. 185) ausüben, und sie bilden ein über längere Zeit andauerndes, relativ stabiles Bezugssystem für alle informationsverarbeitenden Prozesse.

Längerfristig andauernde Stimmungen sind Gegenstand theoretischer Konzepte, die sich mit dem Zusammenhang von positiven und negativen Stimmungen (mood) und Gedächtnisprozessen (z.B. Wahrnehmung, Verarbeitung und Wiedergabe von positiven bzw. negativen Ereignissen in Abhängigkeit von ebensolchen Stimmungen) beschäftigen (Bower 1981; Bower & Cohen 1982; Mackay 1980; Isen 1984), sowie den daraus folgenden Verhaltenskonsequenzen.

Die hier vorgeschlagene Differenzierung von Emotionen nach emotionalen Zuständen, Befindlichkeiten und Stimmungen bedeutet allerdings nicht, daß die damit verbundenen Phänomene und Prozesse in der Realität leicht zu trennen sind. Bei dem System Mensch haben wir es immer mit einem komlexen Funktionssystem zu tun, indem mit rekursiven und schnellen Zyklen zwischen informationsaufnehmenden, -verarbeitenden und -generierenden, sowie handlungsvorbereitenden, -begleitenden und -nachbereitenden Prozessen zu rechnen ist (vgl. z.B. Schulz & Schönpflug 1982; Schönpflug 1979,1983), wie Z.B. der emotionalen Repräsentation von Reizmerkmalen oder Ereignissen (emotional representation; Leventhal 1979, 1980, 1984) bzw. der Aktivierung von "stimulus propositions" und "response propositions" (Lang 1979a,b, 1980); Einschätzungen von Bewältigungsfähigkeiten (Lazarus 1966; Lazarus & Launier 1978; Scherer 1982, 1984); Rückmeldungen über autonome Erregungsprozesse (Schachter & Singer 1962) und Rückmeldungen über Handlungsfolgen (vgl. Schulz 1980, 1982; Dörner 1985).

Die drei genannten differenzierenden Charakteristika von Emotionen lassen sich noch erweitern, wenn man einige Aspekte hinzuzieht, die in jüngster Zeit in der Copingforschung in den Vordergrund gerückt sind.

Wenn wir von qualitativ und quantitativ unterschiedlichen Arten von internen und/oder externen Informationen, die an der Enstehung von emotionalen Zuständen, Befindlichkeiten und Stimmungen beteiligt sind, sprechen, dann beinhaltet dies drei gesonderte Aspekte, die in Wechselbeziehungen zueinander stehen:

a) qualitative Informationsaggregation;
b) kummulative Informationsaggreagation; und
c) zeitliche Informationsaggregation.

Der qualitative Aspekt bezieht sich zum einen auf die unterschiedlichen, an der Generierung emotionaler Reaktionen beteiligten Informationsquellen (Person, Aufgabe, Umwelt) und zum anderen auf unterschiedliche Muster emotionaler Zustände und Befindlichkeiten, die in Abhängigkeit von den jeweiligen Anforderungen im Zeitverlauf variieren. Emotionen, die die Herausforderungs- oder Bedrohungskomponente einer Streßsituation betreffen, dominieren z.B. in der Vorbereitungsphase einer Leistungssituation; solche, die mit Schaden/Verlust oder Erfolg/Zuversicht assoziiert sind, dagegen in der Bewertungsphase einer Leistungssituation (vgl. Lazarus, Kanner & Folkman 1980; Lazarus, Coyne & Folkman 1982; Folkman & Lazarus 1985). Forschungsmethodisch sind desweiteren die Art der verwendeten Messinstrumente bzw. die mit ihrer Erfassung assoziierten psychologischen Konstrukte von Bedeutung. Zustandsangst Skalen (z.B. der STAI von Laux et al. 1981) sind beispielsweise verbunden mit einem höheren und qualitativ anderen Grad der Informationsaggregation als Skalen zur Messung von Aktivierungszuständen (z.B. Thayer 1967).

Der kummulative Aspekt bezieht sich auf die Häufigkeit des Auftretens emotionaler Reaktionen ähnlicher Qualität und ähnlicher oder variierender Intensität innerhalb einer spezifischen Person-Aufgaben-Umwelt Konstellation.

Die zeitliche Aggregation von Informationen ist gekennzeichnet durch die Methode der "Summenbildung", d.h. aus Meßwerten über drei oder mehr Meßzeitpunkte wird ein mittlerer Wert gebildet. Derartige Summenscores bilden nach Epstein u.a. (Epstein 1979, 1980, 1983, 1984; Laux & Vossel 1982; Zuckerman 1976) geeignetere Schätzungen für Befindenszustände als Einzelmessungen.

Die Berücksichtigung dieser unterschiedlichen Arten oder Ebenen der Informationsaggregation setzt allerdings eine Forschungsmethodik voraus, die durch den Begriff der prozeß-orientierten Mehrebenenanlyse charakterisiert ist. Prozeßanalysen sind dabei gekennzeichnet durch möglichst kontinuierliche Mehrfacherhebungen, die den zeitlichen Verlauf der zu untersuchenden Variablen anzeigen (vgl. Schönpflug 1979, 1983; Schulz 1982; Schulz & Schönpflug 1982; Bösel, Otto & Wieland 1985; Wieland-Eckelmann 1986). Verläufe werden (zumindest gilt dies für Daten auf hohem Niveau der Informationsaggregation) bereits durch geeignete Auswahl von drei Meßpunkten erkennbar. Für genauere Analysen (insbesondere für Daten auf niedrigem Niveau der Informationsaggregation) sollte diese Zahl um den Faktor 10 erhöht werden (vgl. dazu Epstein 1979, 1981). Mit Mehrebenenanalyse ist die gleichzeitige Erfassung und Beschreibung eines Verhaltensbereiches auf verschiedenen Meßebenen (Physiologie, Self-Report, Verhalten/Handlung) gemeint.

Läßt man sich auf die theoretische Unterscheidung von drei derartigen Klassen von Emotionen ein, so stellt sich vor allem für die erste Art die Frage nach der spezifischen Funktionsweise des Wirkgefüges, das sich von den kognitiv-affektiven Wechselwirkungen der zweiten Art doch erheblich unterscheiden müsste (vgl. dazu auch Isen, 1984). Im folgenden Abschnitt werden die spezifischen Mechanismen dieses Wirkgefüges aus der Perspektive biokognitiver Selbstregulationstheorien näher beschrieben. Das sich daran anschließende Kapitel 7 gibt Auskunft über Entstehungsweisen und Mechanismen von indirekt vermittelten emotionalen Befindlichkeiten am Beispiel von Befunden der Interozeptionsforschung.

21. Die Emotionstheorie von H. Leventhal

Nach Leventhal (1979, 1980, 1982) besteht das wesentliche Problem für eine Psychologie der Emotionen darin, jenen Mechanismus aufzudecken, der für die Generierung von Gefühlen (feelings) verantwortlich ist. Die entsprechenden Modellvorstellungen sollten dabei so umfassend sein, daß sie (a) eine integrative Betrachtung von subjektiv-verbalen, expressiven (Ausdrucksverhalten) und psychophysiologischen Komponenten von Emotionen ermöglichen, und (b) eine Einordnung empirischer Befunde, die sich mit Auswirkungen von Attributionen, Kognitionen und Handlungen bzw. Handlungsfolgen auf emotionales Verhalten und Erleben befassen.

Im Gegensatz zu bisher berichteten Aufassungen (vgl. Abschnitt 20) postuliert Leventhal für die Entstehung von Emotionen einen Mechanismus, der teilweise unabhängig von den Mechanismen der visuellen, auditiven und kinästhetischen Wahrnehmung ist. Die kognitive Repräsentation oder das Erleben einer Emotion (focal awareness; vgl. Abb. 6, Leventhal 1979, S. 17) ist das Produkt der Wechselwirkungen zwischen emotions- oder affektgenerierenden Prozessen und der kognitiven Repräsentation objektiver Stimulusmerkmale. Der Nachweis derartiger Wechselwirkungs- bzw. Integrationsprozesse läßt sich dabei nach Leventhal auf der Verhaltensebene insbesondere anhand der Interaktion von spontanem, unvermitteltem und willentlich generiertem, emotionsbezogenem Ausdrucksverhalten führen.

Leventhal postuliert ein in mehrere Stadien gegliedertes, hierarchisch organisiertes System, welches den Prozeß der Entstehung von Gefühlen (emotional experience) auf der Grundlage von informationsverarbeitenden Prozessen beschreibt. Als vermittelnde Glieder zwischen Stimulussituation und Verhaltensantwort postuliert Leventhal zwei Phasen von informationsgenerierenden Prozessen.

Die erste Phase (perceptual-motor stage) umfaßt zwei parallel ablaufende Verarbeitungsmechanismen. Der eine dient der (objektiven) Rezeption und Kodierung oder Interpretation des Stimulusmaterials (kognitive Repräsentation); der andere beinhaltet die emotionsgenerierenden Mechanismen (s.u.), die zur emotionalen Repräsentation der Stimulussituation führen.

In der zweiten Phase (planning-action stage) werden auf der Grundlage emotional und kognitiv (objektiv) repräsentierter Stimulusinformationen, die den Output der ersten Phase bilden, Handlungspläne (aufgrund von Planungs- und Entscheidungsprozesse) generiert, die schließlich zur Ausführung bestimmter Reaktionen führen.

Die Rückmeldung des Handlungsergebnisses und seiner Folgen schließlich, führt über die erfahrungsabhängige Herausbildung von Kriterien zur Bewertung der eingesetzten Bewältigungsmaßnahmen zur Neubewertung der Situation. Leventhal bezeichnet diese Phase als "appraisal stage" (vgl. dazu Abb. 38).

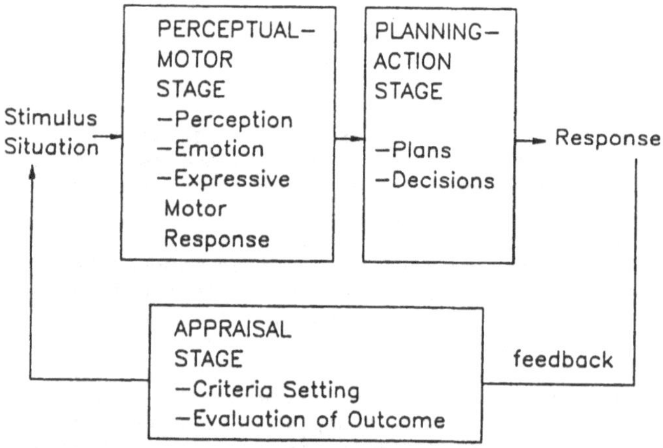

Abb. 38: Die Emotionstheorie von Leventhal. Vereinfachte Darstellung der Modellvorstellungen zur sukzessiven Verarbeitung emotionsbezogener Informationen (nach Leventhal 1984).

Dieses, in drei Phasen gegliederte System "...is recursive and fast acting. It rapidly cycles through representation, coping and appraisal, and each of the two latter stages can influence both the problem and emotion aspect of the representation" (Leventhal 1984, S. 274).

Primär für die Entstehung von Gefühlen (emotional experience) ist nach Leventhal die erste Phase, die sich in drei simultan aktive, hierarchisch organisierte Verarbeitungs- und Regulationsebenen gliedert (vgl. Abb. 39). Sie soll im folgenden genauer beschrieben werden.

Die expressiv-motorische Ebene (expressive-motor level) dient der Generierung eines "... basic set of subjective feelings and expressive reactions that make up the primary basic palette of our emotional vocabulary" (S. 128). Die Tätigkeit dieses Mechanismus, den Leventhal auf mimisches Verhalten beschränkt, läßt sich nachweisen über (a) strukturelle und physiologische Informationen bezüglich des den Gesichtsausdruck steuernden Systems (vgl. auch Ekman, Friesen & Ellsworth 1972); (b) empirische Daten von subjektiven Beurteilungen des Gesichtsausdrucks (vgl. Ekman, Friesen & Tomkins 1971) und (c) entwicklungspsychologische

Betrachtungen, die sich mit der Ontogenese des Ausdrucksverhaltens und seiner Beurteilung beschäftigen (vgl. auch Scherer & Ekman 1984).

Die zweite, die schematische Ebene, ist charakterisiert durch schematische oder perzeptuell-motorische Gedächtnisstrukturen. Diese enthalten gespeicherte emotionale Repräsentationen von Stimulussituationen, die ursprünglich eine bestimmte Emotion (emotional experience) hervorgerufen haben, sowie "... a record of the emotional experience itself, which is a motor memory of expressive and automatic reactions" (Leventhal 1984, S. 275). Desweiteren enthalten sie Musterinformationen über instrumentelle, motorische Reaktionen, die mit früheren emotionalen Vorstellungsbildern und expressiven und autonomen Reaktionen gekoppelt sind.

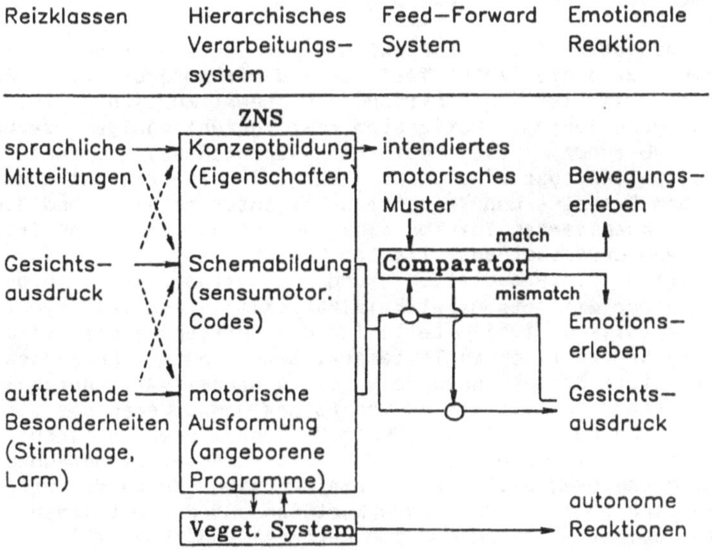

Abb. 39: Modell des hierarchischen Verarbeitungssystems für die Herausbildung emotionaler Reaktionen durch Wirken eines "Feed Forward Systems" (nach Leventhal 1984).

Die Existenz solcher emotionaler Schemata im Sinne von stimulus- und response-bezogenen Gedächtnisinhalten läßt sich nach Leventhal aus Studien zur Schmerzforschung ableiten (Leventhal & Everhart 1979) und insbesondere anhand des Auftretens von Phantomschmerzen belegen (Leventhal 1982, S. 132). Ihre Aktivierung erfolgt automatisch, ohne Anstrengung und läßt sich vergleichen mit jenen Prozessen, die in der Wahrnehmungs- und Aufmerksamkeitsforschung als "automatisch", "vorbewußt" (preattentive) oder "unbewußt" bezeichnet werden (z.B. Posner 1973; Broadbent 1977).

Schließlich postuliert Leventhal als drittes System ein konzeptuelles oder abstraktes Gedächtnis, welches "... a set of rules derived from social learning (direct instruction or observation) and self-observation" enthält (S. 134) und sich in zwei Komponenten gliedert: eine verbale Komponente und eine Handlungskomponente. Die verbale Komponente dient der Integration von Informationen und Wissenstatbeständen, die wir über Ursachen von typischen, Gefühle auslösende Situationen gespeichert haben und gleichzeitg ablaufenden internalen Vorgängen und antizipierten Folgeerwartungen. Die zweite Komponente enthält nichtverbale Kodes für die Wiedererkennung und willentliche Generierung von Gefühlen. Leventhal (1979) faßt die Funktion dieses Systems wie folgt zusammen: "As a flexible system, it is useful for reasoning, has high control over verbal output (a flexible response form), and is of great significance in the analysis of concrete experience, i.e., in drawing causal attributions, anticipating future outcomes, and directing attention to one or another specific concrete experience or memory-it is a flexible retrieval mechanism. Thus , the abstract conceptual system is a repository of memories and operations about feelings-about how I felt and what made me feel that way" (S. 35).

Theoretisch bedeutsam ist im Kontext unserer Betrachtungen nun insbesondere ein von Leventhal postulierter feed-forward Mechanismus (vgl. Abb. 39) im Zusammenhang mit der Interaktion von unwillkürlich, spontanen und willentlich generiertem emotionalem oder gefühlsmäßigem Verhalten. Die empirischen Befunde, die Leventhal veranlaßten, diesen Mechanismus anzunehmen, weisen daraufhin, daß für die Generierung und Kontrolle gefühlsmäßigen Erlebens und Verhaltens die Interpretation und Bewertung der kognitiv repräsentierten Informationen von großer Bedeutung ist, die den Output der von Leventhal postulierten Verarbeitungsphasen (s.o.) bilden. Die kognitive Interpretation und Bewertung von propriozeptiven Rückmeldungen der Gesichtsmuskelaktivität (Mimik-Feedback Hypothese; vgl. Tomkins 1962; Izard 1981) stellt für die Entstehung oder Veränderung von Gefühlen dagegen nur einen Teilaspekt des gesamten Prozesses dar. Zum anderen unterstützen diese Befunde unsere Annahme (vgl. Abschnitt 20) daß es keine "kalten" Kognitionen im von Zajonc und anderen postulierten Sinne gibt (vgl. Zajonc 1980). "Kalte" Kognitionen stellen allenfalls Informationsverarbeitungsprozesse dar, die (auf der Ebene von preattentive processing, nach Leventhal) charakterisiert sind durch die Übereinstimmung von willentlich generierten Ausdrucksplänen und dem mit ihnen verbundenen motorischen Output (intended motor pattern) und automatisch generierten motorischen Ausdrucksprogrammen (automatic expressive motor output; vgl. Abb. 39). Die Entstehung von "heißen" Kognitionen bzw. gefühlsmäßigen Komponenten des Erlebens und Verhaltens läßt sich im Gegensatz dazu aufgrund des in Abbildung 39 dargestellten feed-forward Mechanismus, erklären: und zwar aus Diskrepanzen zwischen spontanen Ausdrucksprogrammen und willentlich oder intentional generierten Ausdrucksplänen: "... we can derive the hypothesis that emotion is likely to be experienced when there is a breakdown in the synchronization of automatic and volitional action" (Leventhal 1979, S. 39).

Als empirische Belege für die Interaktion zwischen konzeptuellen oder willentlich gesteuerten Prozessen einerseits und schematischen und sensomotorischen Prozessen andererseits werden von Leventhal (1979, 1980, 1982) die Studien angeführt, die sich mit der Schmerzkontrolle und den sensorischen und emotionalen Komponenten der Schmerzverarbeitung sowie - als Gegensatz dazu - mit dem Verhalten in lustigen, humorvollen Situationen befassen. Die Mehrzahl der zuletzt genannten Studien war dabei so angelegt, daß die Wirkung des willentlichen Versuchs der Steigerung bzw. Unterdrückung emotionalen (mimischen) Verhaltens hinsichtlich seines, das emotionale Erleben reduzierenden bzw. steigernden Effektes untersucht wurde. Als Fazit dieser Untersuchungen läßt sich festhalten, daß die Versuchspersonen ihre affektiven Reaktionen (auf Schmerzreize bzw. humorvolle Stimuli) umso besser kontrollieren konnten, je größer die Übereinstimmung (match) zwischen willentlich generierten Ausdrucksplänen und spontanen Ausdrucksprogrammen war.

Nach den Vorstellungen Leventhals (1979, 1980, 1984) werden also im Laufe der häufigeren Konfrontation mit demselben oder ähnlichen Stimulusmaterial komplexere perzeptuell-motorische Kodes oder Gedächtnisstrukturen und propositionale, relativ abstrakte Schemata oder Skripts (konzeptuelle Schemata) gebildet. Aktuelle emotionale Zustände basieren auf der Tätigkeit dieser Systeme und dem Output des expressiv-motorischen Systems.

Liegt ein "match" (vgl. Abb. 39) zwischen der konzeptuellen und der schematischen Ebene vor, so besteht die korrespondierende Erlebnisart primär in einem "Bewegungsgefühl" ("experience of movement"), welches Leventhal (1984, S. 284) ausdrücklich von einem "emotionalen Erlebnis" ("emotional experience") abgrenzt.

Diese Differenzierung weist dabei auch auf Korrespondenzen zu den in Abschnitt 13 beschriebenen Aktivierungsdimensionen auf. So dürfte ein "Bewegungsgefühl" erlebnismäßig eher durch die Pole "aktiv", "leicht" und "gut" der dort beschriebenen Aktivierungsdimensionen repräsentiert sein (vgl. dort Abb. 28), während ein "emotionales Erlebnis", welches aus einem "mismatch" (vgl. Abb. 39) resultiert, eher mit emotionale Zuständen assoziert sein dürfte, die ihre Entsprechung an den jeweils entgegengesetzten Polen - "passiv", "schwer" und "schlecht" - finden.

Obwohl Leventhal seine Modellvorstellungen mittels der von ihm durchgeführten und zitierten Untersuchungen zum Ausdrucksverhalten und zur Schmerzverarbeitung belegen kann, fehlen präzisere Angaben über die Struktur dessen, was er als konzeptuelles Verarbeitungssystem beschreibt, sowie über jene Prozesse, die die Ausführungs- oder Outputkomponente der emotionalen Reaktion auf verbaler und insbesondere peripher-physiologischer Ebene betreffen. Ein theoretisches Konzept, welches diese - für eine Theorie der Emotionen u.E. notwendigen - Aspekte genauer beschreibt, stellt die Theorie "Emotionaler Vorstellungsbilder" (emotional imagery) von Lang (vgl. Lang 1979a,b, Lang et al. 1980) dar. Im folgenden Abschnitt wird dieses Konzept ausführlicher dargestellt.

22. Die Theorie emotionaler Vorstellungsbilder von P.J. Lang

Die Zielsetzung diese Forschungsansatzes besteht darin, zu klären, wie innere (insbesondere emotionale) Vorstellungen oder Bilder, die ein Organismus über sich und seine Umwelt gesammelt hat, das Verhalten steuern. Der Begriff des Bildes (image), wie er bereits in Abschnitt 14 verwendet wurde, bezeichnet in zahlreichen kognitiven und informationstheoretischen Ansätzen eine hypothetische kognitive Struktur, die die Grundlage für informationsaufnehmende und -verarbeitende Prozesse bildet (vgl. z.B. die synoymen Begriffe wie sets und expectancies, Snyder 1979; Taylor & Crocker 1981; schemata, Leventhal 1979, 1980, 1982; scripts, Schank & Albelson 1977, Anderson & Bower 1973; epistemische Struktur, Dörner 1976).

Die Theorie emotionaler Vorstellungsbilder von Lang basiert auf der Grundlage solcher informationstheoretischer Konzepte, sowie auf psychophysiologischen Studien über die Funktion von Gedächtnisbildern (memory image). Ähnlich wie Leventhal (s. Abschnitt 21) geht Lang von einer match-mismatch-Hypothese aus, wenn er feststellt:" Under opitmal conditions of instructional control over behavior, the content of the imagery script should be identical with the content of the evoked image in the brain" (Lang et al. 1980, S. 180). Der Begriff "instructional control" weist dabei daraufhin, daß der Einfluß verbaler Instruktionen auf die Konstruktion emotionaler Vorstellungsbilder und die damit verbundenen verbalen und peripher-physiologischen emotionsbezogenen Reaktionen den Gegenstand der Untersuchungen bildet.

Im folgenden ist kurz zu beschreiben, was unter einem Bild (image) zu verstehen ist und nach welchen Kriterien Lang ein Bild von einem "emotionalen Vorstellungsbild" unterscheidet. Ein im Gedächtnis repräsentiertes Bild über einen Realitätsbereich stellt ein funktional organisiertes, endliches oder begrenztes Set bzw. Netzwerk von Propositionen dar. Propositionen, sind die Einheiten oder Scripts von im Gedächtnis gespeicherten Informationen (Lang 1979, S. 499). Sie können als logische Relationen zwischen Konzepten definiert werden. Ein Konzept ist wiederum ein Ausschnitt aus einem Realitätsbereich, der sich vereinfacht ausgedrückt, mit einem Begriff (z.B. Mary, Buch) kennzeichnen läßt. Allerdings muß zwischen dem Wort "Buch" und dem Gedächtnisbild "Buch" unterschieden werden. Letzteres beinhaltet bereits "... an internally constructed perceptual description" (Lang 1979, S. 500). Dementsprechend stellen die Relationen zwischen Konzepten, die sog. Propositionen, nicht nur ein semantisches Netzwerk dar (vgl. dazu Kintsch 1982). Sie sind "... a unit of the brain's information system" (Lang et al. 1980, S. 180). Der Autor geht nun weiterhin davon aus, daß man im Gedächtnisbild eines Realitätsbereichs zwei propositionale Teilbereiche unterscheiden kann: einen sensorischen Teil oder "stimulus propositions" und einen motorischen Teil oder "response propositions". "Stimulus propositions" enthalten Informationen über Dinge (z.B. das Buch ist grün) oder Vorgänge (z.B. auf den Blitz folgt der Donner), die in dem jeweiligen Realitätsbereich als Sachverhalte auftreten können. "Response propositions" enthalten neben Informationen über sensorische Anpassungsprozesse (z.B. Anpassung des Auges an die Dunkelheit), auch perzeptuell-motorische (Handlungs-) Programme (z.B. Zum Lesen schlage ich das Buch auf).

Ein "emotionales Vorstellungsbild" über einen Realitätsbereich stellt nun ein funktional organisiertes, begrenztes Bild von miteinander verknüpften Stimulus- und Response- Propositionen dar, d.h. "... a logical program of information, like those which provide a meaningful integration of stimulus input, but also organizing efferent information (somatic and visceral), and thus having the functional properties of a perceptual-motor set" (Lang et al. 1980, S. 180).

Operationalisieren lassen sich die Produkte dieser emotionalen Informationsverarbeitungsprozesse zum einen mittels verbaler Beschreibungen (Self-Report), und zum anderen mittels beobachtbarer motorischer Verhaltensakte (z.B. Vermeidung, Angriff, Performanz) und schließlich mittels viszeraler und somatomotorischer Reaktionsmuster.

Experimentell lassen sich die von Lang postulierten Modellvorstellungen überprüfen, indem die für das System relevanten Inputvariablen (stimulus und response propositions) systematisch variiert werden und zu den Outputvariablen des Systems (Indikatoren der modifizierten Struktur des Vorstellungsbildes und viszeral-somatomotorische Reaktionsmuster) in Beziehung gesetzt werden (vgl. Abb. 40).

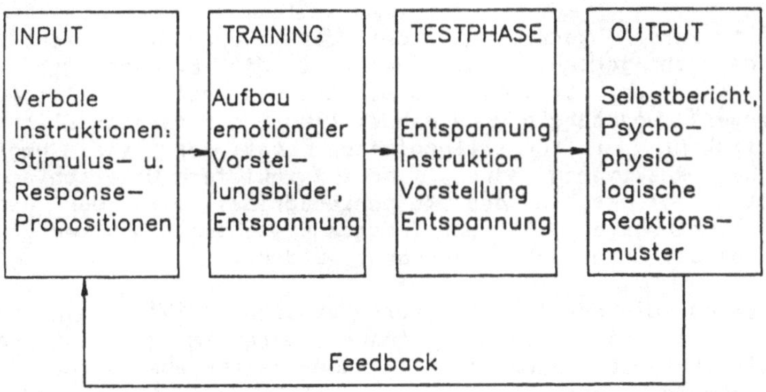

Abb. 40: Untersuchungsrationale zur Analyse emotionaler Vorstellungsbilder (nach Lang 1979).

In einem ersten Experiment, indem eine Versuchsgruppe mit stimulusbezogenem Training (verbale Instruktionen, die nur Stimulusinformationen enthielten) mit einer response-bezogenen Gruppe verglichen wurde, konnte Lang (1979a) zeigen, daß nur response-bezogenes Training (Situationsbeschreibung plus Verhaltensbeschreibung) zu Unterschieden im Self-Report, im Herzratenniveau, der Muskelaktivität und der Atmung führten, wenn die Vpn sich die vorgelesenen Szenen vorstellen sollten (vgl. Abb. 41). Man kann darin eine Bestätigung der Hypothese sehen, daß erhöhte efferente Aktivität nur mit emotionalen Vorstellungsbildern verbunden ist, die auch response-bezogene Informationen enthalten.

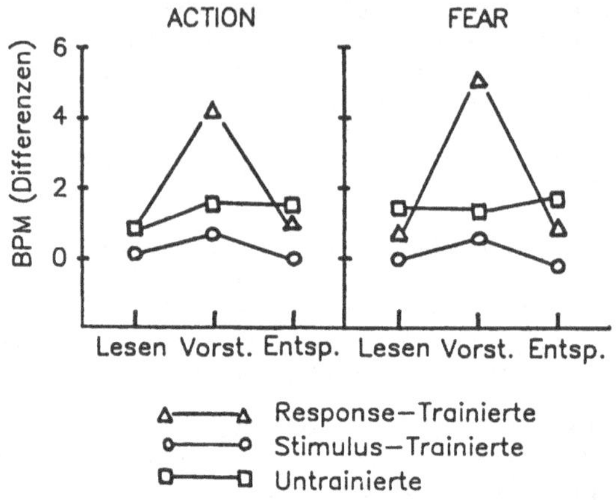

Abb. 41: Herzratenveränderungen (Differenz zum Ruhewert) für Action- und Fear-Scripts, getrennt nach Response- und Stimulus-trainierten Personen und für die untrainierte Gruppe (nach Lang 1979).

Nicht geklärt werden konnte mit der dort verwandten experimentellen Anordnung dagegen jedoch: (a) inwieweit die Effekte der verbalen Infomationen (der sog. Skripte) und der Art des Trainings (stimulus- vs. response-bezogen) unabhängig voneinander sind und unterschiedliche Effekte auf die Struktur der Vorstellungsbilder und der sie begleitenden physiologischen Reaktionen haben, und (b) inwiefern Unterschiede in den propositionalen Strukturen der Response-Scripts mit den speziellen (neutralen, handlungsbezogenen und furchtauslösenden) Inhalten konfundiert sind, die in dieser Untersuchung verwandt wurden.

Zur Ueberprüfung dieser Aspekte wurde von Lang (1979) ein Experiment durchgeführt, das im folgenden insbesondere im Hinblick auf die experimentelle Unterschungsmethodik genauer beschrieben werden soll. Es wurden vier Gruppen untersucht, die in Tabelle 8 dargestellt sind.

Die Skripts enthielten stimulus- bzw. response-bezogene Beschreibungen von je drei neutralen (z.B. Sitzen im Wohnzimmer), handlungsbezogenen (z.B. Fahrrad fahren) und furchtauslösenden (z.B. Schlange im Wasser) Szenen. In mehreren Sitzungen, die jeweils aus drei Phasen bestanden (Entspannung, Vorlesen des Skripts, Aufforderung sich die Szenen so lebhaft wie möglich vorzustellen, Entspannung) wurden die Versuchspersonen trainiert. Sie erhielten entweder stimulus- oder response-bezogenes Training; letzteres wurde durch Verstärkung von response-bezogenen Beschreibungen realisiert, die die Versuchspersonen abgeben mußten, nachdem ihnen das jeweilge Skript vorgelesen worden war. In der Response-Gruppe wurden die Vpn z.B. ermuntert, die in den Skripts beschriebenen körperlichen Reaktionen zu elaborieren. Anschließend folgte die Testsitzung, in der die physiologischen Variablen (Herzrate, Muskelaktivität und Atmung) und Self-Report Daten (emotionale Erregung, Lebhaftigkeit der Vorstellung) erhoben wurden.

Tab. 8: Designplan des Experiments von Lang (1979).

		Training	
		stimulus-bezogen	response- und stimulus-bezogen
Skriptinhalt (d.h. Instruktion)	stimulus-bezogen	n = 16	n = 16
	stimulus- und response-bezogen	n = 16	n = 16

Die Ergebnisse für die Verläufe der Herzrate in Abbildung 42 machen deutlich, daß die Ergebnisse des ersten Experimentes teilweise repliziert werden konnten.

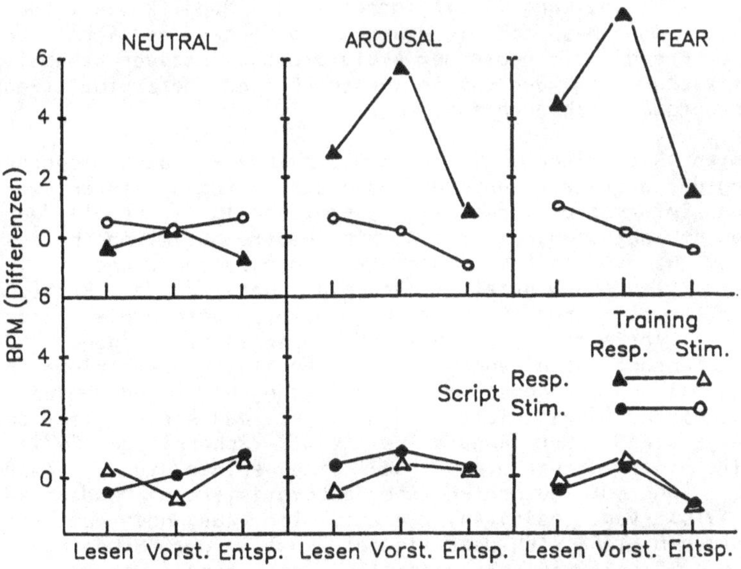

Abb. 42: Herzratenveränderungen (Differenz zum Ruhewert) für alle Vorstellungsgruppen und Szeneninhalte (nach Lang 1979).

Versuchspersonen der Response-Skript-Response-Trainingsgruppe zeigten einen signifikanten Anstieg der physiologischen Aktivität in der Vorstellungsphase, während sich für die übrigen Gruppen keine wesentlichen Veränderungen ergaben. Die Herzrateneffekte zeigten sich bei Furcht- und Handlungsskripten gegenüber der Neutralbedingung. Bei Handlungsskripts werden stärkere Muskelaktivitäten gefunden als bei Furchtskripts. Response-bezogene Skripts plus response-bezogenes Training haben die stärksten Effekte auf die physiologischen Reaktionen.

Welche Schlußfolgerungen lassen sich nun aus den berichteten theoretischen Annahmen, sowie den empirischen Befunden ziehen? Zunächst sehen wir in der von Lang vorgelegten theoretischen Konzeption einen weiteren Beleg dafür, daß die Arousal-Feedback Hypothese, wie sie z.B. von Schachter u.a. (vgl. Schachter & Singer 1962, sowie die detaillierte Zusammenschau bei Reisenzein 1983) vertreten wird, nur einen Teilaspekt des Entstehungsprozesses von Emotionen darstellt. Die Rückmeldung peripher-physiologischer Prozesse kann zwar (insbesondere bei hoher Erregungsintensität) eine hinreichende Bedingung für emotionales Erleben darstellen, sie ist aber nicht notwendig. Weiterhin unterstützen diese Ergebnisse die von Leventhal (1979, 1980, 1982, 1984) aufgestellte Hypothese des für die Entstehung und Intensität von Emotionen bedeutsamen Feed-Forward Mechanismus, der in dem Modell von Lang zusätzlich in seiner Funktion hinsichtlich der Kontrolle und Veränderung peripher-physiologischer Größen zur Geltung kommt.

Ein weiterer, für die Emotionsforschung u.E. wesentlicher Aspekt in den von Leventhal (1979) und Lang (1979) dargestellten Modellkonzeptionen bezieht sich auf die Annahme, daß die Wahrnehmung eines emotional bedeutsamen Reizes oder Ereignisses neben der Aktivierung kognitiver Schemata auch mit einer Aktivierung im Gedächtnis gespeicherter perzeptuelll-motorischer Handlungsprogramme verbunden ist.

In bekannten Situationen, in denen gut gelernte Handlungsprogramme zur Bewältigung der gestellten Anforderungen zur Verfügung stehen, werden diese emotionalen Informationsversarbeitungsprozesse in der Regel "automatisch" oder "unbewußt" ablaufen. Liegt z.B. eine Uebereinstimmung (match) zwischen intendiertem Handlungsschema (oder Problemlöseschema) und den durch das vorliegende Stimulusmaterial (oder die vorliegende Problemstruktur) aktivierten, motorischen Responsemustern vor, werden die entsprechenden Handlungen scheinbar "emotionslos" ausgeführt, d.h. die die Handlungsausführung begleitenden (direkt vermittelten) emotionalen Zustände (und peripher-physiologischen Veränderungen) sind nicht bewußt repräsentiert; zumindest nicht in dem Sinne, daß sie als Teil der Person selbst Gegenstand der Regulation (vgl. Schönpflug 1979) werden. Andererseits ist zu vermuten, daß eine erfolgreiche, barrierefreie Ausführung von gut gelernten und automatisierten Handlungsprogrammen (Dörner 1976) von positiven, emotionalen Zuständen begleitet ist. Veranschaulichen läßt sich dies mit der "Lust an der Bewegung", die mit sportlichen Tätigkeiten einhergeht, wenn eine Uebung (z.B. ein Handstandüberschlag) mühelos gelingt.

Diese Art von emotionalen Zuständen sind zwar einerseits kognitiv repräsentiert und damit über den Selbstbericht prinzipiell meßbar; und sie dürften wohl auch die Ausführungskomponenten von Handlungen beeinflussen (z.B. die Flüssigkeit von Bewegungen). Ihr Einfluß auf die regulativen Komponenten des Handelns (vgl. dazu Miller, Galanter & Pribram 1973; Hacker 1978) wird dagegen nicht bedeutsam sein. Sie stellen daher emotionale Zustände dar, die primär erlebnis- oder befindensrelevant sind und daher von solchen unterschieden werden können, die als verhaltensrelevant bezeichnet werden können.

Verhaltensrelevant ist der Output direkt vermittelter emotionaler Zustände nur dann, wenn ein "mismatch" (s.o.) zwischen dem intendierten Handlungsschema und unwillkürlich - auf der Grundlage emotionaler Vorstellungsbilder - generierten handlungsvorbereitenden, motorischen Responsemustern vorliegt. Dadurch wird ein Bedürfnis nach ergänzender zusätzlicher oder korrigierender Information erzeugt. Als Folge davon erhöht sich die Anzahl potentiell verhaltensrelevanter Informationsquellen. Neben aufgaben- und umweltbezogenen Informationen, die als regulativ wirksames Wissen gespeichert sind oder aktuell aufgenommen werden, treten personbezogene (körperliche, selbstwertbezogene) Informationen in den Vordergrund. Dadurch werden höhere Anforderungen an die Koordination des eigenen Verhaltens gestellt (Schönpflug 1979), d.h. es werden internale Selbstregulationsprozesse (Regulation höherer Ordnung; Schönpflug 1979; Selbst-Reflexion; Dörner 1985) in Gang gesetzt, die "interferierende Zusatztätigkeiten" (Schulz 1980) erfordern.

Verhaltensrelevante, direkt vermittelte emotionale Zustände dürften daher zum einen die regulativen Komponenten und die Struktur des Handelns beeinflussen und fürften bei dem handelnden Subjekt auch in dieser Weise repräsentiert sein. Zum anderen dürften sie die Grundlage für die Entstehung von emotionalen Befindlichkeiten (s.o.) bilden, die wir als indirekt vermittelt bezeichnet hatten.

Kapitel 7

INTEROZEPTION
(von Jürgen Otto)

23. Begriffsklärungen

Die Rolle von Aktivierung (arousal) für die Emotion wurde bereits in der Arbeit von W. James (1884) diskutiert. Dieser nahm an, daß die Wahrnehmung der körperlichen Veränderungen die Emotion sei. Damit trat er der Alltagsanschauung entgegen, daß die körperlichen Empfindungen die Emotion begleiten oder von ihr verursacht werden. Nach James ruft eine geistige Vorsellung keine Emotion hervor, sondern die physiologischen Veränderungen sind die Grundlage der Emotion. Damit wurden der Status der Emotion als psychische Entität, den sie noch in der Bewußtseinspsychologie besaß, in Frage gestellt. Diese Theorie wurde nicht direkt widerlegt, sondern durch Theorien abgelöst, die umfassender sind und auf mehr Tatsachenmaterial beruhen. Besonders heftig wurde die Theorie von Cannon (1929) kritisiert, der auf dem zeitgenössischen Stand neuroanatomischen und neurophysiologischen Wissens die Annahme der Spezifität der Aktivierung für die verschiedenen Emotionen zurückwies. Er betrachtete gegenüber differentiellen peripheren Aktivierungsmustern den Zwischenhirnabschnitt des Thalamus als den Speicher und den Erntstehungsort für die Gefühle.

Schachter & Singer (1962) haben den Ansatz von James in einer revidierten Fassung wieder aufgegriffen. Sie stimmen mit Cannon überein, daß es für die verschiedenen Emotionen keine relevanten spezifischen Aktivierungsmuster gibt (sofern sie das autonome Nervensystem betreffen, sprechen die Autoren von 'arousal'). Darüber hinausgehend behaupten sie aber, daß emotionales Verhalten durch die Interaktion genereller autonomer Veränderungen mit einem kognitiven Faktor, nämlich der subjektiven Kausalerklärung dieser Veränderungen, determiniert sei. Wenn Personen eine generelle autonome Veränderung wahrnehmen, erklären sie diese durch Emotionen, die der Situation angemessen erscheinen. Diese beiden Komponenten, die physiologische Aktivierung und das Situationswissen, sind notwendige Bedingungen für ein Emotionserlebnis. Sie sind aber nicht hinreichend. Die Person muß zusätzlich in einem Urteilsprozeß die Aktivierung auf die kognizierte emotionale Ursache zurückführen.

Eine Analyse der zentralen Konstrukte der Schachterschen Emotionstheorie - Emotion, Kognition, Aktiviertheit - ergibt, daß dieser Ansatz sich hauptsächlich mit dem emotionalen Erleben befaßt. Kognition meint eine emotionale Einschätzung (appraisal) einer Situation oder eines Ereignisses. Aktiviertheit (arousal) bezieht sich meistens auf interozeptiv wahrgenommene Rückmeldung von peripheren Körpervorgängen (Reisenzein, 1983).

Valins (1970) radikalisiert die Schachtersche Theorie. Autonome Veränderungen als solche wären demnach keine wesentlichen Determinanten oder Komponenten emotionalen Verhaltens. Einige Experimente legen die Vermutung nahe, daß reale physiologische Veränderungen Emotionalität nur soweit beeinflussen, wie sie erkannt werden. Aus Valins' Überlegungen folgt, daß, in quantitativer Hinsicht, die Wahrnehmung autonomer Veränderungen - ob zutreffend oder nicht - dieselben Wirkungen auf emotionales Verhalten haben sollte, wie sie aufgrund der Schachterschen Emotionstheorie durch solche physiologischen Veränderungen selbst zu erwarten wären (Otto, 1984). In einer Diskussion einschlägiger Arbeiten kommt Liebhart (1978) zu dem Schluß, daß die Wahrnehmung von Erregungssymptomen eine wichtigere und konsistentere Determinante der Emotionalität ist als die objektiv feststellbare Aktivierung.

Obwohl die Bedeutung der Wahrnehmung der Aktivierung immer wieder betont wurde, wurde weder von Schachter & Singer noch ihren Kritikern (Schachter & Singer, 1979) dieser primäre Vorgang näher untersucht. Sekundäre Prozesse wie das Emotionserleben und die Situationskognizierung standen dagegen im Vordergrund der Diskussion.

Aktuell ist dieses Problem auch für den Bereich der Testangstforschung. Ein wesentliches Definitionsmerkmal von Angst ist eine erhöhte Aktiviertheit. Liebert & Morris (1967) trennen zwischen einer kognitiven Worry-Komponente und einr affektiven Emotionality-Komponente der Testangst. So wie der letztere Begriff in der Literatur Verwendung findet, bleibt oft unklar, ob 'Emotionality' die subjektiv wahrgenommenen physiologischen Veränderungen und/oder die tatsächlichen physiologischen Veränderungen meint.

Diese Entwicklung der Emotionstheorien läßt die Bedeutung der subjektiv wahrgenommenen physiologischen Veränderungen deutlich werden und führt zu den Fragen, die die Interozeptionsforschung ausmachen.

Gegenstand der Interozeptionsforschung ist der Komplex der afferenten Signale aus dem Körper und ihre Weiterleitung an höhere Instanzen. 'Interozeption' ist der Oberbegriff zu dem Körpersignalsystem der Eingeweide ('Viszerozeption') und des Bewegungsapparates ('Propriozeption'). Dies umfaßt einfache vegetative Reaktionen wie Magenkontraktionen oder transiente Pulsbeschleunigung ebenso wie globale Aktivierungsveränderungen größerer physiologischer Systeme inklusive des Zustandes im zerebralen Kortex oder von grobmotorischen Reaktionen und verbalen Äußerungen.

Bei der Wahrnehmung körperinterner Zustände und bei der psychologisch vermittelten Steuerung dieser Zustände durch das Individuum finden Regulationsprozesse statt. Die Kenntnis dieser Regulationsmechanismen ist zum Verständnis der Genese verschiedener, speziell der sogenannten psychosomatischen Erkrankungen, notwendig (Deutsche Forschungsgemeinschaft, 1984).

In diesem Kapitel werden wir uns näher mit der viszeralen Wahrnehmungsforschung i.e.S. sowie mit entsprechenden Methodenstudien und der Rolle körperlicher, insbesondere viszeraler Rückmeldungen bei der Entstehung und Kontrolle von Emotionen beschäftigen. Dabei wird der Bereich einer differentiellen Emotionsphysiologie ausgeklammert, da hier die Wahrnehmung von physiologischen Veränderungen im Mittelpunkt stehen soll. Bestimmte Themen der Interozeptionsforschung wie die Psychophysiologie körperlicher Beschwerden, das gestörte Körperbild und die diskriminative Kontrolle motivierten Verhaltens werden an dieser Stelle ebenfalls nicht behandelt.

Um der großen Heterogenität der Studien gerecht zu werden, übernehmen wir eine Unterscheidung von Pennebaker & Hoover (1984) zur Gliederung dieses Kapitels. Diese Autoren unterscheiden zwischen der viszeralen Entdeckung (visceral detection), die sich auf die physiologische Verhaltensebene in vacuo im Sinne der klinischen Biofeedbackforschung bezieht und der viszeralen Wahrnehmung (visceral perception), die die kognitiv-verbale Ebene und die Kontextaspekte miteinbezieht und in der Tradition der kognitiv orientierten Sozialpsychologie steht. Die Untersuchungen mit Schwerpunkt auf der physiologischen Verhaltensebene bestehen aus reinen, unkontaminierten Messungen spezifischer Indikatoren in speziellen Paradigmata. Nur eine Informationsquelle, die physiologische Veränderung, wird in Relation zu der Selbstwahrnehmung untersucht. Alle nicht unmittelbar betroffenen Faktoren werden kontrolliert. Die Untersuchung der kognitiv-verbalen Verhaltensebene weitet den klinischen Ansatz aus und ist auch am Einfluß der kontextuellen Information auf die Interozeption interessiert. Soziale Aspekte, Entwicklungs- und Erziehungseinflüsse und der Beitrag anderer physiologischer Veränderungen an dem Interozeptionsprozeß und der Selbstregulation einer physiologischen Größe werden zunehmend mit in die Analyse einbezogen. Dieser zweite Ansatz kann mehr Varianz aufklären und scheint u.E. furchtbarer zu sein.

24. Die physiologische Komponente (visceral detection)

Einer der ersten Ansätze, die Fähigkeit zur viszeralen Wahrnehmung zu messen, bestand in dem Autonomic Perception Questionnaire (APQ), der von Mandler, Mandler & Uviller (1958) entwickelt wurde. Der APQ ist ein Fragebogen, der die Häufigkeit und Intensität von autonom vermittelten Körperwahrnehmungen erfaßt. Die Fragestellung war einfach: Wie ist die Beziehung zwischen einer autonomen Reaktion und der Beschreibung dieser Reaktion beschaffen? Hierzu untersucht diese Studie die autonome Reaktivität in zwei Gruppen von Personen, die sich hinsichtlich des Ausmaßes an selbstwahrgenommenen physiologischen Veränderungen (autonomic feedback im Sinne der Jamesianischen Emotionstheorie) unterscheiden. Dazu wurden aus 166 Versuchspersonen die 19 Probanden mit den höchsten und die 13 Probanden mit den niedrigsten Werten im APQ ausgewählt und einer Streßsituation ausgesetzt (Intelligenztest). In die weitere Analyse wurden nur die Probanden einbezogen, die auch in einem anschließenden Interview hinsichtlich ihrer Körperwahrnehmungen höchste (N = 14) und niedrigste Werte (N = 9) erreichten. Für diese Personen wurde die berichtete und tatsächliche autonome Reaktivität (heart rate, psychogalvanic response, temperature, respiration, blood volume) für die Streßsituation verglichen. Es zeigten sich folgende Ergebnisse für diesen ersten "Brückenschlag zwischen Kognition und Physiologie" (Borkovec, 1976): (a) Schwach positive Korrelationen (.51) zwischen APQ-Werten und einem zusätzlich erhobenen Angsttest (Manifest Anxiety Scale). (b) Personen mit hohen APQ-Werten (high perceivers) zeigten eine größere autonome Reaktivität. (c) Personen mit hohen APQ-Werten überschätzten darüber hinaus ihre autonomen Reaktionen, während Personen mit niedrigen APQ-Werten sie unterschätzten.

In einer Replikationsstudie mit einer weniger ausgelesenen, extremen Stichprobe (Mandler & Kremen, 1958) ließ sich das Ergebnis einer erhöhten autonomen Reaktivität für Personen mit hohen APQ-Werten replizieren. Die Beziehung zu Angstmaßen war nicht feststellbar. Im Gegensatz zur ersten Studie zeigte sich eine Unterschätzung der autonomen Reaktivität bei Personen mit hohen physiologischen und fragebogen-/interviewmäßigen Reaktivitätswerten. Leistungsdaten eines Vokabeltests weisen darauf hin, daß die wahrgenommenen autonomen Veränderungen einen stärkeren Einfluß auf die Leistung haben als die aktuellen physiologischen Veränderungen. Die Autoren sprechen von einer funktionellen Unabhängigkeit der Meßebenen.

Da die APQ-Werte nur für Personen mit einer hohen generellen Aktiviertheit größer sind, so gibt es nach der Replikationsstudie keinen Beleg dafür, daß dies auf eine verfeinerte Wahrnehmung der viszeralen Reaktivität zurückführbar ist. Der Forschungsansatz des APQ hat die an ihn gestellten Erwartungen nicht erfüllt (Borkovec, 1976; Katkin, 1985; Kerres, 1984). Aber auch Untersuchungen mit speziellen Versuchsanordnungen zur objektiven Messung der viszeralen Wahrnehmungsgenauigkeit (Biofeedbackparadigmata) konnten keine Beziehung zu APQ-Werten nachweisen.

Kerres (1984) hat vor kurzem die Frage nach einer unterschiedlich genauen Körperwahrnehmung bei Hoch-und Niedrigängstlichen mit einem solchen Paradigma untersucht. Zur Medieneinteilung der Angstgruppen wurde die Traitversion des State-Trait-Angstinventars (STAI) von Laux, Schaffner, Glanzmann & Spielberger (1981) verwendet. Als Paradigma wendet er die 'false-feedback technique' von Valins (1966) an. Dabei schätzt die Versuchsperson ihr Aktiviertheitsniveau kontinuierlich ein, ist aber einem richtigen oder falschen Feedback ausgesetzt, das bei der Einschätzung angeblich helfen soll. Es wird erwartet, daß bei einer geringen Wahrnehmungsgenauigkeit die Einschätzungen durch die falsche Rückmeldung mehr beeinflußt und verfälschbar sein wird. Bei einer großen Genauigkeit der Körperwahrnehmung sollte sie von außen nicht manipulierbar sein. Kerres (1984) konnte keine Unterschiede in der Genauigkeit hinsichtlich der Wahrnehmung physiologischer Veränderungen (hier: skin resistance level) von hoch- und niedrigängstlichen Versuchspersonen feststellen. Falsches (d.h. überhöhtes) Feedback führte bei Hoch- und Niedrigängstlichen gleichermaßen zu einer höheren Aktiviertheitseinschätzung.

Vielleicht ist die Frage nach der Genauigkeit der internalen Wahrnehmung im Zusammenhang mit Ängstlichkeit zweitrangig. Wichtiger scheint die Verarbeitung und Bewertung der internalen Ereignisse zu sein, die eher die oft unterschiedlichen Selbstberichte von Hoch- und Niedrigängstlichen erklären kann. Das verbale Bezugssystem und die qualitative Bedeutungshaftigkeit der autonomen Informationen scheint hier das quantitative Ausmaß in den Selbstberichten mehr zu beeinflussen als die Fähigkeit zu genauer Körperwahrnehmung.

Was Whitehead-Paradigma stellt die eleganteste Methode zur Untersuchung der viszeralen Wahrnehmung der Herzrate dar. Es handelt sich um ein Signal-Erkennungs-Paradigma, in dem die Versuchsperson mit einer Serie von gleichförmigen Reizen konfrontiert wird. Diese Reize folgen entsprechend dem Tempo des eigenen Herzschlags und sind im Originalparadigma entweder 128 oder 384 Millisekunden verzögert. Die Versuchsperson hat die Aufgabe, zwischen den wenig und stark verzögerten Signalen zu unterscheiden. Atmungs- oder Bewegungsartefakte würden beide Reizserien gleichermaßen betreffen. Um die in diesem Paradigma geforderte Diskriminationsleistung nicht mit dem Erkennen der Herzschläge zu kontaminieren, ersetzten Katkin und seine Mitarbeiter die stark verzögerten Signale durch eine Kette von Signalen, die ein immer größer werdendes Delay zum Herzschlag aufwiesen und damit immer leichter unterscheidbar sein sollten (Katkin, 1985). Nach diesem Paradigma, mit 40 Versuchsdurchgängen pro Versuchsperson, teilten sie 63 männliche Studenten in 'good perceivers' (N = 17) mit überzufälligen Leistungen und in 'poor perceivers' (N = 46) mit Leistungen, die den zufällig erwarteten Werten entsprachen. In einer anschließenden Streßsituation (Dias von Unfallopfern) unterschieden sich die beiden Gruppen nicht in ihrer Herzratenveränderung. Die 'good perceivers' berichteten jedoch von größerer Beunruhigung. Diese Ergebnisse stimmen mit dem durch Valins korrigierten Schachterschen Emotionskonzept überein, das der Wahrnehmung quantitativer viszeraler Veränderungen eine bedeutende Rolle bei der Intensität des Emotionserlebens zuspricht.

Welche Faktoren begünstigen diesen Wahrnehmungsprozeß? Hemisphärendominanz könnte ein bestimmender Faktor sein. Die rechte Hemisphäre könnte für die Verarbeitung von Afferenzen aus dem kardiovaskulären System spezialisiert sein und bei Aktivierung zu besseren Diskriminationsleistungen führen. Der rechten Hemisphäre wurden oft emotionale statt verbale, rationale Funktionen zugesprochen. Ein weiterer Faktor könnte die Geschlechtszugehörigkeit sein. Männer weisen angeblich eine ausgeprägtere Hemisphärendominanz auf. Sie zeigen aber auch verstärkte beta-adrenerge Reaktionen, die zu einer stärkeren Kontraktilität des Myokards, größerem Schlagvolumen und womöglich einem stärkeren Signal führen, das es zu entdecken gilt. Das könnte so der oft replizierten höheren Genauigkeit der männlichen Versuchspersonen - zumindest im Signal-Erkennungs-Paradigma - zugrunde liegen.

Allerdings weisen Pennebaker & Hoover (1984) nach, daß die viszerale Wahrnehmungsfähigkeit nicht über Paradigmen generalisiert. Eine mit dem Signal-Erkennungs-Paradigma ermittelte Genauigkeit stimmt nicht mit der durch ein anderes Paradigma (z.B. self-report methode, tracking technique) gemessenen Genauigkeit überein. Auch ist die Generalisierung der Selbstwahrnehmung auf andere physiologische Variablen/Parameter fragwürdig. Zur Zeit ist die Befundlage desolat, ähnlich wie in der Biofeedbackforschung (Birbaumer & Kimmel, 1979).

Differentielle Fähigkeiten zur Interozeption im Sinne von 'visceral detection' dürften jedoch unter sehr speziellen Bedingungen nachweisbar sein. Sie kann aber nur weniger als 6 % der Varianz der Selbstberichte aufklären (Pennebaker, Gonder-Frederick, Cox & Hover, in press). Insofern muß man fragen: (a) Ob grundsätzlich irgendeines unserer bisher eingesetzten Paradigmen den Interozeptionsvorgang wirklich abbildet. (b) Ob vereinzelte, spezielle periphere autonome Variablen/Parameter einen validen Index der Körperwahrnehmung abgeben können. Warum sollten Versuchspersonen solche Parameter wahrnehmen, wenn es im Alltag keinen Grund gibt, sie zu beachten? Und (c) ob der geringe Grad, in dem Personen ihre tatsächlichen physiologischen Veränderungen wahrnehmen, verbunden mit anderen Informationsquellen über die physiologische Reaktivität nicht für ihren Alltagsbedarf an Selbstregulation ausreichend ist.

Außer der Tatsache, daß sich eine Interozeption bezüglich der peripheren, autonomen Reaktionen nachweisen läßt, verweisen die Studien auf Probleme der verbalen Komponente, d.h. der Weise des Berichtens von Körpersymptomen und dem emotionalen Erleben, dem wir uns im folgenden Abschnitt zuwenden.

25. Die kognitiv-verbale Komponente (visceral perception)

Fahrenberg (1965) ließ 117 weibliche und 97 männliche Psychologiestudenten ein Profilblatt von 21 Dimensionen (Körpersymptomen) für vier Affekte (Schreck, Angst bzw. Erwartungsangst, Freude bzw. Ergriffenheit und Wut) ausfüllen. Für diese Stichprobe nimmt er eine überdurchschnittliche Introspektionsneigung an, andererseits aber auch eine Beeinflussung durch populäre Stereotype von vegetativen Ausdruckssymptomen. Sein wichtigster Befund ist die hohe physiologische Individualität, wie sie sich auf der Ebene introspektiver Berichte über Körperempfindungen darbietet. Diese individual-spezifische Physiodynamik drückt sich in einer mittleren Standardabweichung von s = 1.89 bei einem Mittelwert von x = 2.61 über alle Profile aus. Vergleicht man die Symtptomhierarchien für die vier Affekte, so sind drei Symptome (Herzklopfen, Herzjagen, Zittern) immer unter den ersten sieben. 'Herzklopfen' ist fast immer auf dem ersten Platz als dominantes Symptom. Fahrenberg (1965) klammert im folgenden diese drei Allgemeinsymptome aus, beschränkt sich auf die nächsten vier und beschreibt die untersuchten Emotionen folgendermaßen:
(a) Schreck: Erblassen oder Kälteschauer, kalte Hände, Schwachwerden der Knie und stockende Atmung bei Frauen; feuchte Hände, Schweißausbrüche und beschleunigte Atmung bei Männern.
(b) Angst bzw. Erwartungsangst: Feuchte Hände, Schweißausbrüche, Engegefühl (Beklemmung) in Brust oder Hals; kalte Hände bei Frauen und Erröten oder aufsteigende Hitze bei Männern.
(c) Freude bzw. Ergriffenheit: Erröten oder aufsteigende Hitze, aufsteigende Tränen und beschleunigte Atmung; Schwachwerden der Knie bei Frauen und feuchte Hände bei Männern.
(d) Wut: Erröten oer aufsteigende Hitze, beschleunigte Atmung und Anspannung bis zum Verkrampfen des Körpers; aufsteigende Tränen bei Frauen und feuchte Hände bei Männern.

Abgesehen von der relativen Monotonie der Angaben bezüglich der Emotionen bei interindividuellen Vergleichen hebt Fahrenberg (1965) die besondere Erlebnisnähe der kardiovaskulären und der thermoregulatorischen Vorgänge sowie der Atemregulation und neuromuskulärer Symptome wie 'Zittern' hervor. Er weist aber ausdrücklich darauf hin, daß individuelle Abweichungen außerordentlich häufig vorkommen. Nach dem Funktionsbereich befragt, in dem sich Erregung und Affekte bevorzugt manifestieren, wurden von 46 % der weiblichen und 50 % der männlichen Versuchspersonen Herz und Kreislauf an erster Stelle, aber immerhin von 23 bzw. 16 % der Bereich Haut, von 16 bzw. 12 % der Magen-Darm-Bereich, von 8 bzw. 16 % Atmung und von 7 bzw. 6 % die Muskulatur genannt.

Aus der Freiburger Forschungsgruppe zeigten Foerster & Walschburger (1980) bei der varianzanalytischen Beurteilung individualspezifischer (ISR), stimulusspezifischer (SSR) und motivationsspezifischer (MSR) Reaktionsmuster im Aktivierungsexperiment, daß für die vier psychologischen Aktivierungsindikatoren (Selbsteinstufungen der Veränderungen der Wachheit,

Anspannung, Lästigkeit und Pulsbeschleunigung) ein Anteil von 6 % ISR und 1 % SSR an der Anova-Gesamtvarianz feststellbar ist. Mit individualspezifischem Reaktionsmuster wird dabei die habituelle Disposition eines Individuums bezeichnet, auf verschiedenartige Reize oder Situationen eine Extremreaktion in der gleichen Funktion oder ein gleichartiges Reaktionsmuster zu zeigen, und sie soll interindividuelle Varianzen erklären (vgl. Lacey, Bateman & Van Lehn, 1953).

Der Frage, welche Rolle Erfahrungen mit körperlichen Reaktionen in dem konzeptuellen Wissen des kompetenten Sprachbenutzers über verschiedene Emotionen spielen, gingen Schmidt-Atzert, Kutscher & Reizammer (1983) nach. Wenn Körpersymptome ein wesentlicher Bestandteil des semantischen Wissens über einzelne Emotionen ausmachen, sollte die global beurteilte Ähnlichkeit von Emotionen in Beziehung stehen mit einer spezifischen Ähnlichkeit der Körpersymptom-Muster dieser Emotionen. Die Autoren halten es für wahrscheinlich, daß diesen verschiedenen Körperwahrnehmungen auch tatsächliche, unterschiedliche physiologische Veränderungen im Sinne der James-Lange-Theorie entsprechen, berücksichtigen aber in dieser Untersuchung die physiologische Meßebene nicht. Ihre Untersuchung stellt den Versuch dar, anhand subjektiver Symptomeinstufungen im Sinne einer divergenten Validität Unterschiede zwischen semantisch verschiedenen Emotionen aufzuzeigen und im Sinne einer konvergenten Validität nachzuweisen, daß sich semantisch ähnliche Emotionen kaum in ihren Körpersymptomen unterscheiden.

Als Ergebnis gelingt es, die 12 untersuchten Emotionen anhand ihrer Symptomprofile (7 Symptome) in 5 Gruppen einzuteilen: Zuneigung/Liebe/Begeisterung/Hochstimmung mit dem dominanten Symptom 'Herzklopfen'. Gereiztheit/Ärger mit den Symptomen 'Herzklopfen' und 'Magenbeschwerden', Scham/Verlegenheit mit dem Symptom 'Erröten', Angst/Panik mit den Symptomen 'Schwitzen', 'Herzklopfen', 'Zittern' und 'Engegefühl' und Niedergeschlagenheit/Traurigkeit mit dem dominanten Symptom 'Engegefühl'. Geschlechtsspezifische Unterschiede ließen sich bei dieser anfallenden Stichprobe (Bekanntenkreis) nicht feststellen. Beachtet man, daß Fahrenberg (1965) die drei Allgemeinsymptome bei seiner Beschreibung der Emotionsmuster ausklammert, so stellt man eine Übereinstimmung der beiden Beschreibungen für die Bereiche Angst, Ärger und Hochstimmung fest. Bei der Instruktion, die zu diesen Ergebnissen führte, nämlich sich an Emotionen zu erinnern, ist zu beachten, daß freilich auch allgemeine Ansichten (common beliefs) über den Beurteilungsgegenstand einfließen. Der Anteil eigener Erfahrungen und Überzeugungen (idiosyncratic beliefs) könnte hier allerdings recht groß sein, da die Beziehung von Emotionen und Körpersymptomen nicht in dem Maße Gegenstand von Meinungsbildung ist wie "übliche" Einstellungen und Vorurteile. Leider fehlen Angaben zur Größe der individuellen Abweichungen bei den berichteten Einschätzungen. Die Frage nach der Beziehung zwischen wahrgenommenen Körpersymptomen und physiologischen Maßen wird offen gelassen. Mit dem Erleben von Emotionen verbinden wir aber offenbar die Wahrnehmung distinkter Körpersymptome. Wie im vorherigen Kapitel ausgeführt, bietet Lang (1984) ein Selbstregulationsmodell an, das die Entstehung von Emotionen mit einem propositionalen Netzwerk beschreibt. Innerhalb dieses Netzes spielen Reaktionspropositionen eine besondere Rolle, da sie sowohl auf verbaler Ebene als auch in ihrer Tiefenstruktur als Handlungsprogramm kodiert sind.

Das Prinzip individualspezifischer Reaktionsmuster auf der Ebene von Körperwahrnehmungen ist von R.M. Stern und seinen Mitarbeitern postuliert und untersucht worden (Shields & Stern, 1979; Stern & Wiggins, 1969). Sie entwickelten den Somatic Perception Questionnaire (SPQ), um die Selbstwahrnehmung von 10 physiologischen Symptomen bei Streß zu erfassen. Für die Frage nach der Beziehung zwischen wahrgenommenen und tatsächlichen physiologischen Veränderungen fühte dieser Ansatz aber zu einer ähnlich unklaren Befundlage, wie sie für den APQ existiert, "...we will not be able to reach many firm conclusions - conflicting evidence seems to be the rule Selbstbericht und Physiologie kann nicht ausgegangen werden. Das Prinzip der individualspezifischen Reaktionen sollte ernster genommen werden. Statt eine Validierung der Körperwahrnehmungen durch die physiologischen Reaktionen zu erwarten (physiologischer Reduktionsismus), sollte die individuelle Bedeutung der differenzierenden Körperwahrrnehmungen sensu James untersucht werden. Eine entwicklungspsychologische Betrachtung könnte hier als Heuristik dienen.

Borkovec (1976) verfeinerte diese Frage nach den Körpersymptomen von verschiedenen Emotionen, indem er die großen interindividuellen Unterschiede bei der Einschätzung der Körpersymptome explizit berücksichtigt. Statt den Gesamtscore des APQ (s.o.) zu betrachten, analysiert er dazu die Scores auf Item-ebene mit einer Q-Faktorenanalyse. Dadurch sollte im Sinne individualspezifischer Reaktionsmuster geprüft werden, ob verschiedene Personen bei nur einer Emotion, nämlich der Angst, die Wahrnehmung unterschiedlicher Körpersymptome berichten. Da auf einigen APQ-Items deutliche Geschlechtunterschiede auftraten (z.B. 'Atmung', 'Kloß im Hals', 'Magenbeschwerden'), wurden die Daten von fast 500 Frauen und 400 Männern analysiert. Die Ergebnisse zeigten, daß sich für normale Personen 3 Gruppen finden lassen, die sich in dem Muster der Körpersymptome unterscheiden, das sie berichten, wenn sie ängstlich sind. Die drei Muster waren für Substichproben replizierbar und für die Geschlechter unterschiedlich. So zeigte zum Beispiel das erste Profil für die Frauen eine Wahrnehmung von Magenbeschwerden und Perspiration, das zweite Profil hingegen eine Wahrnehmung vom Herzschlag und von Muskelverspannungen an. Für die Männer wies das erste Profil auf eine ausschließlich auf den Herzschlag bezogene Wahrnehmung hin.

Die Identifikation von individualspezifischen Reaktionsmustern auf der Ebene der Körperwahrnehmungen bei einer Emotion zeigt, daß die bisherigen Modellvorstellungen zu einfach waren und in zukünftigen Konzepten diese APQ-Profile für die Angst mitbedacht werden müssen.

Stern & Higgins (1969) konnten den Einfluß einiger differentieller Variablen auf die Selbstwahrnehmung von Streßsymptomen nachweisen. Sie beschränkten sich auf die Selbstberichtsebene. An 800 Studenten, ihren Eltern und nächsten Geschwistern ließ sich zeigen, daß ein Symptom dann eher berichtet wird, wenn auch ein Elternteil von ihm spricht. Dies traf für alle 10 Symptome des SPQ zu. Frauen berichteten für 5 der 10 Symptome ein häufigeres Zutreffen. Auch sprachen jüngere gegenüber älteren Versuchspersonen (Studenten versus Eltern) von mehr Symptomen unter Streß.

Es ließen sich auch kulturspezifische Faktoren identifizieren, die die Bedeutung individueller Körperwahrnehmungen modifizieren (Guthrie, Verstraete, Deines & Stern, 1975). An Studenten aus Frankreich, den U.S.A., den Philippinen und Haiti ließen sich Unterschiede für das Geschlecht und der Nationalität für ihre Berichte über Streßsymptome im SPQ aufzeigen.

Verschiedene Gesellschaften betonen unterschiedliche Organsysteme. So berichten zum Beispiel Filipinos bei Streß von Herz- und Atembeschwerden, während Amerikaner Kopfschmerzen wahrnehmen. Franzosen sollen bei Streß dann eher von Leberschmerzen sprechen, wenn die anderen Versuchspersonen über Bauch- und Magenschmerzen berichten.

26. Prinzipien einer Psychologie physiologischer Symptome und ihrer Selbstregulation

Faßt man die bisher berichteten Ergebnisse zusammen, so läßt sich sagen, daß die Untersuchungen bezüglich der Wahrnehmung der peripherphysiologischen Reaktionen zeigen, daß diese nur in einem geringen Grade gemerkt werden. Die Studien zur Körperwahrnehmung auf der kognitiv-verbalen Verhaltensebene zeigen, daß verschiedene Körpersymptome mit verschiedenen Emotionen in Verbindung gebracht werden - im Sinne der Jamesianischen Emotionstheorie. Auffallend ist jedoch die große individuelle Variabilität, die zur Anwendung des Prinzips individualspezifischer Reaktionsmuster auf dieser Meßebene geführt hat. Einige Einflußfaktoren auf diese höchst individualisierten Wahrnehmungsvorgänge lassen sich identifizieren.

Im folgenden sollen einige Prinzipien einer Psychologie physiologischer Symptome und ihrer Selbstregulation herausgestellt werden, die vielleicht nützliche Forschungsstrategien zur Untersuchung der Interozeption bei Emotionen darstellen können und die trotz der komplizierten Verhältnisse den ursprünglichen Anspruch einer integrierten Betrachtung der Verhaltensebene nicht aufgeben.

Durch ein "induktives und relativ atheoretisches" Experiment ist es J.W. Pennebaker und seiner Forschungsgruppe gelungen, die im vorherigen Abschnitt für die kognitiv-verbale Meßebene postulierten individualspezifischen Reaktionsmuster mit den physiologischen Reaktionen, speziell dem Blutdruck, in Zusammenhang zu bringen (Pennebaker, Gonder-Frederick, Stewart, Elfman & Skelton, 1982). An 15 weiblichen und 15 männlichen Versuchspersonen wurden 5 physiologische Indikatoren, systolischer und diastolischer Blutdruck (SBP und DBP), Herzrate (HR), Hautwiderstandsniveau (GSR), Fingerpulsvolumen (FPV) und 7 entsprechende Körpersymptome während 20 kleiner Aufgaben von 1-2 Minuten Dauer und während 20 kurzer Ruhezeiten gemessen. Die Daten, insgesamt 40 Messungen pro Person, wurden intraindividuell ausgewertet. 23 der 30 Versuchspersonen wiesen mindestens eine signifikant positive Korrelation zwischen der Höhe des systolischen Blutdrucks und einem der berichteten Körpersymptome auf.

Dies entspricht 20 % gemeinsamer Varianz. Fast die Hälfte der Versuchspersonen (13 von 30) hatte mindestens eine Korrelation der genannten Art, die größer/gleich +.70 war. Dies entspricht 50% gemeinsamer Varianz. Interindividuelle Analysen ergaben keine signifikanten Zusammenhänge. Auch zeigten die erhobenen Persönlichkeitsmerkmale (generalized symptom reporting, private self-consciousness, type A-B) keine Beziehungen zu den Korrelationsmustern. Die intern konsistenten, intraindividuellen Korrelationsmuster variierten von Person zu Person. Drei Symptom-SBP Korrelationen waren deutlich ausgeprägt, und zwar für die

Körpersymptome 'Atmung', 'Herzschlag' und 'Puls'. Aufgrund der stärkeren Variabilität des SBP bei den männlichen Versuchspersonen, die eine Wahrnehmung erleichtern könnte, waren die Korrelationsmuster für diese deutlicher erkennbar. Die Körpersymptome waren mit anderen physiologischen Indikatoren (DBF, HR, GSR und FPV) weniger stark verknüpft als mit dem SBP. Auch hingen die anderen autonomen Maße nur schwach mit dem SBP zusammen (die Korrelationen waren .02 mit GSR, .28 mit HR und .03 mit FPV). Die Bedeutung des SBP-Maßes wird auch dadurch unterstrichen, daß die Symptome deutlicher mit dem SBP korrelierten als mit ihrem vermeintlichen physiologischen Pendant. So variiert zum Beispiel das Körpersymptom 'Warme Hände' stärker mit dem SBP als mit seinem Pendant FPV. Pennebaker et al. (1982) nehmen an, daß der SBP das beste Maß für das Konstrukt Aktiviertheit (arousal) sei.

Als Erklärung für das Zustandekommen der individuellen Korrelationsmuster von Körpersymptomen und dem SBP wird eine Kombination von direkten Wahrnehmungen von SBP-Veränderungen (z.B. Herzschlagpochen) und Glaubenssätzen (beliefs) darüber, welche Empfindungen wohl in einer Situation zu erwarten seien, verantwortlich gemacht.

Der Rolle dieser allgemeinen Ansichten (common beliefs) innerhalb der Körperwahrnehmung wurde in weiteren Experimente untersucht (Pennebaker & Epstein, 1983). Wenn die Symptomwahrnehmung sowohl durch den tatsächlichen physiologischen Zustand als auch durch generelle Alltagsüberzeugungen bedingt wird, ist zur Erfassung dieser beiden Faktoren eine Foschungsstrategie nötig, die sowohl idiographisch als auch nomothetisch ist. Es müssen die individualspezifischen physiologischen Veränderungen jeder Person in den Situationen erfaßt werden, und gleichzeitig muß die Erwartung der durchschnittlichen Person, welche Symptome in diesen Situationen aufzutreten haben, gemessen werden. Auf diese Erwartungen und Wahrnehmungen von physiologischen Reaktionen bezieht sich das Konzept der impliziten Psychophysiologie. Die generellen Erwartungen wurden durch eine Simulationsgruppe erhoben, die nur eine verbale Beschreibung einer ähnlich der von Pennebaker et al. (1982) eingesetzten Aufgabenreihe erhielt, aber trotzdem zu jedem Meßzeitpunkt aufgefordert wurde einzuschätzen, wie die Körpersymptome wohl ausgesehen hätten.

Untersucht wurden Herzrate, Fingertemperatur und Atemfrequenz im ersten Experiment und Herzrate, Fingerpulsamplitude und Hautwiderstandsniveau im zweiten Experiment. Der Blutdruck wurde nicht erfaßt. Die Ergebnisse zeigten, daß sowohl die physiologischen Reaktionen als auch die allgemeinen Überzeugungen die berichteten Körpersymptome beeinflußten. Die Übereinstimmung der berichteten Körperwahrnehmung mit den spezifischen physiologischen Reaktionen wurde durch diese externe Information über allgemeine Annahmen und Ansichten in diesem Experiment von 1.5 auf 14.1 % aufgeklärte Varianz bei multiplen Regressionen erhöht. Wenn auch die insgesamt aufgeklärte Varianz des Selbstberichts groß ist, so ist der Beitrag der Erwartungen und der physiologischen Veränderungen für jedes Körpersymptom verschieden. Der Beitrag allgemeiner Ansichten und Annahmen zur berichteten Körperwahrnehmung ist für die Körpersymptome 'Puls' und 'Atmung' größer als für die Körpersymptome 'Hand- und Fingertemperatur' und 'Schwitzen'. Für die letzteren Symptome gibt es weniger generelle und konsistente Alltagsüberzeugungen, auf die beim Selbstbericht rekurriert werden kann. Sie sind vielleicht auch weniger direkt bei sich selbst und bei anderen wahrnehmbar. Andererseits ist es bei derart komplexen Informationen wie Herzrate und Atemfrequenz oft effizienter für die Person, zumal wenn Erwartungen und Ansichten eng mit den physiologischen Veränderungen zusammenhängen, die Überzeugungen zur Einschätzung der Körpersymptome zu benutzen, da dies weniger kognitive Anstrengung und Aufmerksamkeit erfordert.

Außer den physiologischen Veränderungen und den allgemeinen Ansichten und Annahmen sind als ein dritter Faktor am Zustandekommen der Körperwahrnehmung idiosynkratische Ansichten anzunehmen. Diese wurden in dieser Untersuchung nicht berücksichtigt. Sie sind ebenso wie individualspezifische physiologische Reaktionen Bestandteil individualspezifischer Reaktionsmuster. Gerade in den Fällen, für die allgemeine Ansichten nicht vorliegen, wie zum Beispiel für das Symptom 'Fingertemperatur', könnten diese persönlichen Überzeugungen bei der Körperwahrnehmung zum Tragen kommen. Die Körperwahrnehmung wäre dann als idiosynkratische Wahrnehmung individualspezifischer physiologier Reaktionsmuster aufzufassen (Pennebaker & Epstein, 1983, p. 493). Es ist denkbar, daß diese Idiosynkrasien entwicklungsbedingt unabhängig voneinander sind.

Aufgrund dieser Ergebnisse postulieren Pennebaker, Gonder-Frederick, Cox & Hoover (in press) zwei Prinzipien der Interozeption und der Selbstregulaton internaler Zustände. Dazu fassen sie die Probleme der bisherigen Interozeptionsforshung zusammen: Die klassischen physiologischen Indikatoren (z.B. die Herzrate) sind nicht besonders emotionsrelevant. Zur Aufklärung des Selbstberichts von Körpersymptomen tragen sie nur weniger als 6 % der Varianz bei. Anscheinend macht es im Alltag wenig Sinn, auf diese spezifischen Indikatoren zu achten. Die Interozeptionsfähigkeit ist wahrscheinlich nicht eindimensional. Für verschiedene Indikatoren erhält man unterschiedlich genaue Berichte. Auch fallen die Selbstberichte über Körperwahrnehmungen unterschiedlich aus, je nachdem, was für ein Paradigma (signal detection oder tracking) zu ihrer Untersuchung eingesetzt wird.

Ein wesentliches Prinzip scheint zu sein, daß sich selbstregulatorisches Verhalten im Sinne der Interozeption auf generelle physiologische Veränderungen (Blutdruck, Blutzuckerspiegel) und deren Symptomwahrnehmungen bezieht und nicht auf spezifische autonome Veränderungen und deren isolierte Symptome. Dabei werden andere physiologische Größen und Umwelteinflüsse aktiv mitverarbeitet. Für die physiologische Ebene ist hier von individualspezifischen Reaktionsmustern auszugehen. Umwelteinflüsse können Alltagsansichten und Situationscharakteristika sein.

Ein zweites zentrales Prinzip ist in der Tatsache zu sehen, daß Muster oder eine Menge von wahrgenommenen und berichteten Symptomen diese generellen physiologischen Veränderungen deutlich widerspiegeln. Die Muster von Körpersymptomen sind ein wesentlicher Bestandteil der Emotion, die in der Situation empfunden wird. Der Symptombericht wird von allgemeinen Glaubenssätzen mitbestimmt, darüber hinaus sind die Körperwahrnehmungen aber idiosynkratisch beeinflußt. Auch scheinen einzelne Personen nicht dasselbe Symptommuster zu jeder allgemeinen physiologischen Veränderung zu berichten, sondern es gibt Hinweise, daß für die Mehrheit der Personen unterschiedliche Symptomgruppen mit generellen physologischen Veränderungen von Blutdruck oder Blutzucker verknüpft sind. Diese Muster müßten aus ihrer entwicklungspsychologischen Genese heraus erklärbar sein.

Die beiden Prinzipien der Interozeption, die Unterscheidung genereller und spezifischer physiologischer Indikatoren und die Tatsache idiosynkratisch organisierter Körpersymptome, scheinen die wesentlichen Ergebnisse der neueren Interozeptionsforschung darzustellen. Weitere Experimente sollten diese Prinzipien berücksichtigen.

Kapitel 8

EMOTION UND SOZIALE INTERAKTION

27. Emotionalität und prosoziale Mechanismen

Die emotionalen Grundhaltungen, die auf grund erblich angelegter Aktivierungsmechanismen existieren, besitzen über einzelne konkrete Problemsituationen hinweg bereichsübergreifende Geltung. Aktivierungsprozesse werden aber nur durch Tätigwerden realisiert. Dieses spielt sich beim Menschen stets im sozialen Feld ab. Emotionalität ist daher auch ein sozialpsychologisches Phänomen. Insofern muß auch für aktivierungstheoretische Fragen eine Anlage-Umwelt-Diskussion geführt werden. Gibt es für den Menschen Stimuli und Situationen, auf die zwangsläufig mit bestimmten, biologisch determinierten, emotionalen Mechanismen reagiert wird? Es handelt sich dabei um das Problem des Verhältnisses von biologisch evolvierten Mechanismen und den in menschlicher Tradition erworbenen Anpassungen.

Dazu werden im ersten Schritt prosoziale Verhaltensweisen als Ergebnisse angeborener Problemlösungsmechanismen dargestellt und deren Gültigkeit durch die Benennung einschränkender Voraussetzungen relativiert. Schließlich ist darzulegen, inwieweit auch diese, die prosozialen Mechanismen relativierenden Voraussetzungen selbst wieder im Zusammenhang mit der biologischen Entwicklung der menschlichen Kommunikationsfähigkeit stehen, die letzlich auch ihre biologisch-evolutive Grundlage hat.

Insofern behandeln die letzten Abschnitte dieser Arbeit die Rolle kommunikativer Prozesse bei der Entstehung von emotionalen Aktivationszuständen. Dies kann freilich nur in exemplarischer Weise geschehen. Der Schwerpunkt liegt auf der Frage, welche Durchschlagskraft angeborene, aktivationssteuernde Mechanismen in emotionsauslösenden Situationen im Verhältnis zu deren kognitiver Verarbeitung besitzen. Die dahinterstehende grundsätzliche Problematik soll am Beispiel menschlicher Aggressivität entwickelt werden.

27.1 Aggression

Freud postuliert in seiner Schrift zur Frage "Warum Krieg?" (1950) einen Trieb zum Hassen und Vernichten, der nach Realisierungsformen sucht. Krieg ist für Freud eine Möglichkeit, diesem Trieb zu einer Spannungsabfuhr, zu einem Abreagieren zu verhelfen. Krieg und Frieden wären nicht biologisch bedingt, sondern Austragungsorte biologischer Wirkungsmechanismen. So argumentiert auch Mitscherlich (1969) in seinen vier Versuchen zur Idee des Friedens.

Biologisch motivierte Aggressions- und Gewalttheoretiker haben demgegenüber einen weitergehenden Erklärungsanspruch. Da sieht man zuchächst die unbestreitbare Tatsache, daß bei Tieren das Töten von Artgenossen einen wichtigen biologischen Sinn haben kann: "... die Tiere einer Art möglichst gleichmäßig über den zur Verfügung stehenden Lebensraum zu verteilen" (Lorenz 1955, S. 282; v).

In dieser Tradition hat sich eine Fülle von biologisch motivierter Literatur zum Thema "Krieg und Frieden" entwickelt. Während sich Lorenz in dem Zitat noch auf nichtsoziale Tiere bezieht, findet man 20 Jahre später bei Eibl-Ebesfeldt (1975, z.B. S. 54) in seinem Buch über Krieg und Frieden aus der Sicht der Verhaltensforschung weiterführende Überlegungen über entsprechende instinktive Grundlagen, die auch für den Menschen gelten sollten. Aggression, aber auch kollektive Gewalt wäre - von biologischer Warte aus - sinnvollerweise im Zusammenhang mit Verteilung und Verteilungskämpfen zu sehen.

Jüngste Stellungnahmen aus dieser Richtunng stammen von Meyer (1981), einem Vertreter der von Vollmer (1975) begründeten und von Riedl (1980) neu aufgegriffenen und erweiterten, evolutionistischen Erkenntnistheorie: "Gewalt ist eine Form der Macht ... Macht ist ein relationaler Begriff, er setzt die Existenz wenigstens zweier Akteure voraus, die wechselseitig ihr Verhalten zu beeinflussen trachten. Die quantitative Verteilung von Mitteln bestimmt in einer Interaktion die den Akteuren verfügbare Macht" (S. 53). Damit wird eine wichtige, zusätzliche Ebene der Verhaltensorganisation abgesprochen: Neben der triebhaft-personalen Ebene wird die soziale Ebene als neue Qualität Gegenstand biologistisch-evolutionärer Betrachtung: Das individuelle Triebgleichgewicht wird ergänzt durch Machtgleichgewichte über Kollektive.

Gewalt tritt, so gesehen, notwendigerweise zutage, wenn das Gleichgewicht von außen (bei Auseinandersetzung mit Individuen, die außerhalb der sozialen Gruppe stehen) oder von innen (bei Diskrepanzen zur kollektiven Zielsetzung) gestört wird.

Gewalt wurde auch oft als natürliches Instrument sozialer Macht bezeichnet, z.B. als Instrument militärischer oder politischer Eliten, wie es Fromm (1974) beschreibt, oder als Instrument der Auseinandersetzung zwischen den sozialen Gruppierungen (z.B. Markard 1982). Im zweiten Fall ist es auch üblich, von struktureller Gewalt zu sprechen: "... hier tritt niemand in Erscheinung, der einem direkt Schaden zufügen könnte; die Gewalt ist in das System eingebaut und äußert sich in ungleichen Machtverhältnissen und folglich ungleichen Lebenschancen" (Galtung 1971, S. 62). Galtung sieht hier das strukturelle Äquivalent zur "sozialen Ungerechtigkeit" (S. 63).

Gewalt wäre demnach nur ein Ausdruck von Macht und Macht gehört in der einen oder anderen Form zur sozialen Organisation von Individuen. Je extremer allerdings in einer Gesellschaft Machtungleichgewichte existieren, je größer die Ausbeutung der einen durch die anderen, desto mehr herrscht Gewalt, umso häufiger wird es zu gewaltsamen Handlungen kommen.

Herstellung von Frieden heißt demnach Herstellung von Gleichgewichten.

(v) Dieses Zitat stammt ebenso wie noch später folgende aus einem Aufsatz im Jahrbuch der Max-Planck-Gesellschaft 1955 mit dem Titel "Über das Töten von Artgenossen", zit. n. Lorenz 1978.

Ausgleich bedeutet Verteilung von Machtmitteln. Je geringer die Machtmittel, desto weniger verheerend die Auswirkungen von Gewalt.

Die Dinge dürften aber komplizierter liegen; es sei wieder Lozenz zitiert. Eine der für ihn bedeutsamsten Beobachtungen hat Lorenz an Fischen, und zwar an Buntbarschen gemacht. Buntbarsche tragen heftige Revierkämpfe aus und verteidigen ihr Territorium paarweise mit Beschädigungskämpfen, wenn der Lebensraum für mehrere zugleich anwesende Buntbarsche zu eng wird. Jedes Paar verteidigt also - biologisch durchaus sinnvoll - einen minimalen Lebensraum für sich und seine potentiellen Nachkommen.

Was den Waffengebrauch betrifft, so scheint er sich bei Affen bemerkenswerterweise vor allem mit dem Leben in der Savanne zu entwickeln (Kortland und Kooij 1963). Dort dienen gezielte, wuchtige Schläge offenbar vor allem in der Auseinandersetzung mit Raubfeinden (Kortland 1972). Artgenossen gegenüber werden mitunter Zweige, Sand oder Steine geworfen, entweder von Bäumen herab oder mit einer von unten ausholenden Wurfbewegung, stets schlecht gezielt und in der Regel seitlich daneben, also eher vertreibend als verletzend. Mit Stöcken werden Artgenossen unter den Menschenaffen, wenn überhaupt, nur bedroht und dann auch hauptsächlich nur Freßfeinde.

Doch zurück zu den Beobachtungen von Lorenz an Buntbarschen. Wenn man in einem genügend großen (nicht kleinen) Becken nur ein einziges Buntbarschpärchen ansiedelt, so beginnen plötzlich die Partner untereinander, sich gegenseitig, teilweise bis zum Tode eines Partners zu bekämpfen. Lorenz interpretiert dies als eine der "Verhaltensstörungen, die aus einem ungenügenden Abreagieren der an sich normalen und arterhaltend sinnvollen Aggressionstriebe resultieren" (1955, S. 283). Auch "an der instinktiven, triebmäßigen Natur der menschlichen Aggression wird kaum jemand ernstlich zweifeln" (S. 290), meint Lorenz.

Es wäre falsch, von dieser Tierbeobachtung die These abzuleiten, daß Verteilungskämpfe letztlich nur ein Vorwand, ein austauschbarer Austragungsort für instinktive Aggressionen sind. Auch die Beobachtung der (lern-)verstärkenden Wirkung aggressiver Tätigkeiten (vgl. Eibl-Eibesfeldt 1975,S. 65) spricht eher für den Verstärungswert unmittelbar reizbezogener, konsummatorischer Verhaltensweisen generell (Premack 1971), als für (instinktiven) Lustgewinn durch Beschädigen oder Verletzen.

Worauf Ethologen in diesem Zusammenhang aber immer wieder hinweisen, ist die Unvermeidbarkeit von struktureller Gewalt bei kollektiven Auseinandersetzungen. Territorialität oder verallgemeinert strukturelle Gewalt wäre darüberhinaus weniger als ein Machtmittel zur Anpassung an vorhandene Strukturen zu begreifen, sondern als notwendiges Instrument im Dienste der Ausbreitung von Lebensformen.

27.2 Gewaltvermeidung

Schon auf der Ebene von individueller Gewaltanwendung bei Tieren kann man aber unter bestimmten Umständen instinktive Mechanismen der Gewaltvermeidung erkennen. Bei den meisten höheren Tieren gibt es nämlich zusätzlich biologische Mechanismen, die davor schützen, daß sehr nahestehende, d.h. äußerlich ähnliche Individuen, oder Individuen, deren Umgang vertraut ist, ernsthaft verletzt oder getötet werden.

Die wichtigsten aggressionshemmenden Mechanismen dieser Art werden von den Ethologen "Demutsgebären" genannt. Gemeint sind ganz bestimmte Ausdrucksbewegungen. Sie sind, wie Lorenz sagt, "markant von denen des Droh-Imponierens verschieden, oft geradezu das Gegenteil, das "Negativ" von ihnen" (S. 289). Manche Demutsgebärden stammen aus sexuellen Bewegungsweisen. Die meisten betreffen Körperhaltungen, die das Getötetwerden geradezu begünstigen würden. Ungeschütztheit und Wehrlosigkeit hemmt Aggressionen im Tierreich.

Da, wie die Biologen meinen, Aggressionen arterhaltend und biologisch nützlich sind, da es weiterhin zu extremen Selektionen aggressiver Verhaltensweisen kommen kann, ist es nur natürlich, daß bei Tieren auch aggressionshemmende Mechanismen entwickelt werden, um zu große Verluste auf individueller Ebene zu vermeiden. In diesem Zusammenhang können sich sogar innerartlich ausgesprochen ungefährliche Kampfformen entwickeln, bei denen zwar erbittert gekämpft wird, bei denen aber niemand ernstlich verletzt wird. Die Ethologen sprechen von sog. Komment-Kämpfen, deren Ablauf strengen Ritualen folgt.

Biologische Ritualisierungen sind für den Menschen allerdings kaum relevant. Lorenz betont dies ausdrücklich, indem er davon spricht, daß derartige, auf individueller Ebene phylogenetisch entwickelte Mechanismen auf der Ebene kollektiver Aggressionen nur geringfügig gelten. Es sei hier daher auch nicht weiter diskutiert, inwieweit man demokratische Spielregeln unter dieser Perspektive sehen kann. Gleichviel sind sie eine elementare Voraussetzung für "friedliche" Auseinandersetzung zwischen Menschen.

Rituale verlieren ihre Bedeutung, insbesondere wenn bei kollektiven Auseinandersetzungen zwischen Menschen dafür gesorgt ist, daß der einzelne Kämpfer seinen Feind nicht als gleichwertig oder gleichberechtigt empfindet und wenn der persönliche Kontakt zum Gegner unterbunden ist. Instrumentelle und kollektive Aggressionen sind tatsächlich ein wesentlicher Bestandteil psychologischer Friedensforschung (Nolting 1981).

Wenn sich auffällig gekleidete Personen in einer Warteschlange anstellen, so halten andere ihnen gegenüber größere Distanz als zu unauffällig gekleideten (Nesbitt und Steven 1974). Natürliche Rassenmerkmale und künstliche Feindbilder unterstützen seit jeher kriegerische Auseinandersetzungen. Computergesteuerte Systeme sind, da sie Distanz zum Gegner schaffen, gefährlichere und brutalere Waffen als Faustkeile. Unter diesen Umständen wird nocheinmal klar, daß Appelle an die individuelle Moral ungehört verhallen werden, wenn ein Kollektiv handelt.
Die Hoffnung für die Menschheit darin zu sehen, daß sie lernen könnte, ihr aggressives Potential für das Hohe, Gute und Schöne einzusetzen, ist wohl naiv. Spätestens seit den Experimenten von Milgram (1963), der seine

Versuchspersonen im Dienste einer "guten Sache" dazu brachte, tödliche Stromschläge auszuteilen, wissen wir, daß gruppenbildende soziale Mechanismen den Menschen stärker binden als seine, vielleicht vorhandene Einsicht in die Konsequenzen seines Handelns.

Nicht nur, daß kollektives Handeln offenbar den Mechanismus der Aggression verstärkt. Menschliche Aggressivität ist nach Meinung der Verhaltensforschung sogar eine notwendige Voraussetzung für die evolutive Herausbildung sozialer und arbeitsteiliger Lebensformen gewesen. Keine hochentwickelten sozialen Strukturen ohne hochentwickelte Aggressivität: "... bei Tieren mit sehr hoch entwickeltem Gesellschaftsleben findet man sehr selten eine Reduktion der aggressiven Instinkthandlungen, vielmehr bilden diese meist ein unentbehrliches Glied in dem System angeborener Verhaltensweisen, auf dem sich die Sozietät aufbaut" (Lorenz 1955, S. 282).

Belege für diese These findet man in jedem Lehrbuch der Verhaltensforschung. Es sei nur an die zahlreichen Imponier- und Drohgesten erinnert, durch welche die sozialen Abhängigkeiten in Affengesellschaften immer wieder aufs Neue gefestigt werden. Gerade bei hochentwickelten Tieren findet man häufig (gruppen-) normerhaltende Aggressionen gegenüber Außenseitern (vgl. z.B. Eibl-Eibesfeldt 1975, S. 108f). Kollektive Aggressionen hätten dann teils Selektionswert, teils einfach auch Stabilisierungswert in Verhältnis der sozialen Gruppen untereinander. Damit stellt sich die Frage, ob Friedfertigkeiten - naturgeschichtlich gesehen - nicht letztlich ein asoziales Motiv ist.

27.3 Austauschstrukturen

Individuelle und kollektive Aggressivität sind nicht die einzigen Mechanismen, die soziale Strukturen hervorbringen und aufrechterhalten. So ist das einfache "Miteinander" sicherlich - biologisch gesehen - eine der wichtigsten Wurzeln echten Sozialverhaltens. Obwohl häufig Tiere in einer Gruppe nur das tun, was sie auch als Einzeltiere täten, bringt das bloße "Miteinander" bereits gewisse Vorteile für die Gruppenmitglieder. Man denke etwa an den Summeneffekt, wenn alle Mitglieder einer Gruppe sich zugleich gegen einen Feind von außen verteidigen. Dies wird noch näher zu erläutern sein, denn ein solches Miteinander setzt in der Regel bereits eine gewisse Synchronisation des Verhaltens voraus.

Ein weiterer, nicht ganz so auffälliger Mechanismus der sozialen Bindungsfähigkeit von Organismen ist das "Füreinander", der sog. Altruismus. Diese Bezeichnung wird häufig synonym für prosoziales Verhaltens verwendet. Man versteht darunter in der Ethologie Verhaltensweisen, mit denen ein Tier unter Vernachlässigung des eigenen Wohls einem oder mehreren Artgenossen hilft.

Es sei vorweggenommen, daß dieser Mechanismus, wie im folgenden ausgeführt, ebenso wie Aggressivität für menschliches Sozialverhalten wahrscheinlich nicht zu hoch eingeschätzt werden darf. Für manche Biologen (Barash 1977) und manche psychologische Motivationsforscher (Homans 1967 und Blau 1968) liefern sie allerdings den wichtigsten Zugang für das Verständnis des menschlichen Sozialverhaltens.

Altruismus findet sich im Zusammenhang mit allen drei grundsätzlich Dimensionen der Lebensmotivation (Bösel 1981, S.5ff) beim Schutz des Organismus vor Beschädigung, beim Aufrechterhalten des Stoffwechsels und bei der Fortpflanzung. Altruistische Verhaltensweisen betreffen gegenseitiges Warnen und Verteidigen, gegenseitigen Narungsaustausch und Hilfe bei der Brutpflege.

Doch es gibt eindeutige Grenzen für biologischen Altruismus. Verhaltensweisen, die nicht dazu beitragen, daß sich das eigene Erbmaterial durchsetzt, werden nach soziobiologischer Lehre ausselegiert. Echter Altruismus, der bedingungslos das eigene Wohl dem Wohle anderer hintanstellt, ist nach den Selektionsgesetzen mit höchster Wahrscheinlichkeit zum Aussterben verurteilt.

Der Evolutionsgenetiker und Soziobiologe Hamilton hat (1964) detailliert nachgewiesen, daß es biologisch sinnvoll sein kann, nahen Verwandten unter Einsatz seines eigenen Wohlbefindens zu helfen. Eltern und Kinder haben ebenso wie Geschwister untereinander im Mittel jeweils die Hälfte der Erbmaterials gemeinsam. Wenn der eigene Einsatz dazu führt, daß sich zwei oder mehr derartig nahe Verwandte fortpflanzen können, dann ist es biologisch sinnvoll, selbst sein Leben zu opfern. Ähnliche Berechnungen kann man für Vettern oder Nichten anstellen.

Biologischer Altruismus kann auch zwischen Nichtverwandten existieren. Ein wichtiges biologisches Beispiel dafür sind Warnrufe, die z.T. über die Art hinaus verstanden werden. Der Rufer selbst läuft Gefahr, die Aufmerksamkeit des Feindes auf sich zu ziehen. Doch auch der Vorteil liegt auf der Hand: Der Feind weiß, daß er entdeckt wurde und gibt vielleicht sein Vorhaben ganz auf. Er tut dies umso eher, je öfter ihm ein Warnruf aus einer Kolonie vorausgeeilt ist. Überdies haben Warnrufe bei Tieren meist eine derartige Färbung, daß sie schwer zu lokalisieren sind. Der Rufer hält also sein eigenes Risiko ohnehin gering.

Solche und ähnliche Überlegungen haben dazu geführt, alle Arten von Altruismus dahin zu prüfen, inwiefern sie nicht letztlich dem Eigennutz dienen. Tatsächlich gibt es viele Gründe anzunehmen, daß bei Nichtverwandten Altruismus davon abhängt, wie groß die Chance ist, daß sich der Andere auf der einen oder anderen Ebene revanchiert.

Sahlins äußerte 1965 die Vermutung, daß balancierter, d.h. auf Austausch beruhender Altruismus bei Menschen höchstens noch innerhalb eines Volkes möglich ist, genauer innerhalb von Menschengruppen, die sich selbst als "Volk" bezeichnen. Viele nichtindustrialisierte Gesellschaften haben in ihrer Sprache keinen anderen Ausdruck, um sich selbst zu bezeichnen, als ein Wort für "Volk" oder "Mensch" (Lorenz 1955, S. 296). Zwischen Volksstämmen gebe es aber nur ein Dominanzringen, also Ausbeutung oder Kampf.

Unplausibel ist in diesem Zusammenhang die Bezeichnung "Altruismus". Treffender wäre es, hier von einem "Biologistischen Macchiavellismus" zu sprechen. In den Sozialwissenschaften existiert eine entsprechende Theorie der "Gegenseitigkeit" schon seit dem 16. Jahrhundert. In der Gegenwart wird sie als "Austauschtheorie" von psychologischen Motivationsforschern wie Homans (1958, 1967), Blau (1968) und Foa (1971) vertreten.

So prägt ein Gesellschaftsbild die anthropomorphe Tierbeschreibung und der daraus entstehende Biologismus rechtfertigt das Menschenbild. Daß Anthropomorphismen in diesem Zusammenhang allerdings nicht zu vermeiden sind, aber immer wieder auf ihren Geltungsbereich überprüft werden müssen, haben wir bereits eingangs erwähnt. Reziproker, d.h. Gegenleistung erwartender Altruismus spielt sich also bei Tieren (natürlich unbewußt) etwa auf der Ebene ab: "Warne ich dich jetzt, dann warnst du mich das nächste Mal". Nach Turner, Foa und Foa (1971) gelte für den Menschen: "Ich sage dir jetzt, daß ich dein Freund bin, dann sagst du mir das nächste Mal, daß du mein Freund bist".

Auch beim Menschen bleibt es also scheinbar bei unbarmherzigen Wettbewerbsgesetzen. In einer ansonsten seltenen Übereinstimmung zwischen Natur- und Sozialwissenschaften scheint zu gelten: Wer nichts zu geben oder zu bewahren hat, hat auch nichts zu bekommen. Man könnte es das Prinzip der Gewinn-Maximierung auf individueller und auf Gruppenebene im freien Austausch der Kräfte nennen. Praktische Probleme gäbe es nur im Verhältnis zwischen Gruppen- und Einzelinteressen. Dies bliebe der politischen Auseinandersetzung vorbehalten, d.h. der Möglichkeit, Macht und gegebenenfalls Gewalt auszuüben auf der einen Seite und der Möglichkeit, sich zu solidarisieren, auf der anderen Seite.

27.4 Das Gefangenendilemma

Kooperatives Verhalten läßt sich bis zu einem gewissen Grade am Paradigma des sog. Gefangenendilemmas studieren. Es war Anfang der 50ige Jahre Gegenstand zahlreicher Diskussionen und ist untrennbar mit den Namen M.M. Flood, M. Desher und A.W. Tucker verbunden (vgl. Rapoport und Chammah 1965; Rapoport 1966 und 1967; Brams 1975). Im Prinzip geht es dabei um folgendes Problem: Zwei Gefangene sitzen in getrennten Zellen. Jedem von ihnen wird angeboten, gegen den anderen auszusagen (was für den anderen eine Strafverschärfung nach sich zieht) und sich dadurch freizukaufen. Jeder von beiden weiß vom Angebot an den anderen. Falls beide gestehen, soll zwar auch eine Strafverschärfung eintreten, allerdings in nicht zu hohem Ausmaß. Jeder von beiden muß eine Entscheidung nach Abschätzung des Risikos durch die Entscheidung des anderen treffen.

In neuer Zeit hat die Diskussion um dieses Paradigma wieder zugenommen, wobei sich neben Spieltheoretikern auch Soziobiologen beteiligen (Axelrod und Hamilton 191; Russett 1983). Wie scheinbar lebensnah dieses Problem sein kann, zeigen die folgenden Formulierungen (Hofstadter 1983): Jemand schließt ohne weitere Sicherstellung oder hinreichende Rechtgrundlage einen Vertrag, regelmäßig eine Ware gegen einen bestimmten Geldbetrag zu beziehen. Jeder der beiden Partner muß gewärtig sein, vom anderen im Stich gelassen zu werden; jeder Vertragsbruch bringt dem Vertragsbrüchigen kurzfristige Vorteile. Wie verhält man sich, wenn man längere Zeit aufeinander angewiesen ist, bei einem Vertragsbruch?

Noch eine andere Version: Ein Rundschreiben an eine kleine Zielgruppe teilt mit, daß über das Restbudget einer Haushaltsanmeldung rasch zu entscheiden ist. Der Betrag wird dem zugeteilt, der sich innerhalb eines Tages meldet. Bei mehreren Meldungen wird die Summe gleichmäßig aufgeteilt. Meldet sich auf das Rundschreiben niemand, so wird der Betrag in ein für alle ertragreiches Gemeinschaftsprojekt investiert, wobei in diesem Fall der Nutzen für jeden höher liegt als bei einer von vornherein vorgenommenen Aufteilung.

Es lohnt kaum, die einzelnen Alternativen für die genannten Problemstellungen durchzudiskutieren. In allen Fällen ist streng kooperatives Verhalten mit einem sehr gropden individuellen Risiko verbunden. Bei der Überprüfung der Realitätsnähe zu menschlichem Sozialverhalten fällt jedoch auf, daß allen Versionen des Gefangenen-Dilemmas eine Randbedingung gemeinsam ist: Zwischen den Beteiligten ist kein "stellvertretendes Austauschen" im Sinne von Kommunikation vorgesehen.

28. Zum Verhältnis von Emotionalität und sozialem Verhalten

Stammesgeschichtliche Anpassungen, wie sie bisher erwähnt wurden, spielen beim Menschen eine ebensolche Rolle wie bei Tieren. Darüberhinaus müssen aber gesellschaftliche Prozesse berücksichtigt werden, die vom Menschen aufgebaut und verändert werden, die aber auch selbst Anpassung verlangen. In diesem Zusammenhang soll die Aufmerksamkeit von erbkoordinierten Motiven allmählich auf die handlungsvorbereitenden, motivationalen Eigenschaften von menschlichen Emotionen gelenkt werden. Wie bisher wird unter Emotion ein im Gehirn entstehender Aktivierungsprozeß verstanden, der im Erleben mehr oder weniger bewußt repräsentiert sein kann, der aber vor allem Handlungen unbewußt (auf physiologischer Ebene) vorbereitet, Handlungsintentionen in Gang setzt und konkrete Handlungen motivational beeinflußt.

Die bis jetzt genannten Gründe für kooperativer Verhalten lassen sich nun verallgemeinert und kurzgefaßt so formulieren: Angst vor sozial unerwünschter, kollektiver Gewalt und Angst vor Beeinträchtigung des freien Wettbewerbs. Diese zwei Argumente gehen auch in die bezeichnenderweise negative Friedensdefinition von Galtung (1971, S. 86) ein: "als Abwesenheit von personaler Gewalt und Abwesenheit von struktureller Gewalt".

Die naturgeschichtliche Betrachtung liefert aber noch weitere Argumente, darunter auch positive. In Abhehung von den elementar-biologischen Aggressionsmechanismen und den prosozialen Austauschgesetzen sollen die folgenden Überlegungen Mechanismen betreffen, die wir "soziale" nennen.

Einen wichtigen Modellfall für echtes Sozialverhalten in einfachen Strukturen liefern bereits Affengesellschaften. Soziobiologisch bedeutsam ist z.B. die fallweise Bevorzugung ranghöherer Männchen durch kopulationsbereite Weibchen. Im Zusammenhang mit dem bisherigen Argumentationsgang sei aber ein anderes Beispiel ausführlicher dargestellt.

Mehrfach ist das Verhalten von Affenmüttern beschrieben worden, deren Kind gestorben ist oder getötet wurde. Nicht selten geschieht es, daß eine derart trauernde Mutter einem anderen Weibchen deren Baby stiehlt und sich seiner annimmt. Was soll das für einen biologischen Sinn haben? Die erste Annahme betrifft wohl eine Art Pflegetrieb, der sein Objekt sucht.

Man muß jedoch davon ausgehen, daß ein solcher Mechanismus in der Evolution nur dann bestehen bleibt, wenn er einen Überlebensvorteil für das entsprechende Erbmaterial bedeutet. Wo liegt de Nutzen? Die Soziobiologen sprechen hier von einem "Fehler" (Dawkins 1978, S. 121), denn der Vorteil, durch Adoption in der wertvollen Kunst der Kinderpflege geschult zu werden, scheint im Verhältnis zum Aufwand doch sehr gering zu sein. Es ist auch fraglich, ob man durch Adoption Gewinn aus einer Dankbarkeit ziehen kann, von der man hofft, daß sie die Verwandten des Kindes zeigen werden. Die Adoptionsbereitschaft von Müttern oder Ehepaaren, die selbst noch Kinder bekommen können, bleibt soziobiologisch erst einmal unerklärbar.

Nun sind alle Organismen bedacht, die Integrität ihrer physischen und psychischen Existenz zu verteidigen. Dieses biologische Motiv steht in engem Zusammenhang mit der Entwicklung der der Aggressivität. Darüberhinaus existiert die Fähigkeit, sich zu vermehren und auszubreiten. Vermehren und Ausbreiten ist aber nur möglich, wenn der Organismus es schafft, sein Verhalten dem Verhalten anderer Organismen oder wechselnden Umwelten gegenüber anzupassen.

Diese letztgenannte Dimension ist für den Menschen so bedeutsam: Anpassungsfähigkeit an wechselnde Gegebenheiten, Spezialist der Nicht-Spezialisierung zu sein, die enorme Lenfähigkeit und Flexibilität, die Fähigkeit zu synchronisiertem und arbeitsteiligen Verhalten, das vielfältige Miteinander und Füreinander. Alles das hat - biologisch gesehen - wohl eine gemeinsame Wurzel: Die Fähigkeit zu intensivem Informationsaustausch, die Fähigkeit zu intensiver Kommunikation.

Der exponierteste Vertreter der biologischen Egoismustheorie, der Zoologe Richard Dawkins, hat es in seinem Buch über das selbstsüchtige Gen (1978) so formuliert: "Gibt es irgendwelche Gründe für die Vermutung, daß unsere eigene Spezies eine Sonderstellung (in bezug auf die bisher geschilderte "Überlebensmaschinerie" einnimmt? Ich glaube die Antwort ist Ja... Die Sprache scheint sich auf nicht-genetische Weise zu entwickeln, und zwar mit einer Geschwindigkeit, die ganze Größenordnungen rascher ist als die genetische Evolution" (S. 223). Dawkins verweist nachdrücklich darauf, daß mit der Entwicklung von individuellen Gedächtnissen und differenzierten Möglichkeiten der Kommunikation beim Menschen der Überlebenskampf auf genetischer Ebene abgelöst wird durch ein Konkurrieren von Ideen. Dem "Gen" als Einheit des Erbmaterials stellt er das "Mem" als Einheit schützenswerter Gedächtnisinformation gegenüber. Im folgenden wird statt dessen von Bildern (etwa im Sinne von Miller, Galanter und Pribram 1960), oder, im Zusammenhang mit Plänen, von Aspekten der personalen Existenz gesprochen werden.

Der Sozialhistoriker Imhof (1984) setzt sich mit dem Bewußtsein darüber auseinander, daß der Einzelne Träger einer Idee, einer Aufgabe, einer Rolle ist. Dieses Bewußtsein wäre in den vergangenen Jahrhunderten stärker ausgeprägt als jetzt, wo Traditionen und soziale Netzwerke eine geringere Stabilität aufweisen. Allerdings entspräche eine Zuordnung zu solchen gesellschaftlichen Strukturen grundlegenden menschlichen Bedürfnissen. Voraussetzungen dazu würden von "innerer Stabilität", d.h. dem Bemühen um weltanschauliche Synthesen, geschaffen werden.

Auf dieser kommunikativ-gesellschaftlichen Ebene spielt sich jedoch ein völlig unbiologischer "Kampf ums Dasein" ab. Sein wesentlichstes Merkmal ist, daß sich teilweise schon Menschenaffen, vor allem aber Menschen mit sozialen Gruppen identifizieren, die durch Gemeinsamkeiten in den kommunikativen (und nicht mehr in den genetischen) Informationen verbunden sind. Einige Eigenschaften dieses "Kampfes" können aber auch aus naturgeschichtlicher Sichtweise erkannt werden.

Da ist z.B. die Erweiterung des persönlichen Einflußbereichs, des Territoriums: Jede Affenmutter weiß einige Tricks, wie man im Urwald am besten überlebt. Diese Tricks gibt sie an ein Kind weiter, egal welches Erbgut es trägt. Adoptionen sind ein Ausdruck dafür, daß der "way of life", die eigenen Macht- und Informationsmittel höher gelten als die anderer Personen.

Es sind also Bilder, oder, im Zusammenhang mit personalen Existenzen, um Dinge mit Vorbild-Charakter, die man durch das soziale Leben erwerben kann und die in der sozialen Auseinandersetzung verteidigt und weitergegeben werden können. Auch wir Menschen adoptieren nicht, weil wir Teile unserer materiellen und personalen Existenz weitergeben wollen. Ähnliches gilt wohl überhaupt fürs Kinderkriegen.

Hat nun jemand eine festgefügte personale Existenz oder zumindest einen festen Standpunkt, so kann er ehrlicherweise eigentlich nur intolerant sein. Glaubensgemeinschaften, Ideologien und Religionen sind von ihrem Selbstverständnis her intolerant ("Wer nicht für mich ist, ist gegen mich"). Damit stellt sich die Frage, ob nicht doch Gewalt zu rechtfertigen ist, wenn der gute Zweck die Mittel heiligt.

Nun können sich personale Existenzen, ebenso wie es für Träger von Erbmaterial gilt, einander zuwenden, in Informationsaustausch treten und zu einem neuen Ganzen kommen.

Was auf dialektisch-problemlösender Ebene als Dreischritt begriffen werden kann, muß sich auf sozialer Ebene statt als Toleranz sinnvollerweise als ein Bemühen um "Verständnis" abspielen. Ein soziales Zusammensetzen dieser Art hat für kleine Gruppen eine hochgeschätzte Tradition. Man denke an die verschiedenen Riten des gemeinsamen Essens und die Arten von Symposien und Konferenzen, die sich daraus entwickelten. Innerhalb einer größeren Gruppe, auch innerhalb eines Volkes hat diese soziale Neugierde sehr viel mit Minderheitenschutz zu tun. Zwischen Völkern kann man es wohl "Frieden" nennen. Krieg wäre dagegen "organisierte Friedlosigkeit" (Senghaas 1972).

Unter diesem Gesichtspunkt hat Dawkins (1978) unrecht, wenn er meint, daß sich die menschlichen Kommunikationsformen schon sehr weit entwickelt hätten. Vielmehr sollte man das Augenmerk darauf richten , wie mangelhaft sie noch sind. Dennoch sind die Kommunikationswege zwischen allen Menschen schon so weit ausgebaut, daß eine rein biologische Evolution innerhalb der Menschheit nicht mehr möglich ist. Es gibt keinen Weg zurück in die vorgesellschaftliche Natur.

Auseinandersetzungen zwischen Menschen werden sich aber nicht immer auf sozial erwünschter Ebene abspielen. Dazu ist die Menschheitsgeschichte (d.h. die Geschichte der sozialen Traditionsbildung) zu kurz. Es stellt sich jedoch die Frage, ob es sinnvoll ist, im anderen Fall bereits von asozialem Verhalten zu sprechen. Vermutlich ist für den gesellschaftlich lebenden Menschen sogar personale Gewalt als eine Form der Kommunikation anzusehen. Als soziales Instrument wurde Gewalt bereits eingeführt. In manchen Fällen der Notwehr ist es vielleicht auch die einzige Form, die zur Verfügung steht.

Dennoch ist Gewalt als perspektivloses Mittel der Auseinandersetzung grundsätzlich abzulehnen. Verständnis für Gewalt und Billigung von Gewalt sind zwei verschiedene Dinge.

Allerdings setzt jede Form von Auseinandersetzung, die auf Verständnis aufbaut, eine soziale Struktur voraus, in der Kommunikation und gegebenenfalls eine Fortentwicklung von Ideen möglich ist. Damit läßt sich auch ein Kriterium für Frieden trotz Ungleichgewichten und Widersprüchen in sozialen Strukturen formulieren: Es muß Perspektiven geben.

Die strukturelle Macht, die Macht des Staates z.B., kann dazu führen, daß Ideen einfach unterdrückt werden. Die Machtverhältnisse in unserer gesellschaftlichen Struktur kann denen helfen, die Ideen bloß für individuelle Vorteile vermarkten. Es sind aber auch Strukturen denkbar, die Ideen schützen und ihre Fortentwicklung schützen. Jede soziale Handlung ist daran zu messen, inwieweit sie auch anderen, auch den Machtlosen, eine reele Chance läßt.

Das Verhältnis von biologischer und gesellschaftswissenschaftlicher Forschung bedarf in diesem Zusammenhang noch einer weiteren kurzen Kommentierung. Es wäre falsch, hier Gegensätze aufbauen zu wollen, da beide Forschungsrichtungen Aussagen über menschliches Verhalten machen wollen. Wo Widersprüche auftauchen, muß eine der beiden Positionen (oder auch beide) korrigiert oder erweitert werden.

Da im Gegensatz zu Tieren der Mensch über erstaunlich vielfältige Anpassungsmöglichkeiten verfügt, ist restriktiven and pessimistischen Aussagen von Seiten der Biologie eher mit Mißtrauen zu begegnen. Dies kann explizit auf biologische Skepsis gegenüber aggressionsarmen Umgehensweisen bezogen werden. Dies gilt aber auch für häufig geäußerten Pessimismus im Bereich der intellektuellen oder musischen Förderung, wo die Wahl des Ausbildungsziels und vor allem die Wahl der Förderungsmethode gesellschaftlich bedeutsameren Einfluß auf die soziale Integration vorliegen, zeigen manche Erfolge der medizinischen Rehabilitation sehr eindrucksvoll. Ähnliches gilt in gleichem Maße für eine soziale Rehabilitation, die fördert individuelle Besonderheiten positiv zu interpretieren und damit gesellschaftlich zu nutzen versteht.

Andererseits können manche gesellschaftspolitisch geäußerte Postulate nur durch Anpassungen mit hohen biologischen Anpassungskosten erreicht werden. Beispiele dafür sind vielleicht im Bereich der Sexualität zu suchen, wo die emotionale Bedeutsamkeit zwischengeschlechtlicher Beziehungen weder von puritanischen wie von liberalen Standpunkten aus nicht unterschätzt werden sollte. Ähnliches gilt vielleicht auch im Bereich der geschlechtsdifferenzierenden Rollenzuweisung, wo biologische und uralte, vielleicht sogar durch biologische Variationen mittlerweile unterstützte, gesellschaftliche Anpassungen eine spontane Beanspruchungsverschiebung bei vielen Personen nur unter größter individueller Anstrengung zulassen.

Schließlich bleibt festzuhalten, daß die Relevanz biologischer und gesellschaftswissenschaftlicher Forschung nicht gegeneinander aufgerechnet werden kann. Beides ergänzt sich. Zu klären ist im Einzelfall, für welches Problemfeld welche wissenschaftliche Disziplin die differenzierteren Aussagen bzw. die Aussagen mit dem größeren heuristischen Wert machen kann. In der Regel wird dies davon abhängen, wie sehr der Körper und seine biologischen Grundsbedürfnisse involviert gesehen werden bzw. wie sehr es vordergründig um Informationsverarbeitung, konkrete Zeitprobleme und um ideele Auseinandersetzung geht.

29. Emotion und Kommunikation

In der Naturgeschichte der Organismen gibt es, wie bisher dargelegt, qualitativ unterschiedliche Ebenen der Interaktion. Die Ebene des Schutzes und des Austauschs von Erbmaterial ist im Tier- und Pflanzenreich die wichtigste Interaktionsebene zwischen Individuen. Die Interaktion läuft hier in verschiedenen Weisen: Abgrenzung und Zerstörung ist eine Art, Kooperation und Hilfe eine andere Art der Interaktion. Durch die im Zusammenhang mit dem Austausch von Erbmaterial erforderliche Synchronisation von Verhaltensweisen wird aber schon eine zweite Interaktionsebene vorbereitet, die der Kommunikation, die für uns Menschen so zentral geworden ist.

Wenn von Kommunikation die Rede ist, so wird häufig formal unterschieden nach
- dem Kommunikationsmotiv (Kontakt- oder Hilferuf, Befindlichkeitsausdruck oder Mitteilung, Wunsch oder Verhaltensanweisung)
- der Kommunikationsart (durch Mimik und Gestik, vegetativ- physiologisch, verbal, durch Handlung)
- der Effizienz der Kommunikation (ist die Botschaft richtig angekommen, wird sie im richtigen Kontext analysiert, führt sie zum erwünschten Erfolg).

Im folgenden soll ein kurzer Abriß der Naturgeschichte menschlicher Kommunikation versucht werden, der nach den Inhaltsbereichen der drei großen biologischen Motivsysteme - Abgrenzung und Schutz, Stoffwechsel, sowie Fortpflanzung und Ausbreitung - gegliedert ist.

29.1 Fortpflanzung und Kommunikation

Die Entwicklung von Kommunikationssystemen scheint mit dem Bereich der Fortpflanzung am engsten verbunden zu sein. Jede Form von Begattung setzt ja eine Art Verhaltenssynchronisation voraus, die nur auf der Grundlage kommunikativen Austauschs zustande kommen kann.

Um einen Begriff von der Komplexität dieses kommunikativen Austauschs im Dienste des Fotpflanzungsbedürfnisses zu geben, soll hier nur ein ganz kurzer Überblick folgen. Nach Immelmann (1979) sind die wichtigsten kommunikativen Funktionen:

- Zusammenführen der Geschlechter (durch optische, aktustische und Duftsignale)

- Unterschreiten der individuellen Schutzdistanz (traditionellerweise spricht man hier vom Überwinden der innerartlichen Aggression) durch Verbergen von natürlichen Waffen und durch Aktivierung inkompatibler Verhaltenstendenzen (z.B. aus dem Bereich der Brutpflege). Das Verhältnis von Sexualtität, aggressiven Verhaltensweisen und Angstreaktionen sei hier ausgeklammert (vgl. dazu Bösel 1981, S. 201).

- Synchronisation der Paarungsstimmung. Dies geschieht im wesentlichen durch eine bei beiden Partnern vorhandene Wahrnehmung von Hinweisreizen, die eine Paarung günstig erscheinen lassen. Im Tierreich sind es Hinweisreize, die das Eintreffen günstiger Bedingungen für die Fortpflanzung im voraus ankündigen, z.B. die Tatsache, daß sich durch eine Zunahme der Tageslänge die warme Jahreszeit ankündigt. Beim Menschen scheint eine wichtige Voraussetzung das zu sein, was wir im letzten Ab. "Perspektive" nannten (wobei es einem im Augenblick durchaus schlecht gehen kann).

Ist diese Art Perspektive bei einem Partner stärker ausgepägt wie beim anderen, so dient aktuelles Sexualverhalten dazu, die Stimmung auch auf den anderen Partner zu übertragen. Sowohl die gleichzeitige Intensitätssteigerung wie die zeitliche Abstimmung der Paarungshandlungen sind Ziel des Sexualverhaltens. Es geschieht durch Darbietung sexuell stimulierender Reize, von deren Auswahl und deren Darbietungsdauer der Erfolg abhängt. Sowohl der qualitative wie der quantitative Aspekt wird durch Eingliederung des individuellen Verhaltens in Gruppenverhalten gefördert. (Das betrifft die Funktion der später noch zu erwähnenden sozialen Normen.)

In vielen Primatengruppen wählt das Affenweibchen den Paarungspartner aus und bevorzugt dabei oft nach Möglichkeit ranghöhere Männchen (Ford und Beach 1969, S. 99). Vieles spricht dafür, daß als phylogenetischer Neuerwerb die Sexualität über ihre Fortpflanzungsfunktion hinaus selbst in den Dienst sozialer Kommunikationsstrukturen tritt und Strukturen nicht nur aufbauen hilft, sondern auch zur Festigung der Paarbindung beiträgt.

Diese Art der "Funktionsumkehr", bei der biologische Funktionen im Verlauf der stammesgeschichtlichen Entwicklung in den Dienst von Kommunikationsstrukturen treten, deren Kommunikationsarten sich ursprünglich im Zusammenhang mit der Funktion entwickelten, ist ein zentrales Argument in der folgenden Diskussion um die Bedeutung von Kommunikation, aber auch biologischer Funktionen beim Menschen.

Man kann nun fragen, inwieweit Sexual- und Heiratsbindungen beim Menschen nicht überwiegend "Zweckbindungen" sind. Deren "Zweck" läge dann weder vorrangig in der Befriedigung eines wie immer gearteten Sexualtriebes, noch primär in der Erzeugung von Nachkommenschaft, sondern in den damit zu gewinnende Erfahrungs-, Kommunikations- und Kooperationsbereichen. Der engere Problemzusammenhang (Bündnisheiraten, Exogamiegebot) wird später nocheinmal aufgegriffen werden.

Umgekehrt ist aber zu fragen, inwieweit die Ausdifferenzierung kommunikativer Strukturen im Bereich der Fortpflanzung nicht geradezu paradigmatisch für mögliche Entwicklungen kommunikativen Austauschs zwischen Menschen sein können. Tatsächlich dürfte diese Art Kommunikation die längste evolutive Geschichte haben. Sie könnte Hinweise dafür geben, was geschehen muß, wenn Individuen in Austausch treten sollen.

29.2 Feindabwehr und Kommunikation

Sicherlich ist die Fortpflanzung nicht das einzige biologische Grundbedürfnis, aus dem sich Kommunikationsweisen im Tierreich entwickelt haben. Die Schwarmbildung im Tierreich liefert hierzu gute Beispiele.

Schwarmbildung bei Fischen dient in erster Linie dem Zweck, Schutz vor räuberischen Angriffen zu bieten. Dieser "Zweck" ist im Tierreich das Ergebnis einer Bewährung gegenüber evolutiven Selektionsmechanismen. Durch eine Vielzahl von lose koordinierten Bewegungen von Einzelindividuen würde die Aufmerksamkeit eines angreifenden Räubers geteilt und damit ineffizient (Immelmann 1979, S. 183, Partridge 1982).

Für das Schwarmmitglied bedeutet die Erfordernis sich hier mit anderen zu koordinieren, nur einen geringen Aufwand. Der Zusammenhalt in Fischschwärmen erfolgt nur durch eine teilweise und sehr elementare Beanspruchung und Koordination zweier Sinnessysteme. Beteiligt sind das visuelle System und das für Wasserdruckschwankungen empfindliche sog. Seitenliniensystem, die beide die Position des Schwarmnachbarn registrieren können (Partridge und Pitcher 1980). Vergleichbare Prinzipien dürften auch für das Zustandekommen von Schwärmen und Horden bei anderen Tieren gelten, ja sogar für den sehr "menschlich" anmutenden Verteidigungskreis, den Moschusochsen, Wildschafe und Bisons im Verteidigungsfall um ihre Jungtiere ziehen.

Bewußt wurde bisher Tierverhalten bei Konfrontation mit Räubern einer fremden Art, innerartliche Auseinandersetzung und Konfrontation mit bedrohlichen nichtbiologischen Reizen nicht streng voneinander getrennt. Es wird nämlich in neuerer Zeit immer häufiger diskutiert, daß - wohl auf grund einer genetisch bedingten Ausstattung mit bestimmten neuronalen Mechanismen - die genannten Fälle zumindest beim Menschen zu ähnlichen emotionalen Reaktionen führen können (vgl. Lischke in Selg 1979; für Schimpansen vgl. auch Eibl-Eibesfeldt 1975, S. 83 und S. 90). Auszunehmen ist freilich Tierverhalten, wo für eine bestimmte Feind-Art spezielle Verteidigungs- oder Schutzinstinkte existieren. Dies kann für den Menschen nichteinmal in bezug auf Spinnen, Schlangen oder Raubtiere zweifelsfrei behauptet werden. Die Rolle von besonders aggressionsfördernden Feindbildern wurde bereits in Abschnitt 27.2 erwähnt.

Was den biologischen Gruppenzusammenhalt betrifft, so kann er soziobiologisch unter der Bedingung der genetischen Verwandtschaft auch dann sinnvoll sein, wenn der Einzelne dadurch Schaden erleidet. Für den Menschen könnte man - unter Berücksichtigung der Thesen des Abschnitts 28. - auch noch die Voraussetzung der ideellen Verwandtschaft zulassen. Sind diese Voraussetzungen nicht erfüllt, so kann ein Gruppenzusammenhalt vernünftigerweise nur dort erwartet werden, wo auch der Einzelne aus der Gruppe individuelle Vorteile ziehen kann.

Ferguson und Noakes beobachteten bei Fischen, daß im beengten Lebensraum der Gruppenzusammenhalt im Dienste des existentiellen Schutzes eher durch das Gruppeninteresse erfolgt, das bei Fischen in der Erhaltung der Erbmasse (des Genpools) liegt. Nach Partridge (1982 aaO) erfolgt die Solidarisierung im offenen Lebensraum eher durch Zusammenschluß von Einzelinteressen.

Kommunikation über Abwehr unter kollektiver Bedrohung scheint jedenfalls unabhängig von der Bedrohungsart in weiten Bereichen des Tierreichs eher spärlich ausgebildet zu sein. Vom menschlichen Standpunkt aus würde auch interessieren, ob es im Tierreich Ansätze dazu gibt, direkten Kontakt mit dem Bedrohungspbjekt bzw. mit dem als Feind diagnostizierten Individuum außerhalb der Gruppe kommunikativen Kontakt aufzunehmen.

Nicht unerwähnt sollte in diesem Zusammenhang bleiben, daß etwa Ratten, wenn sie im Laufe ihres Lebens an einem bestimmten Ort ihres Lebensraums plötzlich einen Elektroschock erhalten, diesen Ort in der Folge bevorzugt aufsuchen und erst nach einer Reihe negativer Erfahrungen fernbleiben. Unter geeigneten experimentellen Verstärkungsbedingungen kann man auf diese Weise sogar eine Art masochistischen Verhaltens erzeugen.

In neuerer Zeit wird immer deutlicher, daß der Erregungsaspekt von Angst und die Neugiermotivation zwei Aspekte der gleichen Emotion darstellen (vgl. Bösel 1974, S. 52f und 1981, S. 200). Sie werden durch den gleichen, emotionssteuernden neutralen Mechanismus in Gang gesetzt, der im Zusammenhang mit orientierender Informationsverarbeitung als "Anstrengung" bezeichnet wurde.

Für die Interaktion bei potentiell aggressiven Reaktionen liefert der Funktionsbereich der Fortpflanzung die wohl eindrucksvollsten Beispiele, welche Möglichkeiten es "Brückenschlagens" in solchen Fällen der kommunikative Austausch ermöglicht. Nicht zuletzt aus diesem Grunde wurde im vorangegangenen Abschnitt auf die biologische Vielfalt an Kommunikationsarten in diesem Bereich hingewiesen.

Die Bedeutung von Kommunikationsarten, die aus dem Funktionskreis der Fortpflanzung stammen und im Dienste des organismischen Schutzbedürfnisses eingesetzt werden, muß unter zweierlei Hinsicht gesehen werden. Zum einen ist ihre Wirkung unter dem soziobiologischen Ziel der Erhaltung der Gene zu sehen, betrifft also die Auseinandersetzung und Interaktion zwischen Verwandten. Zum anderen können Kontakt-Rituale im Paarungsbereich, im agonistischen Bereich und im Bereich "friedlicher" Auseinandersetzung analog gesehen werden, und zwar im Hinblick auf Funktionen wie "Zusammenführen der Agonisten", "Unterschreiten der Schutzdistanz" oder "Synchronisation der momentanen Interaktionsbereitschaft".

Eibel-Eibesfeldt (1975) verweist vor allem auf die Rolle von Heiratsbindungen und der Intervention Verwandter (S. 244f) bei der friedlichen (kommunikativen) Auseinandersetzung. Bündnisheiraten zwischen Herrscherfamilien (Habsburgischer Wahlspruch: "Andere mögen Kriege führen. Du, glückliches Österreich, heirate!") scheinen diese These zu belegen. Entwicklungsgeschichtlich gesehen dürfte jedoch die Gewaltvermeidung auch hier eher als sekundärer Effekt anzusehen sein. Wir sehen hier in Fortführung der Argumentation des vorigen Abschnitts primär den Effekt der Ausweitung des Kooperationsbereichs.

Auf mögliche Kontakt-Rituale im Zuge von Auseinandersetzungen analog zu Kontakt-Ritualen im Fortpflanzungsbereich sei hier nicht weiter eingegangen.

29.3 Nahrungsbeschaffung und Kommunikation

Etwas komplizierter wird es, wenn es um die kollektive Steuerung von Aktivität und Intensität des Verhaltens geht. Wie erkennt ein Tier, daß eine Tätigkeit der Gruppe für das individuelle Wohl zumindest langfristig förderlich ist und für welche Aktionen ist es bereit mitzumachen?

Bis vor kurzem glaubte man, daß Gruppenjagden erst bei höher entwickelten Tieren vorkommen, wie z.B. bei Wölfen und Löwen. Tatsächlich jagen auch Raubfische wie Barracuda oder Thunfisch in Schwärmen. Die erste wichtigste Erkenntnis ist nun, daß Jagdschwärme wesentlich komplizierter organisiert sind wie Schutzschwärme (Partridge und Pitcher 1980 aaO). So ordnen sich z.B. Thunfische beim Jagen zu einer parabolischen Anordnung, die voraussetzt, daß jedes der bis zu 20 Einzeltiere seine Position und Funktion im Gesamtschwarm kennt und sich dementsprechend verhält.

Wir sind weit entfernt davon, die Mechanismen kollektiv organisierten Verhaltens zu verstehen. Einige Hinweise bekommt man, wenn man den Nahrungserwerb unter dem Gesichtspunkt des Informationsaustauschs über Nahrungsquellen betrachtet. Bei koloniebildenden Vögeln fliegen bei Tagesanbruch die Vögel am frühesten vom gemeinsamen Schlafplatz weg, die vom Vortag her eine ergiebige Nahrungsquelle kennen. Die weniger Erfolgreichen fliegen dann einfach nach (Immelmann 1979, S. 185). Afrikanische Hyänenhunde beobachten sich gegenseitig, wenn mehrere Mitglieder eines Rudels verschiedenen Gazellen nachjagen. Hat einer vergleichsweise geringe Erfolgschancen, so läßt er von seiner Gazelle ab und hilft einem anderen, der schon dichter dran ist.

Zahlreiche Autoren (vgl. Campbell 1979) sind sich darin einig, daß die Weiterentwicklung lautsprachlicher Kommunikation bei Vormenschen im Zusammenhang mit gemeinsamen Jagden stattgefunden hat, auch wenn die Jagd selbst absolut geräuschlos vor sich geht. Eine besondere Dimension der Wechselbeziehung zwischen Nahrungserwerb und Kommunikation eröffnet die Frage, warum die Menschlichen Vorfahren überhaupt Fleisch von größeren Tieren wollten. Leakey jun. argumentiert mit dem materiellen Wert des Beutefleisches (Leakey und Lewin 1978, S. 233). Wer Fleisch zu verteilen hat, verfügt über soziale Machtmittel. Das dürfte aus ökologischen Gründen heute tatsächlich in einigen Jagdgesellschaften so sein, bei den Eskimos etwa, die über pflanzliche Nahrungsmittel nicht verfügen. Die sich daraus ergebenden Austauschstrukturen sollen hier nicht weiter diskutiert werden. Denn ganz so einfach war es sicherlich nicht überall.

Bei Sammlervölkern kann der Eiweißbedarf nämlich sehr leicht durch pflanzliche Nahrung gedeckt werden. Die !Kung der nördlichen Kalahari z.B. nehmen über die Mongongo-Nuß täglich 50 bis 60 Gramm Protein zu sich, das entspricht in der Menge dem physiologischen Tagesbedarf. Die Zusammensetzung an essentiellen Aminosäuren ist etwas einseitig, könnte aber, wie es heute etwa bei Schimpansen üblich ist, durch Kleintiernahrung ergänzt werden. Dennoch gehen die !Kung-Männer an zwei bis drei Tagen pro Woche zur Jagd.

Lee (1968) berichtet, daß die Großtierjagd den !Kung einfach Spaß macht, ohne daß der Jagderfolg besonders gewürdigt würde. Die Jagd-Vorbereitungen beginnen mit einer allgemeinen, begeisterten Aufregung, die !Kung-Männer bereiten sich durch Gespräche und Geschicklichkeitsübungen vor und gehen in der Regel paarweise oder in kleinen Gruppen fort.

Über die Kommunikation imm Verlauf von Gruppenjagden wissen wir sehr wenig. Schimpansen sind mehrmals beim gemeinsamen Jagen beobachtet worden. Leakey (S. 155) meint dazu: "Wie Kommunikation uner solchen Bedingungen funktioniert, ist immer noch ein großes Rätsel, aber man kann doch immerhin soviel sagen, daß die Informationsmenge, die zwischen den einzelnen Tieren transportiert wird - sei es durch Laute, durch Gesten oder durch eine Art Körpersprache -, bislang gröblich unterschätzt worden ist.

Wenn die !Kung-Männer von der Jagd zurückkommen, tauschen sie untereinander Jagderfahrungen aus und berichten en Frauen von bedeutsamen Pflanzenbeständen, die sie unterwegs entdeckt haben. Das Fleisch wird ohne besondere Aufregung zerteilt, zum Trocknen aufgehängt und nach Bedarf verteilt. Etwa drei Tage in der Woche verbringen die !Kung hauptsächlich mit gegenseitigen Besuchen und Unterhaltungen.

29.4 Schlußbemerkungen

Es gibt Kommunikationsweisen, die ausschließlich dem Schutz, der Veränderung und dem Transport von Kommunikationsinhalten, also Ideen, dienen sollen. Es bleibt zu klären, inwieweit man einerseits Ausbreitung, Selektion und Neukombination von Genen und die dazu entwickelten biologischen Mechanismen und andererseits die Auseinandersetzung von Ideen und die dazu verwendeten Kommunikationsstrategien analog sehen kann. Möglicherweise kann hier sogar ein einziger "erkenntnisgewinnender Prozeß" zugrundegelegt werden (vgl. Riedl 1979).

Jedenfalls sind Informationsverarbeitungsebenen auffindbar, die von biologischen Bedürfnissen weitgehend abgehoben erscheinen und zunächst eine gesonderte Berücksichtigung erfordern. So gibt es durch Traditionsbildung Globaldeterminanten in Form von Normen und Werten, die man als Vergleichs- oder Anspruchwerte auffassen kann (vgl. z.B. Lautmann 1969).

Sie werden während der Individualentwicklung erworben und, wie Pribram (1982) vermutet, in Gehirnstrukturen gespeichert, die eng mit der emotionalen Verarbeitung korreliert sind. Dies ist nun bei emotionspsychologischen Untersuchungen zu berücksichtigen (vgl. dazu z.B. Berlyne 1960). Normen und Werte bestimmen oft vorbewußt die Informationsverarbeitung. Die entsprechenden Hirnstrukturen - üblicherweise wird der Frontallappen des Großhirns dafür verantwortlich gemacht - sollen vor allem einer selektiven Redundanzgewinnung dienen und - das ist nun besser belegbar - haben die Aufgabe der Aufmerksamkeitslenkung (Pribram und

Tubbs 1967). Auswertungs- und Verfahrensregeln im Umgang mit kommunikativer Information und deren Analyse können dagegen über bloße Vereinbarungen geändert werden, das gleiche gilt für kodifizierte Normen. Dies ist Gegenstand der (bewußten) Informationsverarbeitung im engeren Sinn.

Indem wir derartige Bewertungen als Ergebnis eines zwischenmenschlichen Konsenses über emotionale Bedeutungen in der epistemischen Struktur unserer Bilder ansehen, schließt sich der Kreis.

Sicherlich existieren psychologisch relevante Probleme auch in den Grenzgebieten von Kommunikationsebenen. Dies betrifft insbesondere gesellschaftlich erworbene, aber biologisch relevante Strukturen. Von solchen biologisch und sozial relevanten Phänomenen seine kurz erwähnt:

- Gruppengröße: Dialektgemeinschaften bei Jägern und Sammlern umfassen in der Regel etwa 500 Menschen, die sich größenordnungsmäßig in etwa 20 Stämme zu etwa 25 Personen teilen (1/4 Kleinkinder, 1/4 Pubertierende und Greise, 1/2 Erwachsene). Diese Zahlen sichern ein ausgewogenes Geschlechterverhältnis (Leakey und Lewin 1978, S. 159).

- Geschlechterrollenzuweisung: Mutmaßliche historische Wechselwirkung zwischen Anatomie und bevorzugter Art der Nahrungsbeschaffung.

- Exogamiegebot: Zu enge Kommunikationsbande sollen die sexuelle Attraktivität vermindern. Zu enge Verwandtschaft verhindert eine Erweiterung des Kooperationsbereichs (Leakey zitiert einen Bergarapesh (S. 228): Wenn ich meine Schwester heirate, habe ich keinen Schwager, mit dem ich jagen kann).

- Soziale Identifikation an Sutoritäten (vgl. Bösel 1974). In der Diskussion um die sog. Katharsis (im Sinne von Spannungslösung, vgl. Bösel 1981, S. 404) durch Ausführen oder auch nur Beobachten aggressiver Verhaltensweisen versuchte Eibl-Eibesfeldt (1975, S. 138) zu vermitteln. Es unterscheidet einen kurzzeitigen, aggressionssenkenden Effekt von einem Langzeiteffekt mit Steigerung der Aggressivität. Als ein weiterer Diskussionsbeitrag vor allem zur Erklärung von spannungslösenden Effekten sei auf den beruhigenden Einfluß von Modellpersonen hingewiesen, die durch ihre bloße Existenz (Harlow 1958), ihre Autorität oder ihre Sachkundigkeit, vielleicht aber auch durch ihre eigene Beruhigung nach einer Intervention den Eindruck von Problemlösefähigkeit vermitteln, sie tragen mit dazu bei, den ambivalenten Charakter von Wartesituationen (Otto 1981), in denen man wenig tun kann und die Vermeidungs- oder Informationssuch-Tendenzen begünstigen, zu entschärfen.

Inwieweit insbesondere das Bestehen von breiter akzeptierten Werten kommunikations- und damit friedensfördernd ist, wurde in der Literatur unter verschiedenen Gesichtspunkten diskutiert (vgl. z.B. Eibl-Eibesfeldt 1975 für die friedenssichernde Funktion von Mythen bei Australiern, Coser 1968 für die innovative Bedeutung normativer Flexibilität, Maslow 1973 und Hofstätter 1959 für die Bedeutung sozialer Werte im Verhältnis zur Selbstaktualisierung.

So können wir feststellen, daß Menschen eine weitreichende biologische

Ausstattung für "friedliche" Interaktionen besitzen. Ihre Emotionalität unterstützt sie dabei. Allerdings darf man von der Biologie keine "Rezepte" etwa für gewaltfreie Auseinandersetzung zwischen Menschen erwarten. Vielmehr kann auf Möglichkeiten und Freiräume hingewiesen werden, auf Grund deren es biologisch denkbar und naheliegend ist, Alternativen zu gewaltsamen Interaktionen zu suchen. In Ergänzung zu den von vielen Vertretern der Verhaltensforschung geäußerten Warnungen vor dem aggressiven Potential der biologischen Ausstattung des Menschen muß auf das biologische Potential hingewiesen werden, das es den Menschen erlaubt, zum gegenseitigen Nutzen und unter Rücksichtnahme auf die gemeinsame Zukunft zu interagieren.

ANHANG

30. Kurzgefaßte Anatomie des limbischen Systems

30.1 Entwicklung

In der siebten Woche nach der Befruchtung besitzt der menschliche Keimling eine Länge von etwa 14 mm. An einem Längsschnitt durch sein Gehirn (Abb. 43) erkennt man neben den Hemisphärenblasen des Großhirns und den thalamischen und hypothalamischen Bezirken des Zwischenhirns an der Grenze zwischen Groß- und Zwischenhirn die Verdickung des "Ganglienhügels", aus dem später u.a. die motorischen Großhirnkerne der Basalganglien (Nucleus caudatus und Putamen) entstehen. Ein Querschnitt in Höhe des Ganglienhügels zeigt die ursprünglichen morphologischen Relationen der Gehirnteile an der Basis des Vorderhirns, aus denen sich die wichtigsten Strukturen des limbischen Systems entwickeln (Abb. 44).

Die paarigen Hemisphärenblasen des Endhirns durchbrechen den röhrenförmigen Bauplan des Neuralrohrs. Bis zu deren Ursprungsgebiet um die Foramina monroi läßt sich aber eine gesetzmäßige Gliederung im Aufbau des Neuralrohrs verfolgen. So teilt - zumindest beim Keimling - eine längsverlaufende Grenzfurche (Sulcus limitans) die Seitenwand des

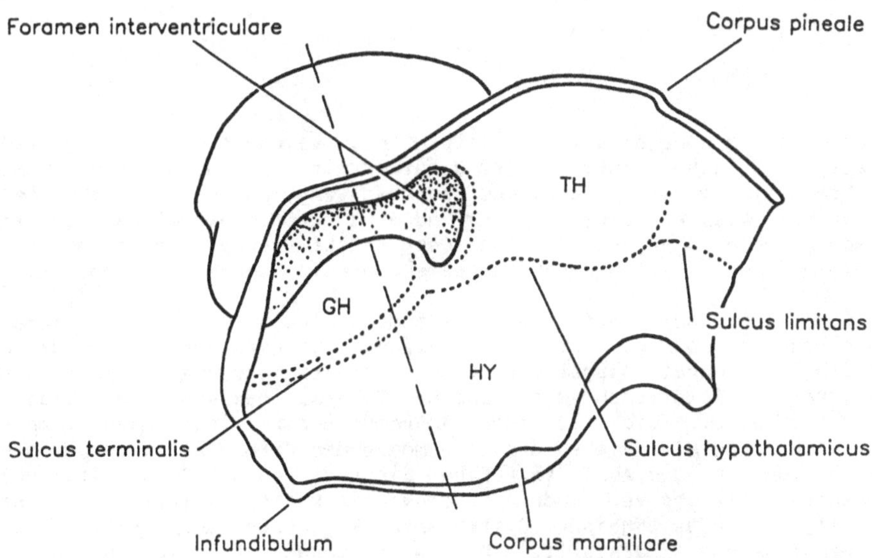

Abb. 43: Gehirn eines 13.8 mm langen, menschlichen Keimlings in der 7. Woche nach der Befruchtung. Die gestrichelte Linie zeigt die Höhe des Querschnitts von Abb. 44 (nach Hochstetter 1929).

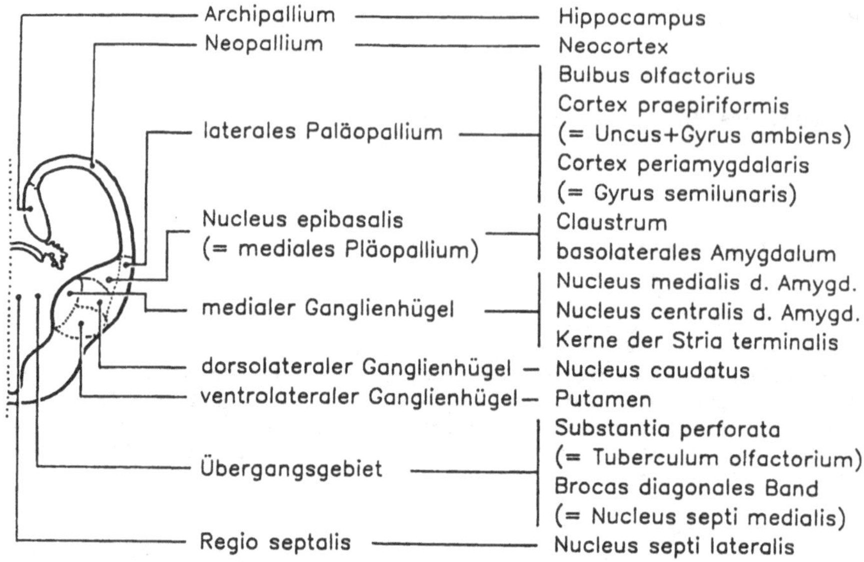

Abb. 44: Scheamtischer Querschnitt durch das Gehirn eines menschlichen Keimlings mit Angabe der aus den erkennbaren Anlagen entstehenden anatomischen Strukturen.

Nervenrohrs in eine dorsale "Flügelplatte", welche die sensiblen Zentren enthält, und eine ventrale "Grundplatte" mit den motorischen Zentren. Zwischen medialem Paläopallium und medialem Ganglienhügel (s. Abb. 44) ist die Grenze zwischen Flügelplatten- und Grundplattenabkömmlingen zu denken. Extrapolationen über detektorische oder effektorische Funktionen sollten mit diesen funktionellen Herkunftsbeziehungen in Einklang stehen.

Die topographischen Beziehungen verändern sich allerdings im Laufe der Entwicklung erheblich. Archi- und Paläopallium wird durch den Neocortex überwölbt, den Ganglienhügel durchwachsen breite Nervenfaserbahnen. Die Abb 6 zeigte die Relationen im erwachsenen Gehirn, das von seiner Basis her betrachtet wird. Die räumliche Anordnung der wichtigsten limbischen Strukturen, ohne die meisten der sie umgebenden Hirnanteile, zeigt in einer Aufsicht von oben die Abb. 45. Einen Eindruck von der Komplexität dieser Strukturen, die ihr Verständnis so schwierig macht, liefert vielleicht die Abb. 46, die das limbische System unter Weglassung der größten Teile der Zwischenhirnwände darstellt. Die wichtigsten Faserverbindungen des limbischen Systems (Abb. 47) sollen im folgenden kurz erklärt werden.

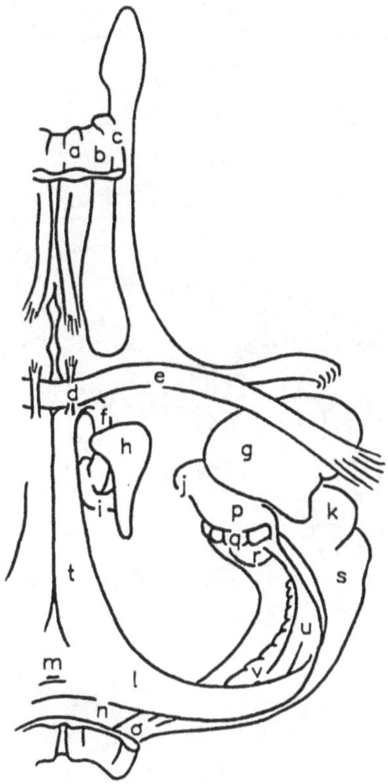

Abb. 45: Limbische Strukturen freipräpariert. Aufsicht von oben, gegenüber der natürlichen Größe etwa 6/5 vergrößert (nach Niewenhuys 1980).

a	Stria longitudinalis medialis	l	Crus fornicis
b	Indusium griseum	m	Commissura fornicis
c	Stria longitudinalis lateralis	n	Platz des Corpus callosum
d	Fornix praecommissuralis	o	Gyrus fasciolaris
e	Commissura anterior	p	Cornu ammonis (g. unicatus)
f	Columna fornicis	q	Limbus Giacomini
g	Corpus amygdaloideum	r	Cornu ammonis (g. intralimbicus)
h	Nucleus anterior thalami	s	Cornu ammonis (digit. hippocampi)
i	Tractus mamillothalamicus	t	Corpus fornicis
j	Subiculum	u	Fimbria hippocampi
k	Ventriculus lateralis	v	Gyrus dentatus

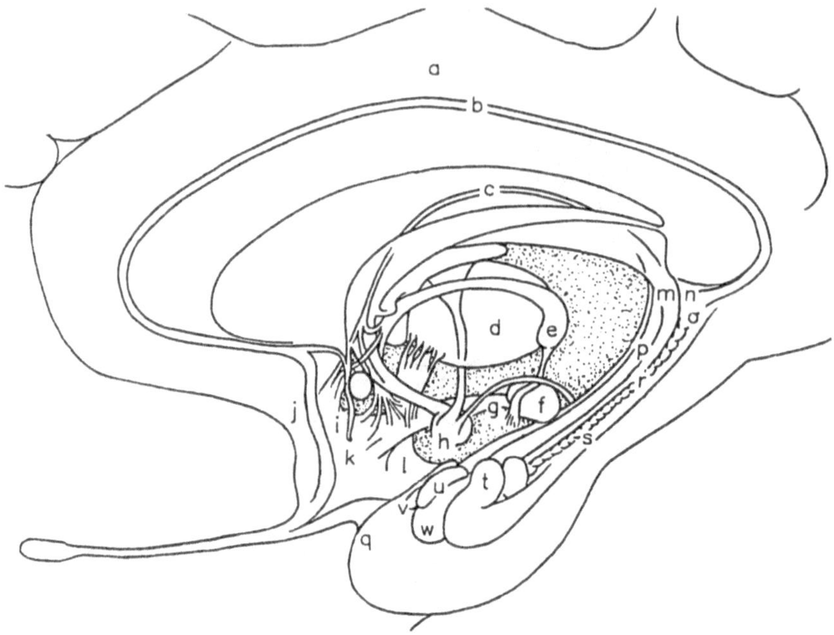

Abb. 46: Limbisches und olfactorisches System in Mediansicht, gegenüber der natürlichen Größe etwa 6/5 vergrößert (nach Niewenhuys 1980).

a Gyrus cinguli
b Indusium griseum
c Stria terminalis
d Nucleus medialis thalami
e Nuclei habenulae
f Nucleus ruber
g Fasciculus telenceph. medialis
h Corpus mamillare
i Septum verum
j Area subcallosa
k Gyrus diagonalis
l Fibrae amygdalofugales ventr.
m Crus fornicis
n Gyrus fasciolaris
o Fasciola cinerea
p Fissura chorioidea
q Cortex praepiriformis

Hippocampus-Formation:

r Gyrus dentatus
s Subiculum
t Cornu ammonis

Mandelkern:

u Nucleus corticalis amygdalae
v Nucleus anterior amygdalae
w Nuclei basalis et lateralis amygd.

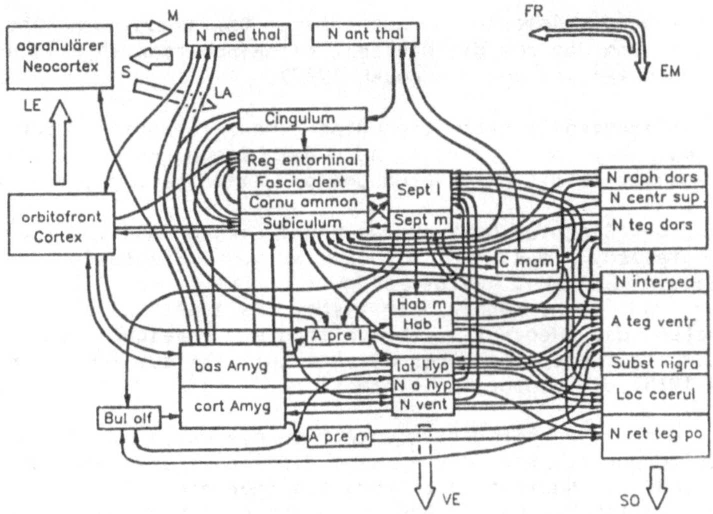

Abb. 47: Schema der wichtigsten Faserverbindungen des limbischen Systems.

30.2 Die Hippocampus-Formation

Die Hippocampus-Formation ist die bedeutendste Struktur des limbischen Systems. Sie erstreckt sich an der Basis der Schläfenlappen vom unteren Ende der Frontallappen bis zum Hinterende des Balkens. Mit der Bezeichnung Hippocampus, die auf den Anatomen Arantius (1557) zurückgeht, soll an die Gestalt der Fabelwesen erinnert werden, die nach der griechischen Mythologie, halb Pferd und halb Fisch ("Equuli marini"), das Gespann des Poseidon und der Amphitrite gezogen haben.

In ihrer Längsausdehnung läßt sich die Hippocampus-Formation anatomisch in drei Strukturen unterteilen (vgl. Abb. 45 und 46): das dicke, hauptsächlich nach außen liegende Ammonshorn (Cornu ammonis), der nach innen liegende, schmalere Wulst des Subiculum und der perlenschnurartig gegliederte, oben aufliegende Streifen der Fascia dentata. Ein Teil des Ammonshorns, der sog. Uncus, tritt mit dem Vorderende der Fascia dentata, dem sog. Giacominischen Band, an der Innenseite der Schläfenlappen an die Oberfläche des Endhirns. Das Subiculum wird in seinem vorderen Teil nach außen hin von einer dünnen Rindenschicht bedeckt, der Regio entorhinalis (Area 28). Diese ist in ihrem mikroskopischen Aufbau weder mit dem davorliegenden Paläocortex, noch mit dem Neocortex vergleichbar. Sie enthält als eine Art Übergangsstruktur in ihrer fünften Schicht von außen schmale, dichtgepackte, pyramidenförmige Zellen ("Mesocortex").

Die genannten vier Schichten sind durch Faserzüge miteinander verbunden. Von der Regio entorhinalis ziehen Fasern über den Tractus perforans zu den Körnerzellen der Fascia dentata, deren Axone als Moosfasern Kontakt mit den

Pyramidenzellen des Ammonshorns aufnehmen. Das Ammonshorn gibt Fasern ans Subiculum ab, von dem aus die Mehrheit der hippocampalen Efferenzen ihren Ursprucng haben (Rosene und VanHoesen 1977).

Wichtige Afferenzen erhält die Hippocampus-Formation über die Regio entorhinalis, aber auch direkt aus dem Cingulum und dem Hirnstamm. Darüberhinaus ist es mit dem Septum und der Amygdala verbunden (Abb. 48).

Der Faserzug des Cingulum besteht aus einem dicken Bündel kurzer und langer Assoziationsfasern, das an der Basis von Frontal-, Parietal- und Occipitallappen im sog. Gyrus cinguli oberhalb des Balkens in beiden Hemisphären von vorne nach hinten zieht. Es erhält Afferenzen aus fast allen Arealen des Neocortex. Seine Impulse erreichen über die Regio entorhinalis, teilweise auch über direkte Zuflüsse zum Subiculum (VanHoesen und Pandya 1975) die Hippocampus-Formation.

Das Septum, eine Vorderhirnregion unterhalb des Balken-Vorderendes, enthält mehrere Zellgruppen. Von diesen sind die wichtigsten der Nucleus septi lateralis und der Nucleus septi medialis (der hier mit dem angrenzenden Kern des diagonalen Bandes von Broca zusammengefaßt werden soll).

Das Septum, insbesondere der Lateralkern, erhält über das sog. mesolimbische System des Fasciculus telencephalicus medialis ("mediales Vorderhirnbündel") einige Zuflüsse aus dem Hypothalamus, u.zw. vom Nucleus anterior hypothalami (Conrad und Pfaff 1976 b), von Nucleus ventromedialis (Saper, Swanson und Cowan 1976) und von der Area praeoptica lateralis (Swanson 1976). Wichtige Afferenzen erhält die Septalregion aber aus dem Hirnstamm und hier vor allem von den monoaminergen Kernen an der Grenze von Mittel- und Rautenhirn (Abb. 49).

So entsendet die oberhalb des Nucleus interpeduncularis gelegene, dopaminerge Area tegmentalis ventralis Tsai (Zellgruppe A 10) Fasern über das mediale Vorderhirnbündel zum Nucleus septi lateralis (Lindvall 1975). Eine rückläufige Verbindung von der Area tegmentalis ventralis und von dem rostral anschließenden lateralen Hypothalamus führt bei der Ratte über das mediale Vorderhirnbündel auch zum Kern des diagonalen Bandes von Broca (Conrad und Pfaff 1976 a). Der Locus coeruleus (Zellgruppe A 6), der über das mediale Vorderhirnbündel Afferenzen vom Hypothalamus (Area praeoptica lateralis und Area lateralis hypothalami) bezieht (Swanson 1976), ist über das dorsale aufsteigende noradrenerge Bündel ("DANB") mit dem Septum verbunden (Tohyama, Maeda und Shimizu 1974), bei der Ratte auch direkt mit dem Hippocampus (Wyss 1977). Ebenso entsenden serotoninerge Zellgruppen des teils im Mittel-, teils im Rautenhirn gelegenen Nucleus centralis superior Bechterew (Zellgruppen B6 und B8) Fasern zum Septum. Der benachbarte Nucleus tegmentalis dorsalis ist mit Fasern, die über den Pedunculus corporis mamillaris und das mediale Vorderhirnbündel ziehen, mit dem medialen Septum verbunden (Morest 1961).

Vom medialen Septum ziehen Fasern über das Faserbündel der Fornix zum Hippocampus (Meibach und Siegel 1977). Eine rückläufige Verbindung führt vom Ammonshorn über die präkommissurale Fornix zum lateralen Septum (Swanson und Cowan 1977).

Vom Mittelhirn, insbesondere vom Nucleus tegmentalis dorsalis, vom

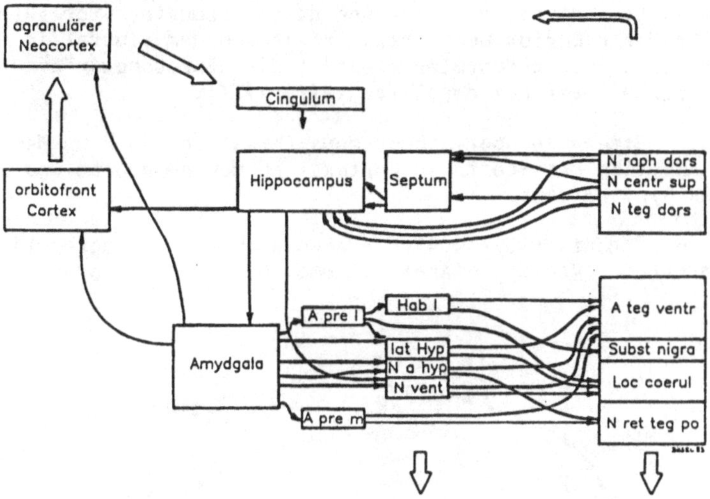

Abb. 48: Einige ausgewählte Faserverbidnungen des limbischen Systems im Schemabild.

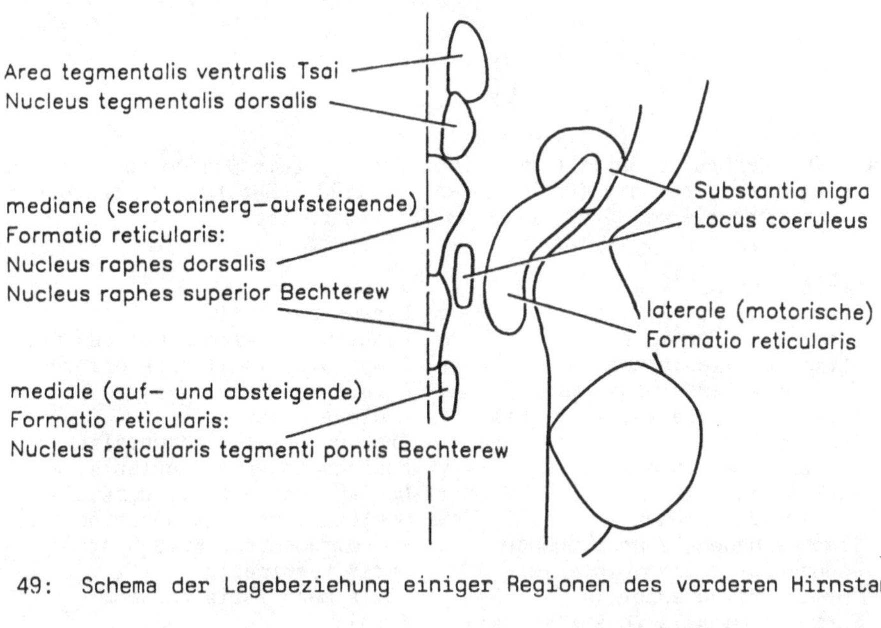

Abb. 49: Schema der Lagebeziehung einiger Regionen des vorderen Hirnstamms

benachbarten Nucleus raphes dorsalis und dessen caudaler Fortsetzung, dem Nucleus centralis superior Bechterew, sowie von dem ventral im Mittelhirn gelegenen Nucleus interpeduncularis erhält die Hippocampus-Formation auch direkt Fasern, zumindest bei der Ratte (Wyss 1977).

Die wichtigsten Efferenzen der Hippocampus-Formation gehen zu den medialen und basalen Anteilen des frontalen Cortex, zu den Amygdalae und zum Corpus mamillare des Hypothalamus.

Der Cortex des Frontallappens wird - abgesehen von der agranulären Rinde der präzentralen Region (Area 4 und 6) - als granulärer oder

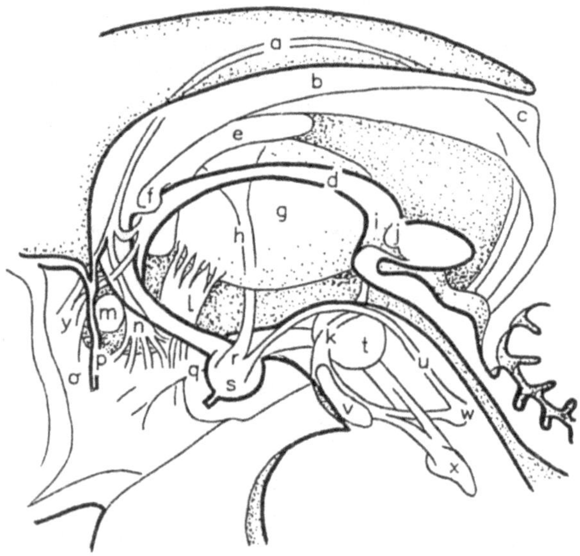

Abb. 50: Zentraler Bereich des limbischen Systems und seine Beziehungen zum Hirnstamm (nach Niewenhuys 1980). Darstellung gegenüber der natürlichen Größe etwa um 5/3 vergrößert.

a Stria terminalis
b Fornix
c Commissura fornicis
d Stria medullaris thalami
e Nucleus anterior thalami
f Tela chorioidea (3. Ventrikel)
g Nucleus medialis thalami
h Tractus mamillothalamicus
i Nuclei habenulae
j Commissura habenulae
k Tractus habenulointerpeduncul.
l Pedunculus thalami inferior
m Commissura anterior
n Stria terminalis (postkommiss.)
o Septum verum
p Lamina terminalis
q Fasciculus telencephalicus medialis
r Fasciculus mamillaris princeps
s Corpus amillare
t Nucleus ruber
u Tractus mamillotegmentalis
v Nucleus interpeduncularis
w Nucleus tegmentalis dorsalis
x Nucleus centralis superior
y Präkommussurale Komponenten der
Stria terminalis
Stria medullaris thalami
Fornix

orbitofrontaler Frontalcortex bezeichnet und in eine prämotorische (Area 9 und 45), polare (Area 10 und 46) und eine basal-orbitale Region (Area 11 und 47) unterteilt. Insbesondere die präfrontale Region (Area 11) ist mit dem Hippocampus rückläufig verbunden (Rosene und VanHoesen 1977).

Die Corpora mamlillaria (Abb. 50), im Hypothalamus gelegen, sind bei Primaten paarig und stärker entwickelt als bei anderen Säugetieren. Sie beziehen ihre Zuflüsse über die Fornix von der Hippocampus-Formation, über das mediale Vorderhirnbündel vom medialen Septum (Meibach und Siegel 1977) und über den Pedunculus corporis mamillaris vom Tegmentum des Mittelhirns. Die Mamillarkörper projizieren hauptsächlich über den Tractus mamillothalamicus Viqu d'Azur in den Nucleus anterior thalami, der auch noch einige direkte Fasern aus dem Subiculum erhält. Durch die Verbindung

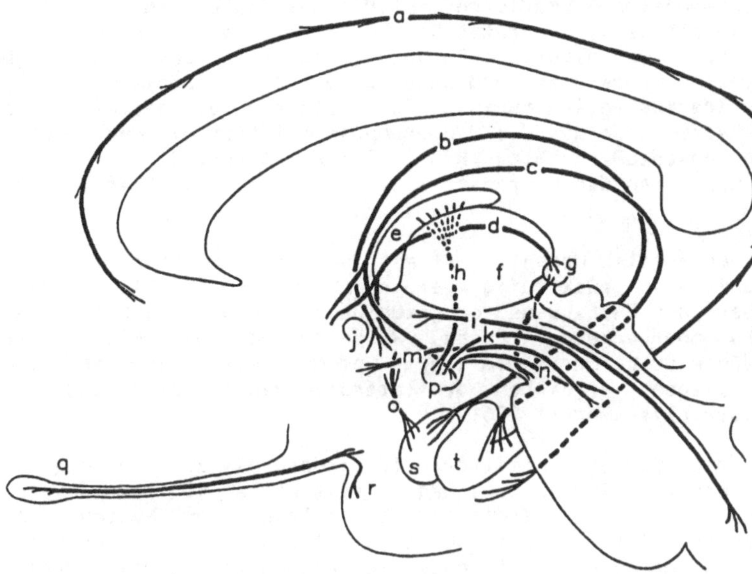

Abb. 51: Hauptfaserzüge von limbischem und olfaktorischem System (nach Niewenhuys 1980). Gleicher Maßstab wie Abb. 46.

a	Cingulum	k	Tractus mamillotegmentalis
b	Stria terminalis	l	Tractus habenulointerpeduncularis
c	Fornix	m	Fasciculus telencephalicus medialis
d	Stria medullaris thalami	n	Pedunculus corporis mamillaris
e	Nucleus anterior thalami	o	Ansa peduncularis
f	Nucleus medialis thalami	p	Corpus mamillare
g	Nuclei habenulae	q	Bulbus olfactorius
h	Tractus mamillothalamicus	r	Stria olfactoria lateralis
i	Fasciculus longitudinalis dors.	s	Corpus amygdaloideum
j	Commissura anterior	t	Hippocampus

des Nucleus anterior thalami mit dem Cingulum entsteht ein mit dem Tegmentum in Verbindung stehender, geschlossener Leitungskreis des limbischen Systems (Abb. 51 und 53b), der seit Papez (1937) zu vielerlei Spekulationen Anlaß gegeben hat. Die Verbindung mit dem Tegmentum entsteht dadurch, daß ein Teil der Mamillarisfasern über den Tractus mamillotegmentalis (bei der Ratte) zum Nucleus tegmentalis dorsalis und zum Nucleus reticularis tegmenti pontis Bechterew zieht (Cruce 1977).

Die großzellige, mediale Zone der Formatio reticularis mit dem Nucleus reticularis tegmenti pontis Bechterew erhält vor allem Meldungen vom Rückenmark, den sensorischen Hirnnerven und auch von den prämotorischen Rindenfeldern. Sie versorgt als aufsteigendes, retikuläres Aktivierungssystem (ARAS) die interlaminären Kerne des Thalamus, die ihrerseits (Bowsher 1975) in die Großhirnkerne projizieren. Sie ist aber auch mit der medialen Formatio reticularis des Rautenhirns (Edwards 1975) und der kleinzelligen, lateralen Retikulärformation verbunden, die die motorischen Kerne der Medulla oblongata versorgt (Kuypers 1973). Dadurch können Reflexe unterstützt und unterschwellige Rindenimpulse angehoben werden. Der Tractus reticulospinalis gilt als ein Teil des extrapyramidal-motorischen Systems, an das die Hippocampus-Formation mit den beschriebenen Verbindungen Anschluß erhält. Ein weiterer Anschluß der Hippocampus-Formation, u.zw. an den nigro-striatalen Teil, erfolgt über die Amygdalae (s.u.).

Der Nucleus tegmentalis dorsalis ist mit dem Corpus mamillare im Pedunculus corporis mamillaris rückläufig verbunden (Morest 1961). Dieser Kern versorgt über den Fasciculus lon gitudinalis dorsalis Schütz zahlreiche motorische Hir nnervenkerne (Crosby, Humphrey und Lauer 1962). Fasern, die über den Pedunculus corporis mamillaris und das mediale Vor der hirnbündel nach vorne ziehen, erreichen den lateralen Hypothalamus und die Area praeoptica lateralis (Morest 1961).

Außer über die Corpora mamillaria führt noch ein zweiter Weg von der Hippocampus-Formation zum Nucleus tegmentalis dorsalis. Das mediale Septum entsendet nämlich über die Stria medullaris Fasern zum Nucleus habenulae medialis, dessen Efferenzen (Tractus retroflexus Meynert) aus schließlich im Nucleus int erp eduncularis enden (Herkenham und Nauta 1977). Diese "mediale habenuläre Bahn" setzt sich über Fasern vom Nucleus int erp eduncularis zum Nucleus tegmentalis dorsalis fort. Der Nucleus int erp eduncularis ist seinerseits, zumindest bei der Ratte, direkt mit dem Hippocampus verbunden (Wyss 1977). Beim Menschen scheint diese limbische Schleife jedoch an Bedeutung verloren zu haben, der Nucleus interpeduncularis ist vergleichsweise kleiner und undifferenzierter als bei der Maus (Clara 1959, S. 462).

30.3 Der Mandelkernkomplex

Der Mandelkern (Amygdala, Corpus amygdaloideum) ist der zweite große Kernkomplex des limbischen Systems (Abb. 52). Er liegt unmittelbar vor bzw. über dem Vorderende des Ammonshorns im Schläfenlappen. Aus dem Paläopallium entsteht seine basolaterale, aus dem Ganglienhügel seine corticomediale Kerngruppe.

Die wichtigsten Afferenzen erhalten die Amygdalae vom Riechhirn, vom frontalen und temporalen Cortex, sowie vom Hypothalamus.

Aus dem Riechkolben, dem Bulbus olfactorius, verlaufen sekundäre Riechfasern über den Tractus olfactorius lateralis zum Nucleus corticalis

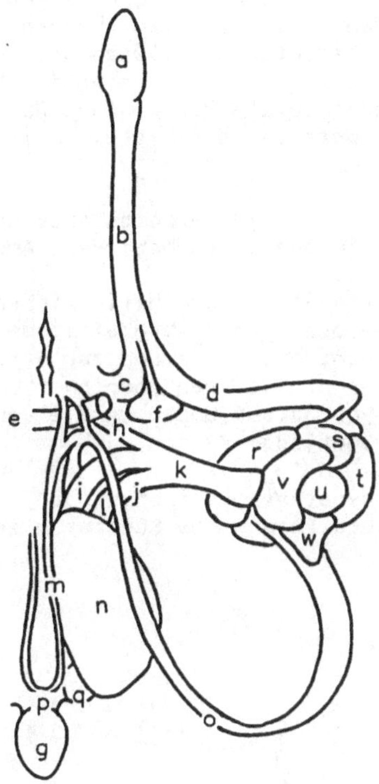

Abb. 52: Strukturen des Riechhirns freipräpariert. Aufsicht von oben, gegenüber der natürlichen Größe etwa 4/3 vergrößert (nach Niewenhuys 1980).

a Bulbus olfactorius
b Tractus olfactorius
c Stria olfactoria medialis
d Strai olfactoria lateralis
e Commissura anterior
f Tuberculum olfactorium
g Glandula pinealis
h Bandaletta diagonalis
i Pedunculus thalami inferior
j Fasciculus telenceph. medialis
k Fibrae amygdalofugales ventr.
l Area lateralis hypothalami
m Stria medullaris thalami
n Nucleus medialis thalami
o Stria terminalis
p Commissura habenulae
q Nuclei habenulae

Corpus amygdaloideum:
r Nucleus corticalis
s Nucleus anterior
t Nucleus lateralis
u Nucleus centralis
v Nucleus medialis
w Nucleus basalis sive accessorius

der Amygdalae. Neben Geruchsimpulsen könnten dabei auch andere Verbindungen des Bulbus eine Rolle spielen. Für das Kaninchen und die Katze wurden Afferenzen aus dem Septum (Kern des diagonalen Bandes von Broca), aus dem lateralen Hypothalamus und dem Hirnstamm (Nucleus raphes dorsalis, Locus coeruleus) beschrieben (Broadwell und Jacobowitz 1976), Dennis und Kerr 1976). Orbitofrontaler Cortex (Leichnitz und Astruc 1977), Cingulum (Pandya, VanHoesen und Domesick 1973), Subiculum (Rosene und VanHoesen 1977), sowie größere Teile des Schläfenlappens (Herzog und VanHoesen 1976) entsenden Fasern zu den basolateralen Kernen der Amygdalae. Vom Hypothalamus erhält der Mandelkern Zuflüsse aus der lateralen präoptico-hypothalamischen Zone durch die Stria terminalis (Swanson 1976) und durch die ventrale, sog. amygdalafugale Bahn. Auch über Fasern aus dem Nucleus ventromedialis wird, zumindest von der Ratte, berichtet (Renaud und Hopkins 1977).

Efferenzen der Amygdalae führen zum Hypothalamus und zum Hirnstamm, aber auch zum Thalamus und zu einigen Cortexbezirken (Abb. 48).

Fasern der präkommissuralen Stria terminalis ziehen hauptsächlich von der kortikomedialen Kerngruppe des Corpus amygdaloideum zur Regio hypothalamica anterior, zum Nucleus ventromeidalis und zur Area praeoptica medialis. Basolaterale Amygdalakerne projizieren über postkommissurale Stria-Bahnen in den Nucleus anterior hypothalami und über die ventralen amygdalofugalen Bahnen in die laterale präoptische Region.

Der Ventromedialkern des Hypothalamus (Abb. 53a), der - zumindest bei der Ratte - über die Fornix auch Fasern des Subiculum erhält (Swanson und Cowan

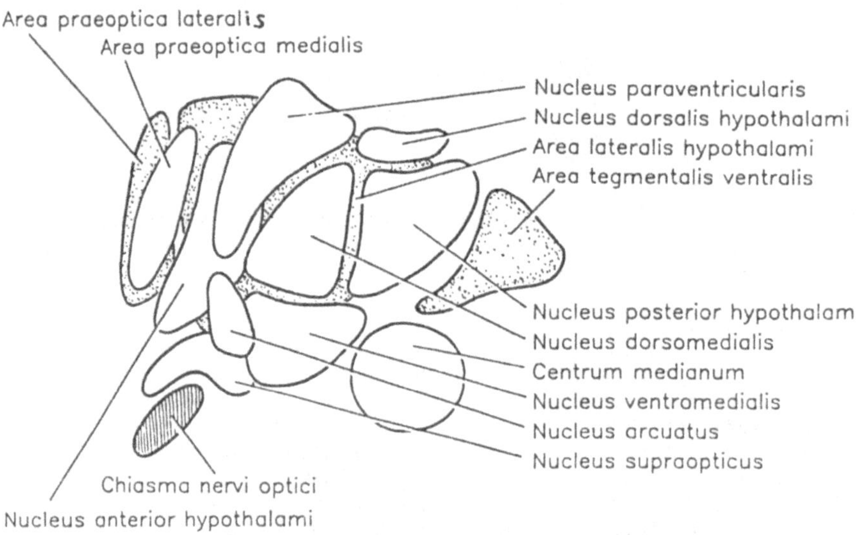

Abb. 53a: Lagebeziehungen der Kerne des Hypothalamus.

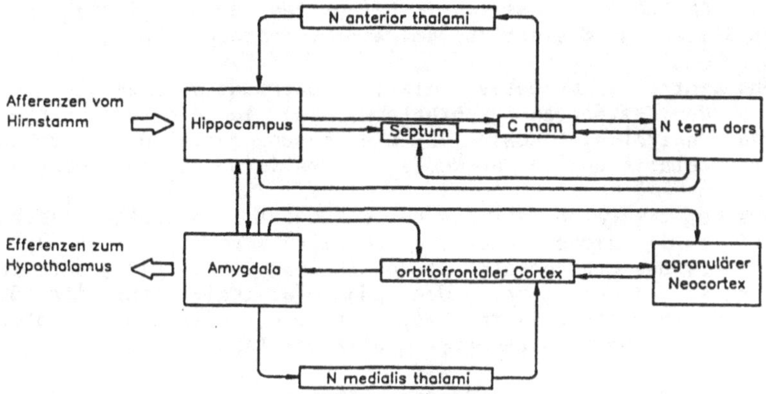

Abb. 53b: Bahnschleifen des limbischen Systems über den Thalamus.

1977) und über das mediale Vorderhirnbündel efferent mit der Area tegmentalis ventralis und dem Locus coeruleus verbunden ist (Saper, Swanson und Cowan 1976), dürfte über seine Fasern zum neuro-hämalen Organ der Eminentia mediana hypothalami (Krieger, Conrad und Pfaff 1977) die Freisetzung der Releasinghormone der Adenohypophyse kontrollieren.

Die präoptische Region wird vielfach zum Hypothalamus gerechnet, entsteht aber entwicklungsgeschichtlich aus dem Endhirn. Ihr medialer Anteil, die Area praeoptica medialis, verbindet bei der Ratte die Amygdalae über Fasern des medialen Vorderhirnbündels mit dem Mittelhirn (Conrad und Pfaff 1976 a), u.zw. mit der Area tegmentalis ventralis und mit der paramedianen (Raphekerne) und medialen Formatio reticularis (Nucleus reticularis tegmenti pontis). Vergleichbare Verbindungen existieren bei der Ratte für den Nucleus anterior hypothalami (Conrad und Pfaff 1976 b).

Die Area praeoptica lateralis, der vorderste Teil der lateralen hypothalamischen Zone, welche sich nach caudal in die ventrale tegmentale Region fortsetzt, ist ein wichtiges Schaltzentrum efferenter limbischer Bahnen. Sie erhält außer vom Mandelkern Zuflüsse aus dem orbitofrontalen Cortex (Nauta 1962) und ist mit dem Nucleus medialis thalami rückläufigverbunden (Nauta und Haymaker 1969). Eine weitere rückläufige Verbindung existiert über das mediale Vorderhirnbündel mit dem Septum (Troiano und Siegel 1975, Swanson 1976, Meibach und Siegel 1977). Zum Hirnstamm projiziert die Area praeoptica lateralis auf mehreren Wegen. Neben ihren Verbidungen über den lateralen Hypothalamus gibt es direkte Fasern über das mediale Vorderhirnbündel zum Locus coeruleus (Swanson 1976), vor allem aber auch zum Nucleus habenulae lateralis (Trojano und Siegel 1975). Von dort bestehen über eine Fortsetzung dieser "lateralen habenulären Bahn" im Tractus habenulo-interpeduncularis Verbindungen zur Substantia nigra, zum Nucleus raphes dorsalis, zum Nucleus centralis posterior und zur mesenzephalen Formatio reticularis (Aghajanian und Wang

1977). Dies ist neben den Mamillaris-Efferenzen der wichtigste Anschluß des limbischen Systems an die extrapyramidal-motorischen Bahnen.

Der Nucleus centralis amygdalae projiziert über das sog. amygdalotegmentale Bündel in den lateralen Hypothalamus und in die angrenzende Area tegmentalis ventralis, sowie in die mesenzephale und rhombenzephale Formatio reticularis und in den Nucleus dorsalis nervi vagi (Hopkins 1975).

Fasern aus dem lateralen Teil des Nucleus basalis amygdalae (Jacobson und Trojanowski 1975) ziehen über die ventralen amygdalofugalen Bahnen zur Regio orbitalis des präfrontalen Cortex (Nauta 1961). Ein großer Teil der amygdalofugalen Fasern geht in den Pedunculus thalami inferior über und zieht zum Nucleus medialis thalami, der seinerseits zum prämotorischen, polaren und orbitalen Frontalcortex projiziert (Abb. 53b).

Bei Katze und Ratte führen Fasern der basolateralen Amygdalae in die Areae 25, 32, 35 und 36, sowie in einen Teil des motorischen Cortex (Krettek und Price 1977). Auch die Area entorhinalis und das Subiculum erhalten Fasern der Amygdalae.

31. Psychische Energie, psychisches Gleichgewicht und Mehrfachregulation. Einige Gedanken zur theoretischen Beschreibung hochkomplexer, dynamischer Verhaltensprozesse.

31.1 Der Homöostase-Begriff in der Psychologie und in den Naturwissenschaften

In seiner "Theoretischen Biologie" hatte v. Bertalanffy 1932 versucht, allgemeine Gesichtspunkte anzugeben, die eine einheitliche Grundauffassung in den Theorien für die verschiedenartigen Erscheinungen des Lebens widerspiegeln können. Für eine so gesehene "Vereinheitlichung der biologischen Theorienbildung" schien es ihm wichtig, im ersten Kapitel den "Organismus als physikalisches System" anzusehen und Transportvorgänge und thermodynamische Grundrelationen zu definieren.

Ähnlich soll auch im folgenden im Hinblick auf komplexe psychologische Sachverhalte und ihre theoretische Fundierung vorgegangen werden. Freilich darf angesichts des historischen Vorbilds der Wert eines solchen Ansatzes nicht überschätzt, seine potentielle Fruchtbarkeit aber auch nicht gering eingeschätzt werden.

Um den historischen Rückblick noch zu ergänzen, muß erwähnt werden, daß am Anfang der 30iger Jahre noch zwei andere, spätere Systemtheoretiker ihre ersten wichtigen Arbeiten schrieben. Auf den einen, den Thermodynamiker Onsager (1931) wird später noch zurückzukommen sein. Der andere war Wiener, der 1930 den signaltheoretischen Ansatz der sog. harmonischen Analyse erweiterte und in Beziehung zur Autokorrelationsfuktion und zur Regellehre brachte.

Mitte der 30iger Jahre kam für den psychologischen Bereich Lewins Buch mit umfassendem Anspruch über die "Dynamic theory of personality" heraus (1935). Ihm waren u.a. Studien "über die psychischen Kräfte und Energien und die Struktur der Seele" vorausgegangen (1926). 1948 legte Wiener dann dar, daß Regulationsprozesse als grundlegende Vorgänge in hochkomplexen Systemen angesehen werden können. Dieser Gedanke wurde 1960 von Miller, Galanter und Pribram auf nichtmathematische Art für die Psychologie weitergedacht.

Zuvor jedoch war Bertalanffy (1951) mit seiner "Allgemeinen Systemtheorie" theoretisch bereits einen Schritt weitergegangen. Es war ein Schritt in eine noch abstraktere Richtung. Sein Ansatz war also noch allgemeingültiger, damit leider aber auch inhaltsleerer. Als fruchtbarer für die Beschreibung hochkomplexer Systeme sollte sich die zunächst für Spezialbereiche entwickelte Theorie von Prigogine (1947) erweisen.

Angelpunkt von Prigogines Theorie ist die Feststellung, daß offene Systeme im Fließgleichgewicht - also im Zusand der Homöostase - ein Minimum an Entropieerzeugung aufweisen. Damit besitzen sie eine Eigenschaft, für die eine bestimmte Art formaler Beschreibung zutrifft, die sich in der Physik hochkomplexer Systeme bereits gut bewährt hat. Das theoretische System, dessen Denkweise sich also innerhalb der Naturwissenschaften zur Beschreibung komplexer Sachverhalte durchgesetzt hat, müsste nun auf seine Brauchbarkeit in der Psychologie geprüft werden.

Es ist nicht neu, den Homöostase-Aspekt und Störungen von Gleichgewichten bzw. energetische Verschiebungen in den Mittelpunkt einer psychologischen Theorie zu stellen. Keller (1981) zählt unter diesem Gesichtspunkt mehr als zwei Dutzend Autoren auf, von denen einschlägige Konzepte stammen, die dann auch in die psychologische Literatur breiteren Eingang fanden. Der jüngste, hier noch zu ergänzende Ansatz stammt von Schönpflug (1983), der als Regulationstheoretiker auf die theoretisch übergeordneten Kosten-Nutzen-Beziehungen und die zugrundeliegenden "Transport"-Probleme rekurriert. Im psychosozialen Bereich spricht man hier von "Austausch-Theorien" (vgl. auch Abschnitt 27.3).

Seit Anfang der 50iger Jahre, also praktisch seit Beginn der modernen Systemtheorie, gibt es aber auch Kritiker, die vor einer unbefangenen Anwendung von Homöostase-Konzeptionen in der Psychologie warnen (vgl. z.B. Richards 1953 und Maze 1953). Die wichtigste Warnung betrifft den Gültigkeitsbereich homöostatischer Konzepte, deren Aussagen in der Regel nur gelten, wenn man innerhalb eines bestimmten Verhaltensbereichs bleibt (vgl. Davies 1958). Es handelt sich demnach meist um postulierte Gleichgewichte. Führungsgrößen, aber auch Sollgrößen und sogar Regelstrecken sind aber nur dann sinnvoll zu definieren, wenn ein vernünftiges Gesamtkonzept der Beziehungen verschiedenster Regulationen untereinander existiert.

In regulationstheoretischen Ansätzen ist das Unvermögen, etwas über die Dynamik von Führungsgrößen auszusagen, klargestellt. In austauschtheoretischen Ansätzen ist dieser Punkt oft verschleiert. Das spielt solange keine Rolle, als es wirklich nur um eine Art von Regulation geht, z.B. um den Austausch von Geld oder Geldwerten. In kaum einem anderen Realitätsbereich ist dies jedoch der Fall, streng genommen nichteinmal in der Wirtschaft. Auch dort geht es teilweise um Größen, die nicht in Geldwerten auszudrücken bzw. quantitativ eindeutig vergleichbar sind. Spätestens an diesem Punkt hören exakte Kalkulationen auf und "Philosophien" treten auf den Plan. Es sei denn, man schafft dden Rekurs auf eine jeweils noch abstraktere Größe, um die dann per "Naturgesetz" konkurriert wird.

Im psychologischen Bereich heißen solche abstakte Größen, für die Austauschbilanzen erstellt werden können, meist Motive, Pläne, Ideen oder Konzepte. Den zugehörigen theoretischen Rahmen bieten Energiekonzeptionen vom Entelechieprinzip des Aristoteles bis zur Selbstaktualisierungstendenz Rogers (vgl. Hofstätter 1959). Keine dieser Konzeptionen hat es aber geschafft, über den Rahmen von "Philosophien" hinausgehende Präzisierungen vorzunehmen.

Wie aber sieht das "exakte" Herangehen in den Naturwissenschaften aus, wenn das Verhalten komplexer Systeme beschrieben werden soll?

Der erste Schritt besteht in der Auswahl von Meßgrößen, die auf Grund von Vorannahmen über das zu messende Substrat, aber auch nach der Art der vorzunehmenden Messungen in verschiedene Klassen eingeteilt werden. Der zweite, heuristisch wichtigste Schritt besteht darin, daß aus der Gesamtrealität ein dynamisches Teilsystem derart ausgewählt wird, daß man davon ausgehen kann, daß es durch eine Einfachstruktur vollkommen beschrieben wird. Ein solches Teilsystem kann durch seine Energiebilanz charakterisiert werden. Jeder Physiker ist sich bewußt, daß mit den einfachen physikalischen Formeln, die zu unserem Schulwissen gehören, nur Sachverhalte beschrieben werden können, für die extrem restriktive Voraussetzungen gelten. Das wird aber in diesem Schritt der Realitätsbeschreibung bewußt in Kauf genommen.

Der nächste Schritt zur Beschreibung des Verhaltens komplexer Systeme ist der gedanklich schwierigste Schritt. Er besteht darin, die Einfachstrukturen der Teilsysteme als mikroskopische Prozesse anzusehen. Dieses wohl auf die Leibnizsche Monadologie zurückgehende Verfahren hat ihren Grund in der Maxime der einhetlichen Realitätsbeschreibung. Wenn es sich für die meisten genauer untersuchten Teilsysteme bewährt, eine Energiebilanz mit bestimmten Voraussetzungen aufzustellen, warum sollte das dann nicht auch für kleinste Einheiten der realen Welt gelten? Zusätzlich aber sind Verbundgesetze erfoderlich, die es schließlich erlauben, das Verhalten makroskopischer, aus mikroskopischen Teilsystemen zusammengesetzt gedachter Systeme zu beschreiben. Unter diesen Voraussetzungen ist es möglich, Systeme durch eine komplexe Zustandgröße, die Entropiebilanz, zu charakterisieren.

Ein nach dem bisher erklärten Vorgehen beschriebenes System kann nun wieder Gegenstand von Teilbetrachtungen werden. So können etwa Minima odder Maxima der Zustandsgrößen interessieren, etwa im Zusammenhang mit ökonomischen Vorhersagen, oder Oszillationen, die im regeltechnischen Bereich ja schon lange bekannt sind.

31.2 Auswahl und Klassifikation von Meßgrößen

31.2.1 Methoden der Beschreibung dynamischer Vorgänge

Wenn für einen Untersuchungsgegenstand geeignete Meßgrößen ausgewählt werden sollen, muß über die Beschaffenheit des Gegenstandes eine Vorannahme zumindest hinsichtlich einer quantitativen Dimension vorliegen. Wir werden hier wie im folgenden immer auf Beispiele aus der klassischen und thermodynamischen Physik zurückgreifen. Dort ist der materielle Gegenstand physikalischer Untersuchungen als "Masse" vereinbart, deren Quantität in /kg/ vorgegeben ist oder bestimmt wird.

In den Verhaltenswissenschaften besteht zwar Einigkeit über den Untersuchungsgegenstand "Verhalten", nicht aber über seine Quantifizierbarkeit. Teileinheiten wie "Akt" oder "Handlung" werden zwar vereinzelt, nicht aber einheitlich verwendet. Auf dieses Problem stieß der Naturwissenschaftler und Verhaltensforscher Eibl-Eibesfeldt bereits 1969 (vgl. dazu auch Bösel 1974), als er von "Verhaltenseinheiten" schrieb. Im psychologischen Bereich werden bei Methoden der systematischen Verhaltensbeobachtung Einzelbewegungen zwar genau beschrieben, jedoch keine quantitativen Kriterien des Vergleichs von Bewegungen untereinander angegeben. Wir werden im folgenden den Begriff der "Operation" zur Beschreibung der fundamentalen Dimension des Verhaltens verwenden, weil er den Vorteil hat, nicht nur handlungspsychologisch interpretierbar zu sein, sondern auch kognitionspsychologisch (vgl. etwa Miller, Galanter und Pribram 1960).

Von mindestens ebeso großer Bedeutung ist die Einführung dynamischer Meßgrößen, die Veränderungen der verschiedensten Art im Zusammenahng mit "Operationen" beschreiben können. Die Bezugsdimension, die bereits ohne einen konkreten Meßvorgang (sozusagen ortsunabhängig) vorhanden sein muß, ist in der Physik die Zeit, z.B. quantifiziert in /s/.

Da wir gewohnt sind, uns täglich an physikalischen Standardprozessen, wie z.B. an der Bewegung von Uhrenzeigern, zu orientieren, spricht nichts dagegen, die physikalische Bezugsqualität für dynamische Messungen, die Zeit, bei Verhaltensmessungen zu übernehmen.

Dieses Vorgehen hat gleichzeitig den Vorteil, daß die physikalische Art des In-Beziehung-Setzens mit der Zeit ebenfalls übernommen werden kann. Das kann nämlich je nach Messung auf verschiedene Arten geschehen. So unterscheidet man nach Durchgangs- und Überbrückungsgrößen (im folgenden auch als Per- und Trans-Größen bezeichnet, vgl. Macfarlane 1964). Außerdem interessieren mitunter Differentialquotienten nach der Zeit, die als "rate"-Größen bezeichnet werden.

31.2.2 Per- und Trans-Größen

Durchgangsgrößen.

Meßgrößen, für deren Erhebung und Interpretation eine Messung nur an einem einzigen Ort des Systems erforderlich ist, heißen Ein-Meßpunkt-Größen, Durchgangsgrößen oder Per-Größen (P-Größen). In der Mechanik gehören dazu die Meßgrößen für Impuls und Kraft, in der Elektrizitätslehre sind es Ladung und Strom. Elektrische Ladungen sind Größen, die sich an einem bestimmten Ort des Systems befinden. Für Strommessungen wird ein Meßgerät an einem bestimmten Ort befestigt und dort in das System gewissermaßen eingebaut.

Im psychologischen Bereich dürften Durchgangsgrößen nach der eben erklärten Bedeutung vor allem bei Messungen von Erlebnisdimensionen über subjektive Daten erfaßt werden. Hierzu gehören wechselnde Befindlichkeiten, aber auch Daten über die subjektive Repräsentation von Anforderungen und Beanspruchungen. Solche Erlebensdaten sind nach der kognitiven Emotionstheorie das Ergebnis des Einschätzungsprozesses (genauer: sekundäres Appraisal).

Selbstberichtsdaten sind sicherlich nicht Durchgangsgrößen, wenn explizit intraindividuelle Differenz- oder Diskrepanzwerte gemessen werden. Auf das Selbst bezogene Einschätzungen, z.B. bezüglich des Selbstwertes oder der Selbstsicherhet, sind ebenfalls nicht als Durchgangsgrößen anzusehen, da hier Diskrepanzen zu einem als Bezugsgröße angesehenen subjektiven Konstrukt mitgeteilt werden.

Unter den objektiven Daten sind Parameter der systematischen Verhaltensbeobachtung, vor allem aber auch die meisten physiologischen Variablen Durchgangsgrößen im physikalischen Sinn.

Überbrückungsgrößen

Meßgrößen, für deren Erhebung und Interpretation eine Differenzmessung zwischen zwei Orten des Systems erforderlich ist, heissen Zwei-Meßpunkt-Größen, Überbrückungsgrößen oder Trans-Größen (T-Größen). In mechanischen Translationssystemen gehören dazu die Meßgrößen für Wegstrecken oder Geschwindigkeiten, in der Elektrizitätslehre sind es Induktionsfluß und Spannung. Aus der Differenz zweier Koordinatenpunkte ergibt sich die Länge einer Strecke; elektrische Spannungen werden stets durch Abgreifen einer Spannungsdifferenz zwischen zwei Meßpunkten bestimmt.

Im psychologischen Bereich können, wie bereits erwähnt, subjektive Differenz- oder Diskrepanzwerte, aber auch Daten über selbstbezogene Kognitionen als Überbrückungsgrößen in diesem Sinne angesehen werden.

Aber auch die meisten "objektiven" Daten sind für die psychologische Theorienbildung Überbrückungsgrößen. Sie werden nämlich nur insoweit Gegenstand des psychologischen Interesses, als sie sich in irgendeiner Form vom äquivalenten Fall einer Kontrollbedingung abheben. Dazu gehören auch alle "Reize", die nur dann als Reize gelten, wenn sie im experimentellen Design relevant sind. Jede Problemstellung, jedes Treatment gewinnt seine psychologische Bedeutung nur in Abhebung von entsprehenden Vergleich-, Kontroll-, Alltags- oder irrelevanten Bedingungen. Insofern kann man die meisten psychologischen Situationsvariablen als Überbrückungsgrößen im physikalischen Sinn ansprechen.

Andere "objektive" Daten, wie Verhaltensdaten oder physiologische Variablen sind nur dann Überbrückungsgrößen, wenn es um intraindividuelle Relativwerte geht. Allerdings muß im Einzelnen geklärt werden, ob es sich dabei um echte Differenzwerte handelt oder um Differential- bzw. Veränderungswerte. Der zweitgenannte Fall und die Beziehung, in der beide Arten von Meßgrößen zueinander stehen, wird gleich noch erklärt werden. Es ist jedoch bereits hier darauf hinzuweisen, daß viele psychologische Analysen in dieser Hinsicht die nötige Differenziertheit vermissen lassen. Dies gilt auch für den Fall, daß Ausgangswertbereinigungen vorgenommen werden.

31.2.3 State- und Rate-Größen

Eine fundamentale Klassifizierung von Meß- bzw. System-Beschreibungs-Größen ist nicht nur in der Meßtheorie wohlbekannt: die Unterscheidung von Zustands- und Veränderungsgrößen. Wegen der international üblichen Notation werden wir jedoch auch hier im folgenden die entsprechenden englischen Bezeichnungen verwenden.

Rate-Größen sind in der klassischen Mechanik Geschwindigkeit und Kraft, in der Elektrizitätslehre Spannung undd Strom. All diese Größen "fließen" für die naive Anschauung. In der exakten Beschreibung werden sie als Differentialquotienten von State-Größen nach der Zeit angesehen:

Geschwindigkeit = d Weg /dt
Strom = d Ladung /dt.

Typische State-Größen in der Physik sind also z.B. der zurückgelegte Weg, eine vorhandene Ladung, aber auch Temperaturen und Konzentrationen.

Auch in der Psychologie gibt es State-Variablen und sie sind per definitionem State-Größen. Rate-Größen sind wohl ebenso einfach nachzuweisen. Wegen der Differential-Empfindlichkeit unserer Sinnesorgane dürften zahlreiche subjektive Daten Rate-Größen sein, sicherlich aber subjektive Daten über Befindlichkeiten mit adaptierenden Eigenschaften, wie es z.B. Stimmungsänderungen sind. Gerade solche aber dürften durch subjektive Variablen der "Selbstbeurteilung" erfaßt werden. Emotionale Veränderungen treten nach den kognitven Emotionstheoretikern infolge einer Neuein Schätzung auf, die z.B. bei Bewältigungsreaktionen stattfinden können.

Im Paradigma der leistungsforderneden Beanspruchung findet durch "Bewältigung" ein Wechsel der subjektiven Repräsentation einer Anforderung statt. Damit geht ein Wechsel des Gefordertseins einher, der durch entsprechende Indexvariablen der Anstrengung, Anspannung oder Aktivierung indizierbar ist. Insofern sind "Anspannung" oder auch "energetische Aktivierung" (z.B. im Sinne von Thayer) typische subjektive Rate-Variablen.

Unter den "objektiven" Variablen finden sich ebenfalls State- und Rate-Variablen. Jedes Problem, oder allgemeiner: jede Anforderung, ist ein objektives State-Datum. Nimmt man wieder das Paradigma der leistungsbezogenen Anforderungssituation, so gilt, daß aus der Problemstellungdurch Angabe von Ausführungsbedingungen die Aufgabe definiert wird. Eine der wichtigsten Ausführungsbedingungen ist der Geschwindigkeits-Faktor. Insofern ist es zulässig, die Aufgaben-

Tab. 9: Meßgrößen.

	Mechanisches Translations-system	Elektrisches System	Problemlösen bei leistungsfordernder Beanspruchung
	Masse /kg/		Operation
S-T	Weg /m/	Induktionsfluß /Wb/ = /Vs/	Anforderung
S-P	Impuls	Ladung /C/ = /As/	Problem-repräsentation = Operation * Aufgabe
R-T	Geschwindigkeit /m/s/	Spannung /V/	Aufgabe = Anforderung / Zeit
R-P	Kraft /N/ = $/mkg/s^2/$	Strom /A/	Anstrengung = Problemrepräsen-tation / Zeit
Energie= R-P*S-T= S-P*R-T	/J/ = /Nm/	/J/=/Ws/=/AVs/	Arbeit = Anforderung * Anstrengung

beschreibenden Parameter als rate-Variablen anzusehen, wenn man die Aufgabe als Anforderungen pro Zeiteinheit definiert.

Auch an dieser Stelle wird deutlich, daß die erfolgten Beschreibungen und Definitionen eine gewisse Unschärfe aufweisen. Unschärfen dieser Art gibt es auch - meist zwar in geringerem Ausmaß - in anderen Wissenschaftsdisziplinen und sind wohl letztlich z.T. unvermeidbar. Folgt man dem heuristischen Vorgehen, wie es am Ende von Abschnitt 1 skizziert wurde, so werden durch das weitere Prozedere entstandene Fehler eher vermindert oder können zumindest durch nachträgliche Präzisierungen korrigiert werden.

Die Tabelle 9 gibt nun eine Übersicht über die Meßgrößen-Klassen und ihre Relationen untereinander. Als Zustandgröße nächster Ordnung wird das Produkt aus Rate-Per-Größen und State-Trans-Größen eingeführt. Es ist bei der gewählten dualen Systembeschreibung gleich dem Produkt aus State-Per- und Rate-Trans-Größen. Als psychologisches Paradigma wurde das Problembewältigen in einer leistungsfordernden Anforderungssituation gewählt. Für die duale Beschreibung bietet sich hier an, die T-Größen aus den "objektiven" und die P-Größen aus den "subjektiven" Variablen zu wählen. Die Zustandsgröße Anforderung mal Anstrengung wid "Arbeit" genannt. Diese Bezeichnung ist sowohl in Entsprechung zur physikalischen Begriffasbildung wie auch nach inhaltlicher Interpretation als "Produkt aus äußerer und innerer Arbeit" vertretbar (vgl. dazu auch Bösel 1981, S. 144).

31.3 Einfachstrukturen

31.3.1 Energie und Arbeit

Im Gegensatz zu den Meßgrößen sind Begriffe wie Energie und Arbeit Konstrukte zur Kennzeichnung eines Zustandes, die nicht direkt meßbar sind. Daß diese "Hilfsbegiffe" außerordentlich nützlich sind, wissen wir bereits aus der Schul-Physik. Sie erlauben unmittelbar die Beschreibung und Vorhersage von komplizierten Prozessen (im Sinne von Zustandveränderungen). Abb. 54 veranschaulicht die bekannten Beziehungen von Arbeit und potentieller Energie, sowie von Auswirkungen anderer, zugeführter Formen von Energie am Beispiel von Veränderungen der Lage-Energie.

Außerdem ist es möglich, sich damit den Begriff des energetischen Gleichgewichts der klassischen Physik zu verdeutlichen, der aus dem Energie-Begriff abzuleiten ist. Für die Bedingungen in der Umgebung des Gleichgewichts gilt das Le-Chatelier-Prinzip. Es besagt, daß ein System, das sich in der Nähe des Gleichgewichts-Zustandes befindet, die Tendenz besitzt, sich dem Gelichgewichtszustand zu nähern; Störungen des Gleichgewichts werden bis zu einem gewissen Grad selbsttätig ausgeglichen.

Im folgenden soll nun versucht werden, diese Art von Systembeschreibung für die Psychologie fruchtbar zu machen. Dazu ist es erforderlich, zu dem am Ende des letzten Abschnitts eingeführten Energie-Begriff Formen der Energiezufuhr zu beschreiben, insbesondere "Arbeit".

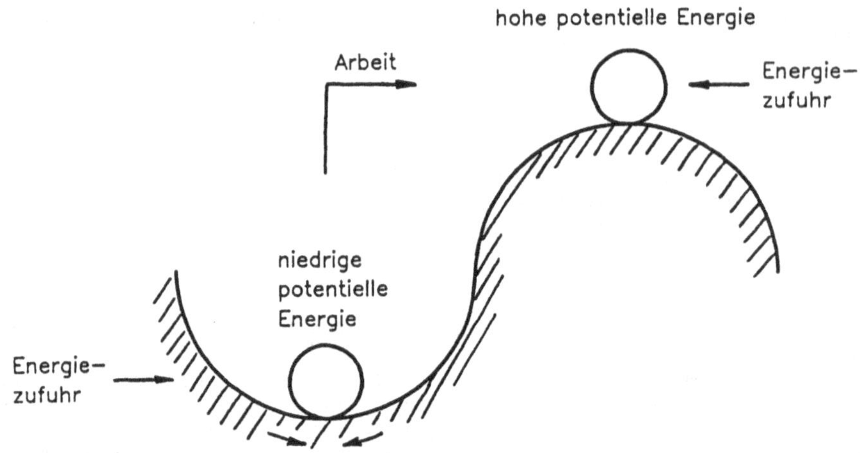

Abb. 54: Energie und Arbeit als Hilfsbegriffe in der Physik: Das LeChatelier-Prinzip in der Umgebung des Gleichgewichts-Zustandes.

In mechanischen Translationssystemen definiert man:
Hubarbeit = - Gewicht * Höhe.
In dieser Formel symbolisiert das Vorzeichen, daß die Arbeit einer gegebenen Energieverteilung entgegenwirkt. Gewicht hat die Dimension einer Kraft /N/, nämlich die, die bei gegebener Masse infolge der Erdanziehung auf den Untergrund wirkt. Der Weg ist in diesem Fall die Kriteiumsgröße, die die Größe der Arbeit bei vorgegebenem Gewicht indiziert.

Die zu untersuchende Energieform ist als Produkt aus einer Rate-Per-Größe und einer State-Trans-Größe erklärt. Wendet man diese Begriffserklärung auf (generalisierte) leistungsfordernde Beanspruchungen an, dann kannn man davon sprechen, daß
Arbeit = - gestellte Anforderung * realisierte Anforderung.

Diese Formel scheint schon deshalb richtig zu sein, weil sie Analogien zur oberen Formel aufweist: Die "gestellte Anforderung" scheinteine Generalisierung des "Gewichts" im obigen Paradigman zu sein, die "realisierte Anforderung" im Sinne von "Performance" könnte man als Dimension verstehen, die im konkreten Fall etwa durch eine zurückgelegte Wegstrecke operationalisiert wird.

31.3.2 Das Yerkes-Dodson-Gesetz

Berücksichtigt man in der obengenannten Formel für "Arbeit" die bisher eingefühten Definitionen, so ist die Variable "gestellte Anforderung" eine State-Trans-Größe. Demnach muß die "realisierte Anforderung" eine Rate-Per-Größe sein, allerdings keine subjektive, wie dies bei P-Größen bisher meistens der Fall war. Es handelt sich hier - obwohl scheinbar nachvollziehbar - um eine noch nicht näher erklärte Größe. Sie könnte allerdings abgeleitet werden, wenn wenn man die übrigen Größen aus der obigen Formel auf bereits Definiertes zurückführt. Dann wäre

realisierte Anforderung =
- geleistete Arbeitsschritte / gestellte Anforderungen.

Operationalisiert man die realisierte Anforderung durch eine Indexgröße, die die "Performance" mißt, dann darf man die "gestellten Anforderungen" durch die Summe aller Anstrengungen im Verhältnis zur Gesamtarbeit substituieren. D.h.,

Peformance (P) =
- S (Anstrengung (A) / Gesamtarbeit (G)) * d(geleistete Arbeitsschritte)

oder kurz: P = - A * ln G.

Diese rein formale Ableitung ist wenig anschaulich. Dies läßt sich ändern, wenn man den Begriff der Aufgabenschwierigkeit (S) einführt. Es soll sich dabei um eine objektive Indexgröße der Anforderung handeln, zu ihr also in einem proportionalen Verhältnis stehen (vi). Unter dieser Voraussetzung ist (nach der Energieformel) die Gesamtarbeit (G) proportional zum Produkt aus Aufgabenschwierigkeit (S) und Anstrengung (A).

Setzt man dies in die obige Gleichung ein, so erhält man die das Yerkes-Dodson-Gesetz (vgl. Yerkes und Dodson 1908) beschreibende Formel (Abb. 55):

P = - A * ln (k * S * A).

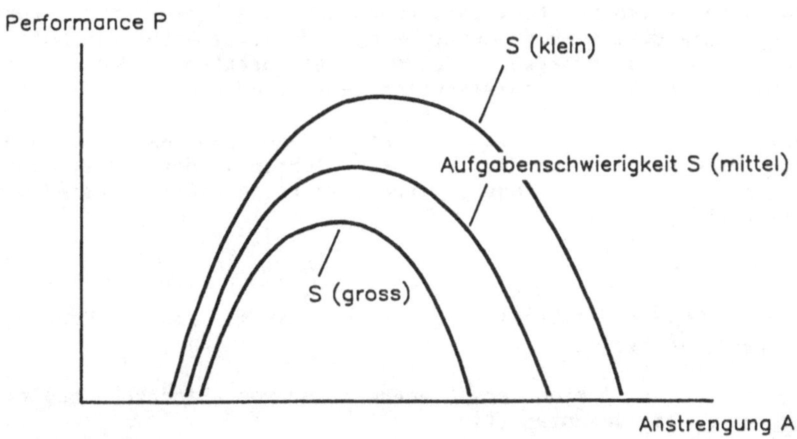

Abb. 55: Die Zusammenhänge zwischen Anstrengung, Aufgabenschwierigkeit und Performance nach der Formel P = - A. ln(k.S.A). Vgl. auch Abb.14

(vi): Diese Proportionalität wird übrigens in einer Dimension geleistet, die ein Pendent zu der als "Operation" bezeichneten Einheit von Handlung darstellt.

Kritiker haben immer wieder darauf hingewiesen, daß es nicht schwierig sein dürfte, für Komponenten von komplexen Systemen umgekehrt U-förmige Beziehungen aufzuzeigen. Dies ist sicherlich bis zu einem gewissen Grad richtig und die vorgestellte Ableitung mag dazu Finderegeln liefern. Umgekehrt macht es in der Praxis mitunter Schwierigkeiten, geeignete Operationalisierungen zu finden, die das so plausible Yerkes-Dodsen-Gesetz bestätigen. Auch hierbei können die angeführten Beziehungen nützlich sein. Sie zeigen, wie die Indikatoren gewählt werden müssen, soll Anstengung und Leistung eine umgekehrt U-förmige Beziehung aufweisen.

31.4 Makroskopische Systeme und irreversible Prozesse

31.4.1 Verallgemeinerungen

Bei der Beschreibung physikalischer und technischer Systeme ist es ab einem bestimmten Komplexitätsgrad nützlich, allgemeine Bezeichnungen für Rate-Größen einzuführen.

So werden Rate-Trans-Größen allgemein als "forces" Xi (i=1...n) bezeichnet. Dazu gehören Potentialgradienten (Spannungen), Temperaturgradienten oder Konzentrationsgefälle. In der Psychologie werden wir dann alles zählen, was sich unter das Problem-Paradigma subsumieren läßt, also - nach bisheriger Notation - alle (verallgemeinerten) Aufgaben.

Rate-Per-Größen werden allgemein als "fluxes" Ji (i=1...n) bezeichnet. In der Physik gehören dazu elektrische Ströme, Wärmeströme und chemische Reaktionen. Mechanische Kräfte gehören übrigens nach dieser Logik nicht zu den verallgemeinerten Kräften, sondern zu den verallgemeinerten Flüssen. In der Psychologie dürfte es sinnvoll sein, hier alle Arten von Motiven oder Antrieben zusammenzufassen, also - entsprechend den bisherigen Bezeichnungen - alle (verallgemeinerten) Anstrengungen.

Man geht davon aus, daß "fluxes" infolge von "forces" auftreten oder zumindest dann manifest werden. "fluxes" führen in der Regel dazu, daß entsprechende "forces" verringert werden. Im Falle einer linearen Beziehung gilt einfach:

$$J = L*X.$$

Der Parameter L charaktersiert einen energieumsetzenden Prozeß (einen "Verbraucher") im System.

Im allgemeinen Fall sind verschiedene Arten von "forces" zugleich für verschiedene Flüsse verantwortlich:

$$Ji = \sum_{k=1}^{n} Lik*Xk \qquad (i=1...n).$$

Konstruiert man sich dazu ein kausales Wirkgefüge, so besitzt es eine Strukur nach Abb 56. Diese Struktur ist die verallgemeinerte Form eines durch verschiedene fluxes und forces beschriebenen Systems. Über die Bedeutung einer derartigen Systembeschreibung, auch für die Psychologie, wurde bereits an anderer Stelle ausführlich reflektiert (vgl. Bösel 1977, S. 52 f).

In der Systemtheorie sind die "Verbraucher" selbst kleine Systeme und die Lik sind die Übertragungsfunktionen dieser (regelnden) Teilsysteme. In der formal äquivalenten Systembeschreibung der Thermodynamik bezeichnet man die Lik als "phänomenologische Koeffizienten". Falls i=k, so gehört Kraft und Fluß dem gleichen Bereich, z.B. den elektrischen Phänomenen, an. Das L beschreibt in diesem Fall eine dazugehörige Eigenschaft, wie z.B. (beim Ohmschen Gesetz) die elektrische Leitfähigkeit. Wenn i≠k, so spricht man von Überlagerungserscheinungen, wo z.B. ein Potentialgradient zu einer chemischen Reaktion führt oder die Erzeugung eines Wärmestroms durch einen Konzentrationsgradienten ("Verdampfungskälte").

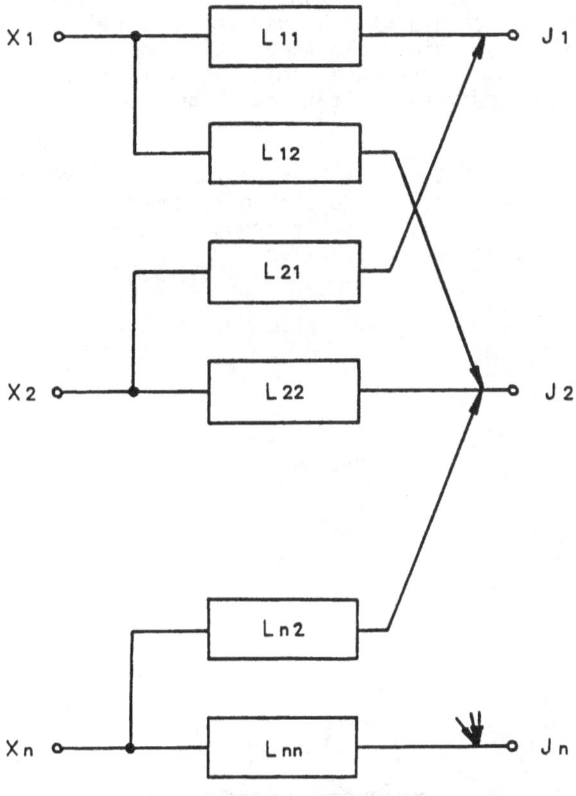

Abb. 56: P-kanonisches System entsprechend der Formel $J_i = \sum_k L_{ik}X_k$, wobei L_{ik} ... Übertragungsfunktionen der Teilsysteme (nach Bösel 1977).

Bleibt man beim (verallgemeinerten) Problemlöseparadigma, so könnten durch Koeffizienten mit i=k bereichsspezifische Problemlösefähigkeiten charakterisiert werden, wogegen Notationen mit $i \neq k$ Transferphänomene oder generalisierte Strategien kennzeichnen würden.

31.4.2 Reversibilität und Gleichgewicht

Für die Thermodynamik stellte Onsager (1931) die Behauptung auf, daß sich unter der Annahme mikroskopischer Reversibilität die Flüsse und Kräfte stets so paaren lassen, sodaß Lik = Lki gilt. Diese Behauptung gilt selbstverständlich für alle Systeme, die sich auf die bisher erklärte Weise beschreiben lassen.

Was heißt mikroskopische Reversibilität? Zunächst einmal ist damit gemeint, daß ein durch eine (verallgemeinerte) Kraft bewirkter (verallgemeinerter) Fluss durch eine entsprechnede und gleichgroße Kraft mit negativem Vorzeichen wieder rückgängig gemacht werden kann. Man kann hier etwa an die Horizontalverschiebung einer Masseneinheit denken. Insoweit ist die Voraussetzung mikroskopischer Reversibilität unproblematisch. Tatsächlich kann man sich Irreversibilität nur an makroskopischen Systemen veranschaulichen.

Nehmen wir das Beispiel der Abb.54. Stößt man unter den speziellen Bedingungen dieser Abbildung an die oben liegende Kugel, so reicht danach ein entgegengesetzter Impuls gleicher Größe nicht aus, die Kugel wieder in den ursprünglichen Zustand zu versetzen.

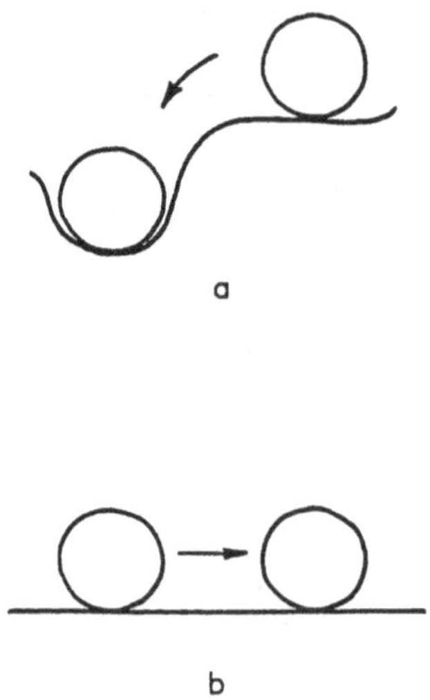

Abb. 57: Beispiel für einen "irreversiblen" Prozeß (a) und für einen "reversiblen" Prozeß (b).

Genau diesen Sachverhalt kann man aber nun, die Onsager-Beziehungen vorausgesetzt, genauer beschreiben. Analog der Energiedefinition von Abschnitt 31.2 betrachten wir nun die Produkte aus Kräften und Flüssen und definieren:

$$\dot{\Delta}S = \underset{i}{S}\ Ji*Xi, \qquad (\text{vgl. } \dot{\Delta}/J/ = /VA/)$$

wobei S die innere Entropie, $\dot{\Delta}$ ein Symbol für die (stets positiven) Veränderungen pro Zeiteinheit ist und somit
$\dot{\Delta}S$ ... "innere Entropieproduktion" oder Dissipation genannt wird.

Die Veränderung der Gesamtentropie setzt sich aus innerer und äußerer Entropieerzeugung zusammen, falls zugelassen ist, daß Eingriffe von außen bzw. Austauschprozesse mit der Systemumwelt stattfinden.

In der Carnot-Clausius-Beziehung wird das Zusammenspiel von innerer und äußerer Energieproduktion wie folgt geschrieben:

$$dS = daS + diS.$$

Darin bedeutet daS die Entropieproduktion durch den Eingriff von außen. Falls mit der Umwelt nur ein Wärmeaustausch zugelassen wird (wie dies in vielen physikalischen Systemen der Fall ist), so gilt $daS = dQ/T$, wobei dQ die zugeführte Wärme (genauer: die Veränderungen der Wärmemenge) und T die absolute Temperatur ist. dQ kann größer oder kleiner 0 sein.
diS ist die innere Entropieproduktion und somit identisch mit $\dot{\Delta}S$. Sie ist die Entropieproduktion des abgeschlossen gedachten Systems und kann immer nur größer oder gleich 0 sein.

Nehmen wir nun konstante Temperaturverhältnisse an ($dQ = 0$), so lassen sich zwei Fälle unterscheiden.

Falls $\dot{\Delta}S > 0$, so gilt unter den gemachten Voraussetzungen $dS > dQ/T$. Ein solches System befindet sich in dynamischer Veränderung. Wir sprechen von einem dissipativen System. Die innere Entropieproduktion bedeutet Umordnung, aber auch einen (irreversiblen) Prozeß, der zur Strukturbildung führt (Abb. 57a).

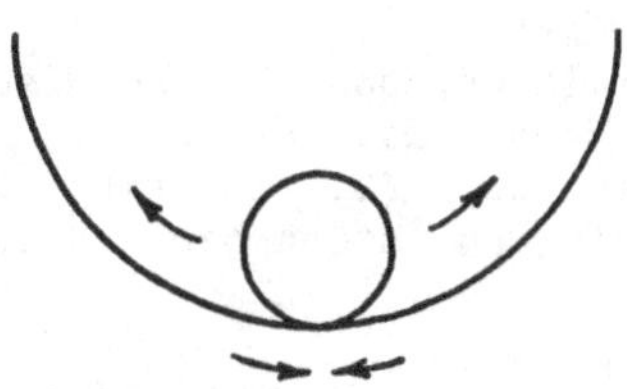

Abb. 58: "Stabiles" Gleichgewicht im Minimum der Entropieproduktion.

Für $\Delta S = 0$ bzw. $dS = dQ/T$ können wir von einem thermodynamischen Gleichgewicht sprechen. Prozesse, die unter Gleichgewichtsbedingungen ablaufen, heißen (zu Recht) reversibel (Abb.57b).

Befindet sich ein System in einem Zustand, der durch ein relatives Minimum von dS gekennzeichnet ist ($dS >= 0$), dann gilt

$$Ji * dXi >= 0,$$

d.h. ein positiver Fluß bewirkt eine negative Änderung bzw. eine Veränderung, die die Störung mindert. Dies ist die Grundidee des von Prigogine (vgl. Prigogine und Wiame 1946) verallgemeinerten Le Chatelier-Gesetzes (Abb. 58).

31.4.3 Verhaltensökonomie und lineare Optimierung

Im letzten Abschnitt war kein Beispiel für eine potetielle Anwendung in der Psychologie gegeben worden. Tatsächlich beginnt im Bereich makroskopischer Systembeschreibung jenes Neuland, wo die Psychologie nicht nur umgeschrieben oder erweitert werden könnte, sondern wo sie z.T. neu geschrieben werden müßte, wollte man die naturwissenschaftliche Methodik der Systembeschreibung anwenden. Daß dieser Gedanke aber nicht völlig absurd ist, kann an einem fiktiven Beispiel diskutiert werden, für das die Methode der linearen Optimierung dargestellt werden soll.

Die lineare Optimierung ist eine der häufigsten außerhalb von Technik und Physik angewandten Methoden der makroskopischen Systemanalyse. Sie arbeitet mit einer ein System makroskopisch beschreibenden, hinreichend relevanten Zustandsvariablen und macht für die zugrundeliegenden mikroskopischen Prozesse vergleichsweise großzügige Annahmen, z.B. die der Linearität von bestimmten Beziehungen. Die Optimierung besteht darin, daß Systemzustände gesuct werden, für die die betrachtete Zustandsvariable (oder eine von ihr unmittelbar abgeleitete Größe) ein relatives Maximum oder ein relatives Minimum aufweist.

Für die rechnerische Behandlung ist zunächst die interessierende Zustandsvariable hinreichend zu definieren. Es kann sich hier z.B. um das Verhältnis von Energie/Kosten handeln, das minimiert weden soll oder um das Verhätltnis Ertrag/Produktion, das ein Maximum werden soll. In Regel geschieht dies durch Aufstellen einer Zielfunktion, für die das Extrem berechnet wird:

$$Z = pa*Za + pb*Zb + pc*Zc$$

Dazu kommen die determinierenden Nebenbedingungen (Randbedingungen, Restriktionen), unter denen das Extrem zu realisieren ist. Die konstituierenden Variablen Za, Zb, Zc sind nämlich in der Regel als Funktionen von (zur Verfügung stehenden) Kapazitäten oder Ressourcen aufzufassen:

Za = fa (Ressource a)
Zb = fb (Ressource b)
Zc = fc (Ressource c)

Bei der linearen Optimierung sind die Funktionen fa, fb, fc linear vorauszusetzen.

Tab. 10: Ressourcen, Kapazitäten und Restriktionen im Modell eine-linearen Verhaltensoptimierung.

Ausdrucksmittel	konstruktive Verhaltensweise A	konstruktive Verhaltensweise B	Kapazitäten
motorisch	20 Sek/Verh.	10 Sek/Verh.	2 Min/Sitzung
mimisch/gestisch	10 Sek/Verh.	10 Sek/Verh.	80 Min/Sitzung
verbal	0 Sek/Verh.	40 Sek/Verh.	4 Min/Sitzung
Zuwendung:	1 Einh./Verh.	3 Einh./Verh.	

Auch in der Verhaltens- und Erlebensanalyse kann man von Ressourcen sprechen. Betrachten wir als Beispiel die motorischen, mimisch/gestischen und verbalen Ausdrucksmittel eines Menschen, die er gewohnheitsmäßig unterschiedlich häufig einsetzt.

Das Kontinuum der Ausdrucksmöglichkeiten ist sicherlich beschränkt, wenn es um Verhalten unter festgelegten Bedingungen geht. Nehmen wir an, in einem solchen Fall lassen sich geeignete Klassifizierungen vornehmen, sodaß die gewohnheitsmäßgien Häufigkeiten von Ausdrucksklassen quantifizieren lassen:

motorischer Ausdruck:	2 Min/Sitzung
Mimik/Gestik	80 Sek/Sitzung
verbaler Ausdruck	4 Min/Sitzung

Nehmen wir weiter an, daß der Klient bei bestimmten Kombinationen seiner Ausdrucksmöglichkeiten einen ebenfalls quantifizierbaren, positiven Reward ("Zuwendung") seines Therapeuten bekommt. Solche "konstruktiven" Verhaltensweisen lassen sich z.B. so charakterisieren, wie es Tab. 10 zeigt.

Die theoretische Frage lautet nun, wie oft müssen die "konstruktiven" Verhaltensweisen A und B gezeigt werden, damit der Klient maximale "Zuwendung" erfährt.

Für die mathematische Lösung gelten die folgenden Voraussetzungen. Gesucht sind $pa >= 0$, $pb >= 0$ unter den Restriktionen:

Motorik:	$pa*20 + pb*10 <= 120$
Mimik/Gestik:	$pa*10 + pb*10 <= 80$
Verbal:	$pa*0 + pb*40 <= 240$

Zugleich soll die Zielfunktion $Z = pa*1 + pb*3$ ein Maximum erreichen.

Der Anschaulichkeit halber sei die graphische Lösungsfindung des so formulierten Problems vorgeführt. Dazu ist es allerdings dienlich, das obige Gleichungssystem etwas umzuformulieren:

pa/6 + pb/12 >= 1
pa/8 + pb/8 >= 1
pb/6 >= 1
pa/Z + pb*3/Z >= 1

Die Nenner der Quotienten in den Gleichungen kann man als Koordinatenabschnitte von entsprechenden Geraden in der pa-pb-Ebene interpretieren. Der dick ausgezogene Linienzug in Abb. 59 zeigt die von den Restriktions-Geraden eingeschlossene Fläche (pa>=0, pb>=0). An diese Fläche muß die Zielfunktion angrenzen, wobei Z maximal werden soll.

Zunächst wurde der Einfachheit halber in Abb. 59 für die Zielfunktion eine Gerade mit Z=3 eingezeichnet. Unter dieser Vorasusetzung sind die Koordinatenabschnitte 3 und 1. Den gleichen Geradentyp für andere Werte von Z erhält man nun durch Parallelverschieben der Geraden. Die Maximalbedingung für Z unter Berücksichtigung der Restriktionen erhält man nun für Z=20. Alle Voraussetzungen treffen nur für einen einzigen Punkt zu, nämlich für
pa = 2 mal/Sitzung für Verhaltensweise A
pb = 6 mal/Sitzung für Verhaltensweise B

Der "Belohnungswert" für A war 1 "Zuwendungs-Einheit" und für B waren es 3 "Zuwendungs-Einheiten". Der Maximalerfolg der "Therapie" liegt theoretisch bei 2*1 + 6*3 = 20 "Zuwendungs-Einheiten" pro Sitzung.

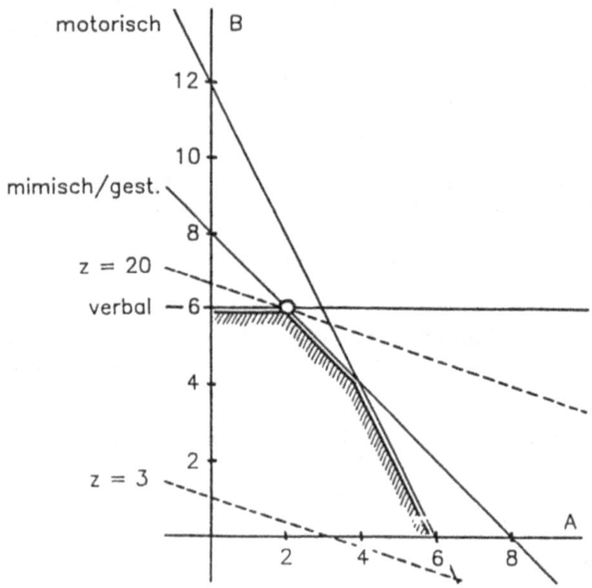

Abb. 59.

32. Aktivation beim Problemlösen

In diesem letzten Teil des Anhangs sei ein Paradigma skizziert, an dem sich einige erste Schritte in der psychophysiologischen Untersuchung unserer aktivierungs- und emotionstheoretischen Konzepte entwickeln lassen. Das Kernstück unseres Treatments bei den im folgenden kurz dargestellten Studien (vii) ist die Problemlöseaufgabe des Schiebespiels (Bösel 1978), diesmal jedoch dargeboten über den Bildschirm eines Computers (Abb. 60 und 61). Das Spiel ist ein Beispiel für ein Problem, bei dem einzelne Lösungsschritte gut beobachtet werden können, das aber strategisch schlecht zu beherrschen ist.

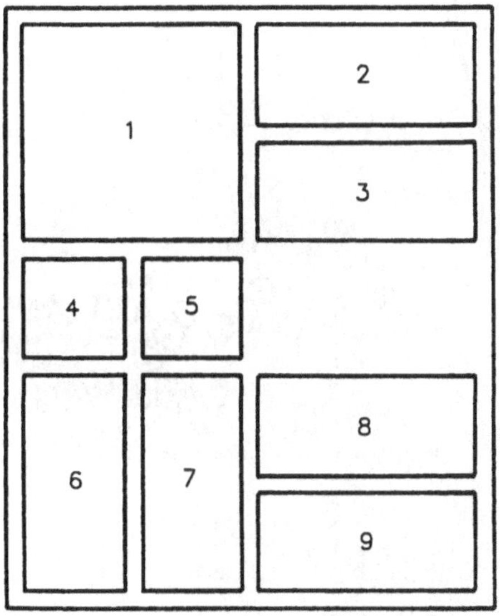

Abb. 60: Das Schiebespiel. Neun viereckige Flächenstücke sind schrittweise durch Ausnützen der leeren Fläche so zu verschieben, daß das große Quadrat von links oben in die rechte untere Ecke wandert. Der vorgegebene Rahmen darf nicht gesprengt werden.

(vii) Herrn Dipl.Psych. R. Klima sei an dieser Stelle für die Programmierung einer PDP 11/24 herzlich gedankt, mit deren Hilfe die erste und zweite Studie durchgeführt wurde. Die dritte Studie wurde an einem Tischcomputer HP 9836 der Fa. Hewlett und Packard (Serie 200) und mit einem Programm von Herrn E. Koch durchgeführt. Dank gebührt in diesem Zusammenhang Herrn Dipl.Ing. R. Stolpe, der uns dabei die online-Erfassung der (hier nicht weiter berichteten) Physiologie-Daten ermöglichte.

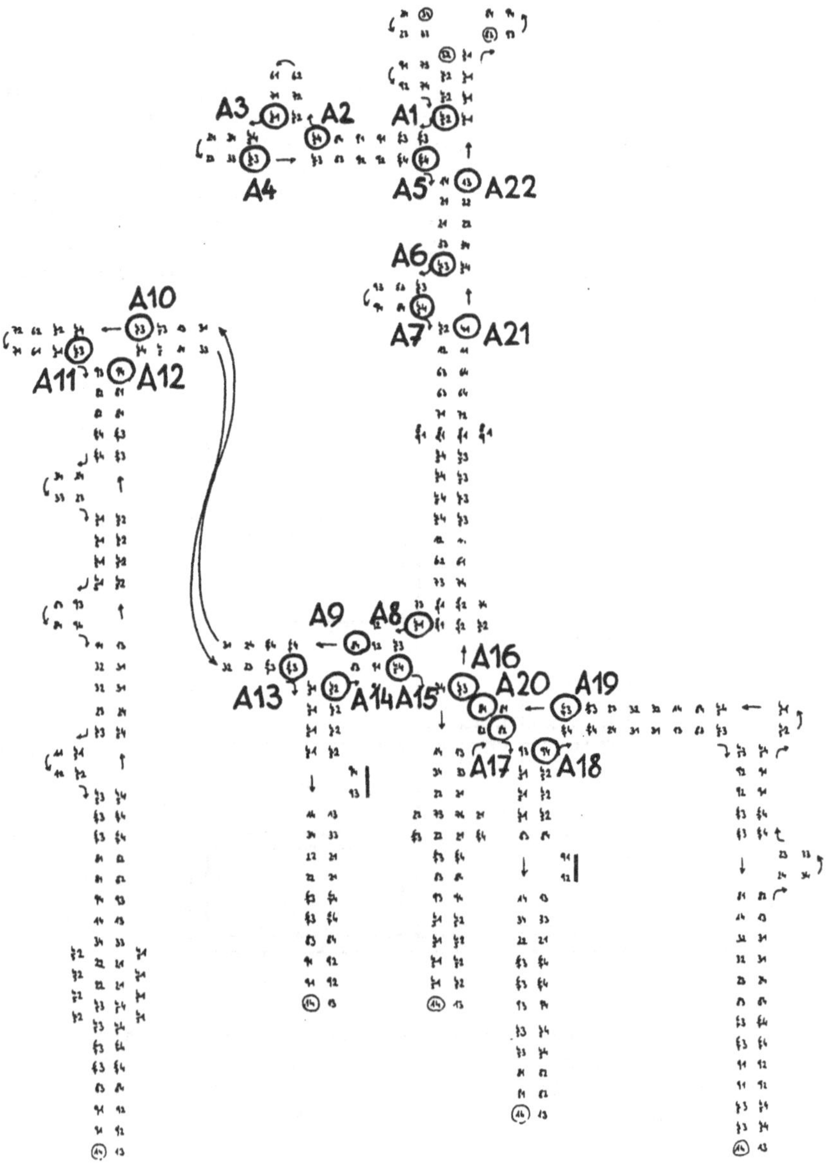

Abb. 61: Problemgraph des Schiebespiels. Jeder Zug ist durch ein Ziffernpaar gekennzeichnet: die Nummer des bewegten Feldes (vgl. Abb. 60) und die Schieberichtung (1 nach links, 2 nach rechts, 3 nach oben, 4 nach unten). Es gibt mehrere Lösungswege und einige Sackgassen. Mögliche Annäherungspunkte an kritische Stellen der Problemstruktur sind besonders gekennzeichnet und numeriert.

32.1 Auf der Suche nach kardivaskulären Indikatoren der Aktivierungssyndrome und beanspruchungstypischen Reaktionsmustern (viii)

Inwieweit kognitive Prozesse im mikroskopischen Bereich tatsächlich mit verschiedenen Aktivationszuständen einhergehen, läßt sich nur untersuchen, wenn geeignete psychophysiologische Indikatoren zur Verfügung stehen. Das Repertoire der psychophysiologischen Methodik ist - wie berichtet - in dieser Hinsicht sehr beschränkt.

Dennoch kann ein Versuch mit der herkömmlichen Methodik lohnen. So haben wir bereits früher mitgeteilt (Bösel 1978, S. 89), daß gleichzeitige Veränderungen im Plethysmogramm und in der SCR beobachtbar sind, wenn sich ein Proband im Zuge eines Problemlösungsprozesses einem Punkt nähert, der ihm als entscheidunsträchtig bekannt ist. Insbesondere tritt dieser Effekt auf, wenn sich der Proband, aus einer "Sackgasse" kommend, dem Entscheidungspunkt nähert, an dem die Fehlentscheidung gefallen war. Erhöhung des peripheren Widerstandes und Erhöhung der Hautleitfähigkeit lassen auf orientierende Infomationsverarbeitung, verbunden mit Anstrengung, schließen.

Insofern scheint also eine erste Annäherung in der Indizierung von Zuständen der Aktiviertheit durch einfache periphere Kenngrößen möglich. In einer weiteren, orientierenden Studie, über die im folgenden kurz berichtet werden soll, wurden folgende Kenngrößen verwendet:

- perceptives Arousal: Dezeleration der Herzrate.

- orientierende Informationsverarbeitung/psychophysiologische Anstrengung (Index A): Verringerung der Herzraten-Variabilität. Als Variabilitätsmaß wurde der Mittelwert des Quadrats der sukzessiven Interbeat-Differenzen (sucessive differences mean square score SDMS) verwendet, wobei

$$SDMS = \left(\sum_{i=1}^{n} (x_i - x_{i-1})^2 \right) / (n-1)$$

Als Indexgröße zur Kennzeichnung des Anstiegs der Herzraten-Variabilität bezogen auf die Größe des Meßintervalls diente der Quotient (n.100)/SDMS.

- orientierende Informationsverarbeitung/psychophysiologische Anstrengung (Index B): Gleichzeitiger Anstieg von Herzrate und peripherem Widerstand. Die Herzrate, erhoben als Mittelwert der Interbeat-Intervalle (IBI), wurde mit der Fingerpulsamplitude ins Verhältnis gesetzt: x(IBI)/x(FPA).

- ungerichtetes Explorieren: Zeitdauer zwischen problemrelevanten Handlungen.

- energetische Aktivation: Akzeleration der Herzrate.

(viii) Diese Untersuchung wurde gemeinsam mit R. Wieland durchgeführt.

Die Wahl der meisten dieser Indexgrößen dürfte nach den Erklärungen in Kapitel 2 unmittelbar verständlich sein. Die Indizes A und B für orientierende Informationsverarbeitung / psychophysiologische Anstrengung bedürfen jedoch noch eines Kommentars.

Erstens ist bereits an anderen Stellen dieses Buches (vgl. Abschnitt 6.4) deutlich geworden, daß es - ungeachtet der klaren theoretischen Unterschiede - Schwierigkeiten bei der orerationalen Differenzierung diser Syndrome gibt. Zweitens ist die Fingerpulsamplitude ein höchst unzureichender Indikator für den peripheren Widerstand und interindividuell kaum vergleichbar. Methodisch problematisch ist ferner die Quotientenbildung beim Index B, wiewohl sie wegen der Richtung der zu erwartenden Veränderungen durchaus plausibel ist. Dises Bedenken gilt drittens auch für den Index A, wo der ansonsten interessante Indikator SDMS verwendet wird (Bennet und Franklin 1954; vgl. auch Otto 1981, S. 78). Wollte man bloß ein gleichsinniges Variieren von Konstruktvariable und Indexgröße erreichen, so wäre in der Regel eine lineare Transformation der Art Y = 1 - X vorzuziehen (vgl. Cronbach und Furby 1970). Tatsächlich wollten wir wegen der konzeptuellen Nähe zum Explorationsverhalten der Größe des untersuchten Intervalls bei der Indexbildung mehr Gewicht einräumen. Bei einer größeren Anzahl von (hier nicht weiter zu berichtenden) Varianzanalysen mit unabhängigen Variablen in Folgeuntersuchungen zeigte sich, daß die nichtlineare Indexbildung besser differenziert als die lineare.

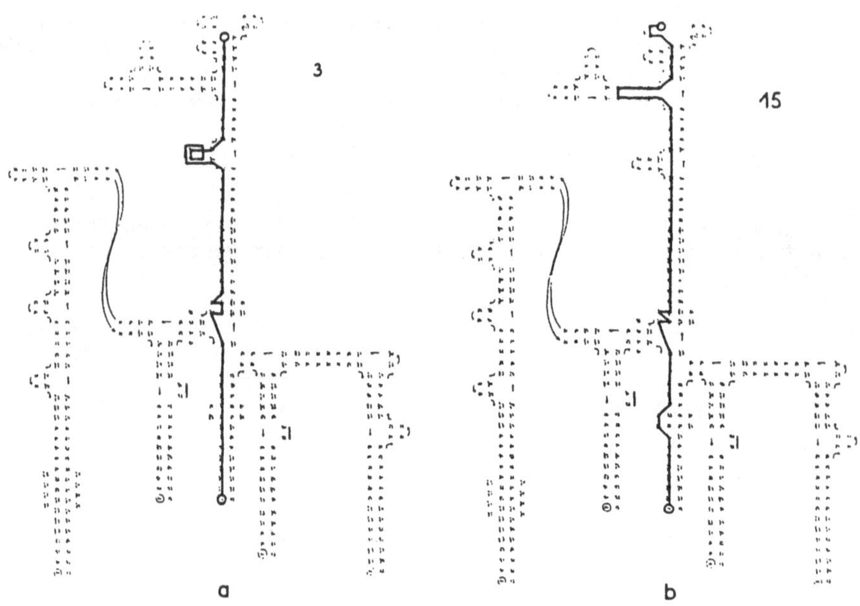

Abb. 62: Beispiele von Lösungsverläufen: (a) Vp 3, (b) Vp 15.

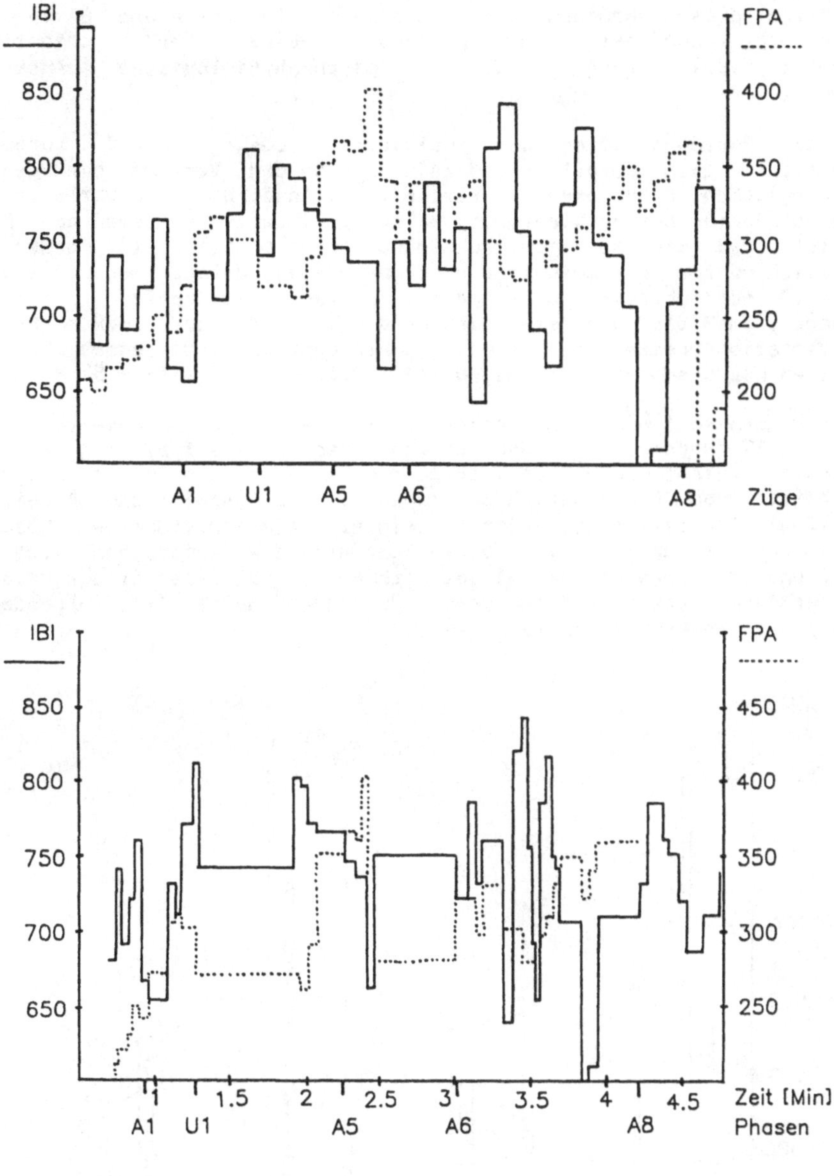

Abb. 63: Beipiel für den Verlauf der Zugintervall-Mittelwerte für Interbeat-Intervalle (IBI) und Fingerpuls-Amplituden (FPA) bei Vp 15. (a) nach Zugschritten: Interpretation des Verlaufs schwierig. (b) über die Zeit: Beachte die größtenteils gegenläufigen Schwankungen.

Aus allen diesen Gründen werden die beiden Indizes A und B in dieser Darstellung zunächst in gleicher Weise für orientierende Informationsverarbeitung und für psychophysiologische Anstrengung angeführt.

Für 15 Personen wurde der individuelle Lösungsverlauf automatisch registriert, dazu parallel und zeitsynchron der Verlauf der genannten physiologischen Reaktionen (12 komplette Datensätze liegen vor). Außerdem wurde vor Beginn der Problemlösung erhoben, in welchem Ausmaß der Proband erwartet, daß die auf ihn zukommende Aufgabe ihm Spaß machen wird. Zusätzlich wurde die momentane emotionale Ausgangslage nach überwiegend "besorgt" oder überwiegend "aufgeregt" erfragt. Im Schnitt erwarteten die Probanden, daß das Spiel eher schwierig sein wird, aber Spaß machen wird. Die Variationsbreite bei der Lösungs-Performance ist jedoch hoch. Die mittleren Lösungsdaten lagen bei 61 (+/- 20) Zügen in 7 (+/- 5) Minuten.

Im folgenden soll nun exemplarisch der Problemlösuns-Prozeßverlauf für den Probanden 15 dargestellt werden. Er kann insofern als typisch gelten, da er zu Beginn leicht aufgeregt war, die Aufgabe als nicht allzuschwer einschätzte und hinsichtlich der Zugzahl, Lösungszeit und Arbeitstempo (Zeit/Zug) eine mittelgute Leistung zeigte. Sein individueller Lösungsweg ist in Abb. 62 dargestellt. Dieser berührte die "kritischen" Stellen A1, A5, A6 und A8. Durch die bei A1 gewählte Entscheidung geriet der Proband in eine größere Sackgasse, in der er "umkehren" mußte (im folgenden als Umkehrpunkt U gekennzeichnet).

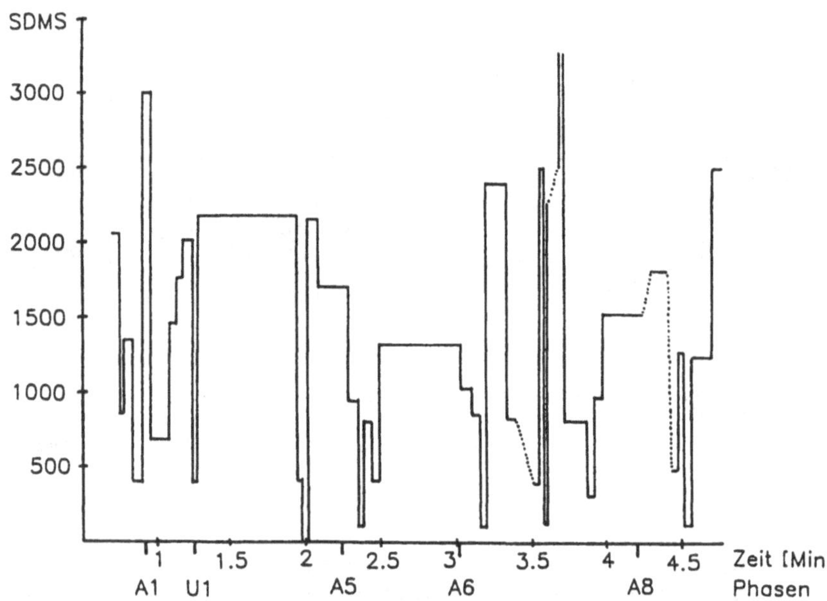

Abb. 64: Beispiel für den Verlauf der SDMS-Werte über die Zeit (Vp 15). Schwer interpretierbare Schwankungen, unsystematische Bezüge zu Entscheidungspunkten.

Parallelisiert man die Mittelwerte der physiologischen Rohdaten pro Zugschritt zum Lösungsverlauf (Abb. 63 a und b), so zeigt sich kein erkennbarer Zusammenhang. Das gleiche gilt auch für traditionelle Indizes, wie den SDMS-Score (Abb. 64). Hingegen differenziert bereits die Größe Zeit/Zug als Index für ungerichtetes Explorieren recht gut (Abb. 65 a und b). Dieser Index kennzeichnet die Phasen des Problemlösungsprozesses, in denen das bisherige Verhalten offensichtlich zu einem unbefriedigenden Ergebnis geführt hat und die vorhandenen Informationen, auch durch Probieren sorgfältig überprüft werden. Bei beiden Personen von Abb. 65 liegen die Explorationsphasen an den kritischen Stellen anfänglich (bei A1) vor, später aber (ab A5) nach dem kritischen Punkt.

Der Index B (Abb. 66) ist in Phasen erhöht, in denen offenbar eine große Flexibilität hinsichtlich des Einsetzens verfügbarer Informationen erforderlich ist. Dies trifft zunächst für den Beginn des Problemlösungsprozesses zu. Bemerkenswerterweise läßt die anfängliche "orientierende Anstrengung" der Vp 15 bereits vor Erreichen des "kritischen" Punktes A1 erheblich nach. Vp 15 wählt den Weg in die erste große Sackgasse. Noch bevor sie sich entschließt umzukehren (U1), setzt erneut "orientierende Anstrengung" ein. Der Gipfel dieses Prozesses liegt nach einer ausgedehnten Explorationsphase. Diese Anstrengung hat sich

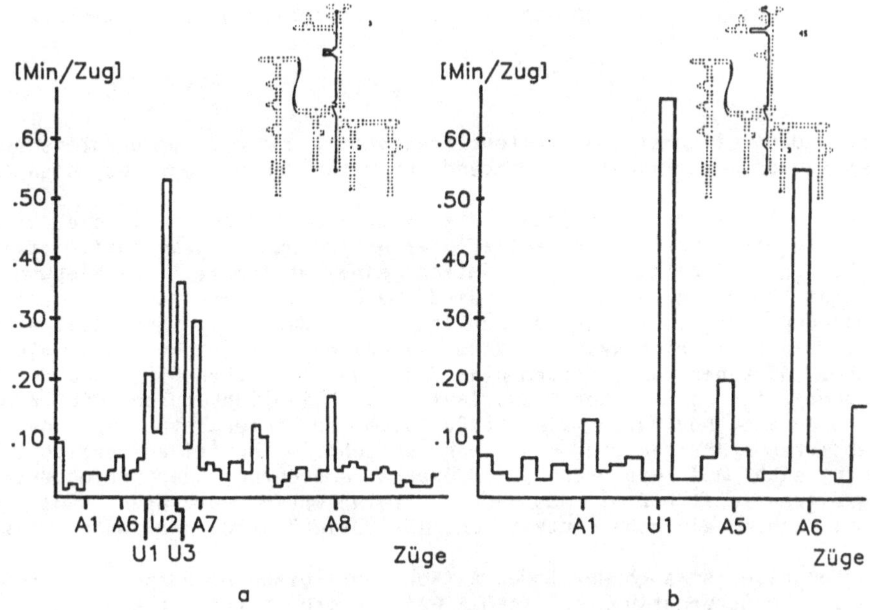

Abb. 65: Index für ungerichtetes Explorieren (Zeit pro Zug). Beispiele für Vp 3 (a) und Vp 15 (b). Abstand der Züge in (a) gegenüber (b) halbiert, um einen dazu etwa vergleichbaren Spielabschnitt darstellen zu können.

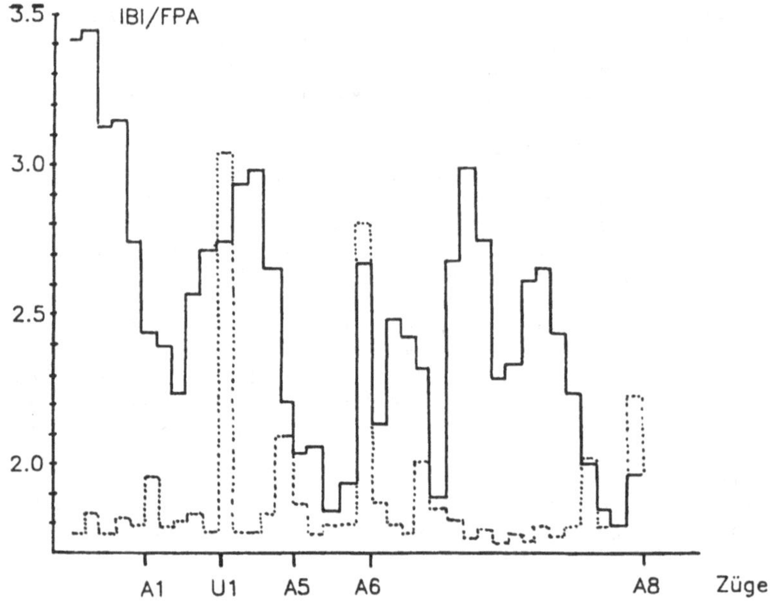

Abb. 66: Index B (—) und ungerichtetes Explorieren (...). Verlauf für Vp 15.

gelohnt, denn offenbar ohne weitere Anstrengung und mit nur vergleichsweise kurzem Explorieren findet der Proband den richtigen weiteren Weg nach A6.

Vor A6 setzt wieder eine Phase intensiver Exploration ein, die diesmal bereits unmittelbar mit "orientierender Anstrengung" gekoppelt ist. Der entscheidende Zug nach A6, nämlich eine getrennte Verschiebung der kleineren Quadrate 4 und 5, wird bewältigt. Eine kurze Phase der Entspannung folgt. Danach ist der Index B wieder für längere Zeit erhöht, obwohl die Züge keine weiteren Schwierigkeiten mit sich bringen. Wie man aus Abb. 63 sehen kann, folgen hier die Züge in rascher Folge und der hohe Indexscore ist in dieser Phase fast ausschließlich durch die erhöhte Herzschlagzahl bedingt. Dies läßt sich so interpretieren, daß die "orientierende Anstrengung" nicht mehr so sehr im kognitiven Bereich liegt, sondern sich auf die rasche und exakte Ausführung der erforderlichen Tätigkeiten erstreckt. Aus der akzelerierten Herzrate läßt sich dementsprechend ein hoher Anteil von "Aktivation" in dieser Phase ablesen.

Typischerweise ist auch der Index A (Abb. 67) genau nach bzw. vor Punkten erhöht, die Alternativen eröffnen. Bei der groben Art der Erhebung durch Mittelwertsbildung über Zugintervalle wird zu erwarten sein, daß mitunter die Indizes für alle drei Aktivatonsprozesse in kritischen Situationen zugleich erhöht sind. Dies ist nach U1, vor A6 und vor A8 der Fall.

Darüberhinaus ist der Index A nach A1, in der Entspannungsphase zwischen A6

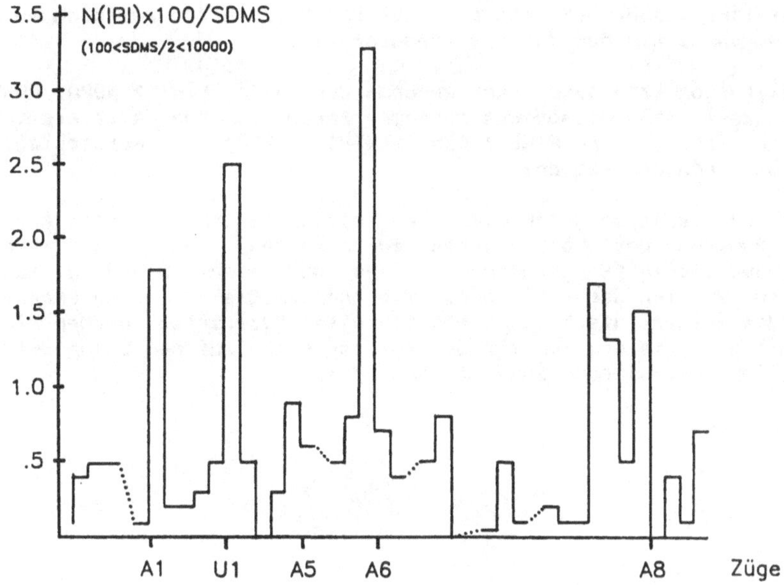

Abb. 67: Index A für Vp 15.

und A8 und noch einmal einige Züge vor A8 erhöht. Bei A1 stehen zum ersten Mal folgenreiche Zugalternativen zur Entscheidung. Wie berichtet, hat die anfängliche "orientierende Anstrengung" nach Index B nachgelassen; an dieser Stelle wird ein nicht weiterführender Weg gewählt. Auch nach A6 läßt die Anspannung nach. Zwar stehen nun im Augenblick keine Alternativen zur Disposition, die Situation beginnt sich aber etwas zu klären. Nach der Zugfolge 63, 63, 71 fordert das Entstehen einer vertikalen Lücke unterhalb des großen Quadrates dazu auf, sich die Strategie des bisher zurückgelegten Weges im Zusammenhang mit der veränderten Situaton kurz klarzumachen. Nach den Zügen 62, 73 wird allmählich erkennbar, daß mit den kleinen Quadraten wieder so verfahren werden muß, wie bei A6. Dises vorausschauende Verhalten von Vp 15 ermöglicht ihr, bei A8 angekommen, ohne besondere zusätzliche Orientierung und/oder mit mäßiger Anstrengung über A8 hinwegzukommen. Nach A8 ist bei den Zügen 73, 63 bereits das Ende abzusehen.

Die genauere Analyse phasischer Dezeleration und Akzeleration der Herzrate, um Arousal- und Aktivierungsphasen zu kennzeichnen, bedarf eines etwas größeren Aufwandes. Durch eine Kopplung mit der Atemtätigkeit zeigt der Verlauf der Herztätigkeit stets eine mehr oder weniger ausgeprägte, sinusförmige Arrhythmie (Abb. 68a). Dies determiniert in hohem Maße auch Dezeleration und Akzeleration im Zusammenhang mit Entscheidungspunkten im Problemlöseprozeß (Abb. 68b). Man muß daher sein Augenmerk auf die relative Lage der Spitzenwerte P0, P1, P2, P3, sowie der Tiefstwerte N0, N1, N2, N3 richten. Diese relative Lage wird durch die Meßgrößen N0P0,...,N3P3 charakterisiert. Außerdem kann die Zahl der Herzschläge zwischen N0 und N3, geteilt durch 3, ein Maß für die Frequenz liefern.

Von Dezeleration kann gesprochen werden, wenn N1P1, P1N2 > N0P0, P0N1; eine Herzschlagzahl <=3 entspricht geringer Frequenz. Von Akzeleration kann gesprochen werden, wenn P1N2 + P2N3 > N1P1 + N2P2; eine Herzschlagzahl >=4 entspricht erhöhter Frequenz.

Ein durch Dezeleration gemäß dieser Definition gekennzeichnetes Arousal ist an den Punkten des Lösungsweges zu erwarten, wo sich alternative Verfahrensmöglichkeiten eröffnen. Dies muß nicht unbedingt an allen kritischen Punkten der Fall sein. Wir konnten die Erfahrung machen, daß häufig die ersten Entscheidungsmöglichkeiten "übersehen" werden (Abb. 69) und somit die Dezeleration mit dem Fortschreiten auf dem Lösungsweg durch eine Art Sensibilisierung zunimmt (Abb. 70).

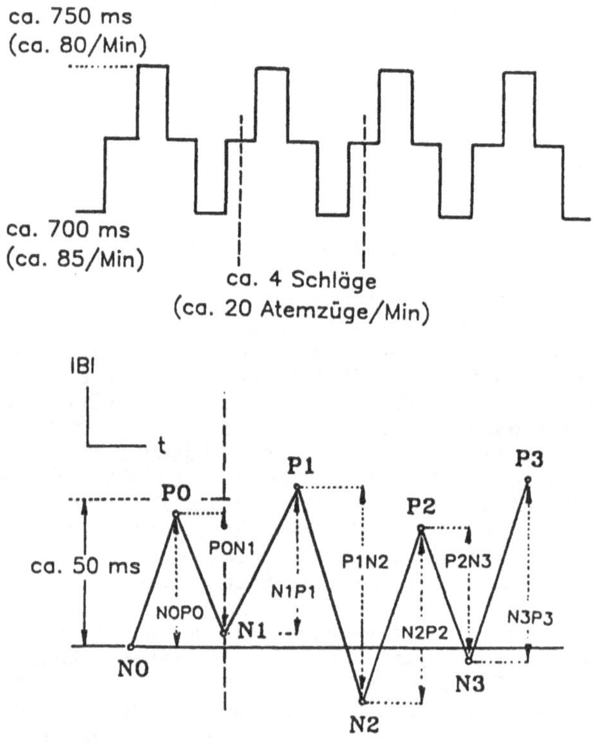

Abb. 68: Sinusarrhythmie. a idealtypischer Verlauf. b mittlerer Verlauf aus einer Stichprobe um 22 Entscheidungspunkte.

Akzeleration kann an Umkehrpunkten nachgewiesen werden, aber auch an Entscheidungspunkten, denen man sich nach Rückkehr aus einer Sackgasse nähert. In beiden Fällen wird die Ausführung einer geänderten Strategie durch einen Aktivierungsprozess unterstützt (Abb. 71).

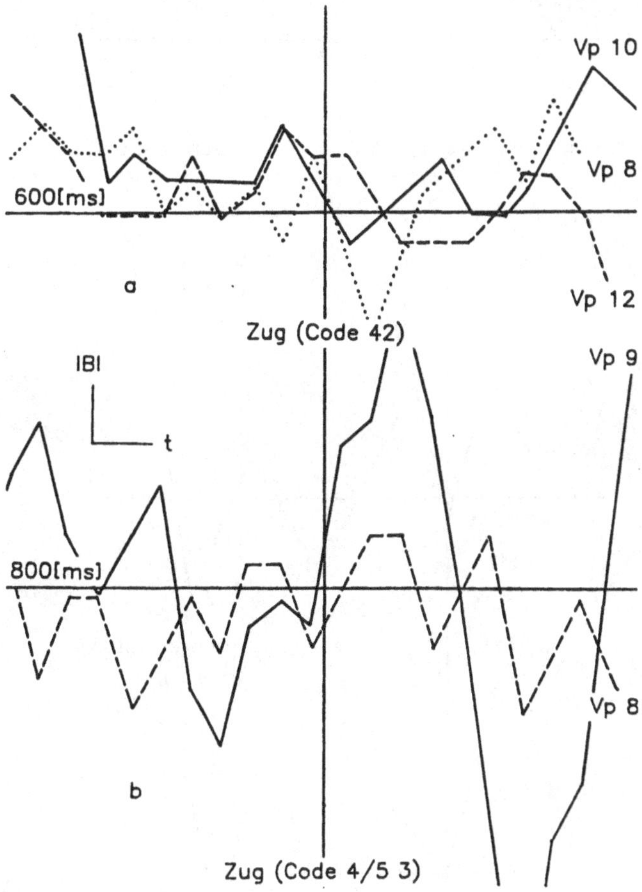

Abb. 69: Beispiele für den Reaktionsverlauf bei A1 (a) und bei A6 (b).

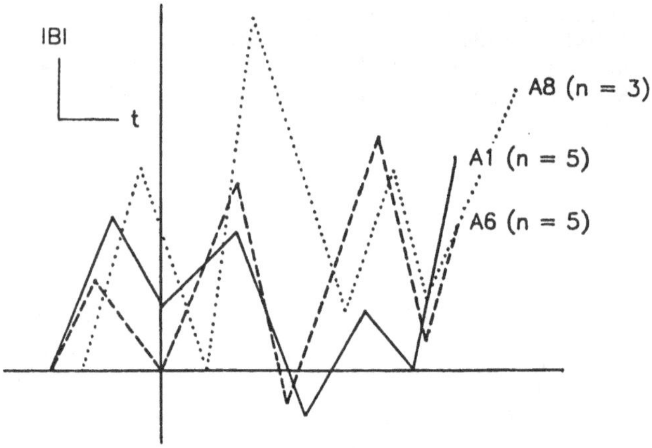

Abb. 70: Ansteigen von N1P1, P1N2 von A1 nach A8.

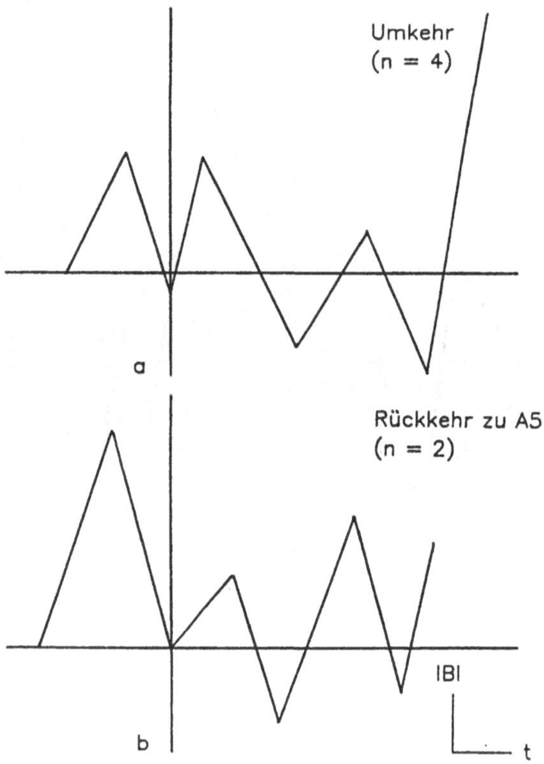

Abb. 71: Arrhythmieverlauf an Umkehrpunkten (a) und an Rückkehrpunkten (b)

32.2 Der Index A bei Personen mit essentiellem Bluthochdruck (ix)

In weiteren Studien wurde versucht, die unter 32.1 beschriebene Prozeßanalyse mit möglichst kontinuierlicher Datenerfassung und der mikrostrukturellen Analyse des Verhaltens bei Einzelanforderungen mit einer konsequenten Mehrebenen-Analyse zu verbinden. Traditionellerweise versteht man unter Mehrebenen-Analyse die Berücksichtigung der klassischen Maßebenen unter Parallelisierung der Daten (vgl. Schönpflug 1979). Man kann Mehrebenen-Analyse aber auch als gleichzeitige Berücksichtigung von Daten aus unterschiedlichen Verhaltens- bzw. Aggregationsebenen verstehen, z.B. das In-Beziehung-Setzen von habituellen Strategien und beobachteten Einzeloperationen.

Nach Aufzeichnungen in standardisierten Tagebüchern kann man feststellen, daß Personen mit habituell hohem Blutdruck (Hypertoniker) dazu neigen, Tagesereignisse dann als mitteilenswert anzusehen, wenn ihnen dabei "die Erreichung eines Zieles wichtig" war (vs. schwierig, angenehm/unangenehm, anstrengend, überraschend). Gefühle bei bedeutsamen Tageshandlungen werden bevorzugt mit "Anspannung" beschrieben (vs. Ärger, Unsicherheit, Aufregung, Selbstzweifel).

Hypertoniker regulieren dieser Erhebungsmethode zufolge negative Gefühle in der Regel durch "Ignorieren" und "Beruhigen" (vs. Vermeiden, Abreagieren, mehr Anstrengen, Hilfe suchen, Ärger rauslassen, nicht so wichtig nehmen, Ansprüche reduzieren).

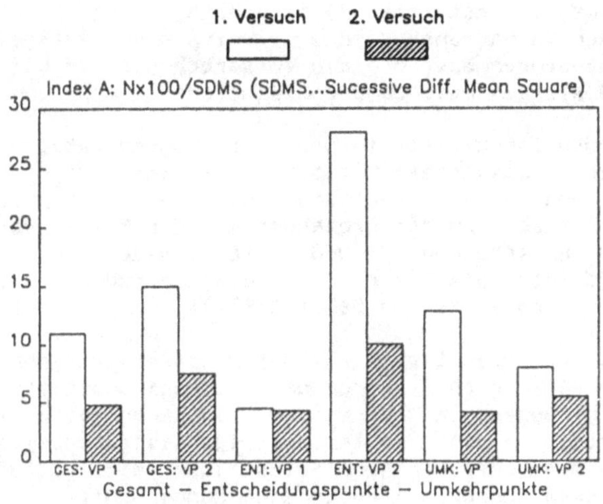

Abb. 72: Variationen des Index A ("Anspannungsindex") bei Hypertonikern, die einer leistungsfordernden Beanspruchung ausgesetzt werden (Schiebespiel).

(ix) Die berichteten Daten wurden im Rahmen einer Diplomarbeit von Sabine Hagenah und Mechthild Rolfes (1984) erhoben, die von R. Wieland betreut wurde.

Wählt man als "Anspannungsindex" den Index A, d.h. den standardisierten Kehrwert der Herzraten-Variabilität, so zeigen Hypertoniker unter leistungsfordernder Beanspruchung erhöhte Werte. Bei wiederholter Beanspruchung liefern diese Personen oft keine besseren, häufig schlechtere Leistungen. Dies geht mit folgenden Auffälligkeiten einher:

In der Wiederholungssituation ist der systolische Blutdruck tendenziell erhöht, die mittlere Herzrate erniedrigt. Damit sinkt in der Regel der Index A, v.a. auch bei Entscheidungs- und Umkehrpunkten im Problemlösungsverlauf (Abb. 72).

31.3 Der emotionale Selbstbericht als abhängige Variable von Copingstrategie und Beanspruchungstyp (x)

Personen, die einen hohen Score im Trait-Angst-Inventar aufweisen, nennen wir im folgenden "sensitiv-ängstlich". Darüberhinaus können auch solche Personen für leistungsfordernde Beanspruchungen als habituell ängstlich gelten, die zwar einen geringen Angstbericht liefern, aber in überdurchschnittlicher Weise angeben, daß sie unter Leistungsdruck ihren Leistungsanspruch senken ("defensiv-ängstlich" nach Wieland, Bösel, Badorrek und John 1986). Wie verhalten sich nun Personen mit unterschiedlichen Problembewältigungsstrategien in einzelnen Phasen eines Problemlösungsprozesses?

Physiologische Daten, die kontinuierlich erfaßt werden, lassen sich mit Hilfe einer computerunterstützten Registrierung in der Regel problemlos den Daten des offenen Verhaltens zuordnen. Weitaus schwieriger ist es, hier Erlebensdaten zuzuordnen bzw. den die entsprechenden Selbstberichtsdaten so zu erfassen, daß sie den Lösunsphasen zuzuordnen sind.

Den zu berichtenden Daten liegt folgende Erhebungsstrategie zugrunde: Ein Videofilm der Lösungsaktivitäten (Bildschirm, Armbewegungen, Tastenbedienung und ggf. Verbalisierungen waren erkennbar) wurde nach Beendigung der Aufgabe von den Probanden mit der Bitte vorgespielt, sich ihr Befinden an "Entscheidungs"- und "Umkehrpunkten" zu vergegenwärtigen. Anschließend erfolgte eine kurze Fragebogenerhebung entsprechend der Selbstbeurteilung nach Janke und Debus (1977).

Unabhängig von der persönlichen Art der Problembewältigung (defensiv vs. sensitiv) beschreiben sich Personen bei Entscheidungen als aktiviert und konzentriert, im Gegensatz zu Phasen, in denen eine Fehlentscheidung festgestellt wurde. Je nach Problembewältigungsstrategie ist Entscheidung und Umkehr von mehr oder weniger Selbstsicherheit begleitet. Defensive treffen nach eigenen Aussagen ihre Entscheidungen unter wenig Angst. Angst und Ärger treten in hohem Maße auf, wenn Sensitive ihre Fehler machen (Abb. 73).

(x) Die Untersuchung zu dieser Studie erfolgte mit Unterstützung der Fa. Schering AG. Die Versuchsleitung oblag Herrn Dipl.Psych. W. Badorrek, der die Mitteilung der folgenden Daten genehmigte. Er wird eine vollständige Darstellung der zugrundeliegenden Untersuchung in seiner Doktorarbeit an der Freien Universität Berlin veröffentlichen.

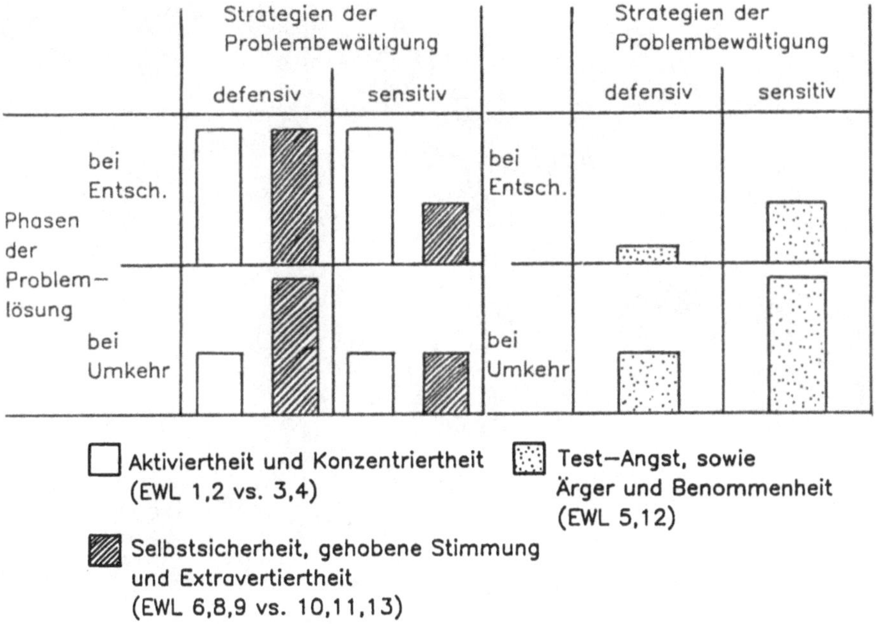

Abb. 73: Der emotionale Selbstbericht (EWL nach Janke und Debus 1977) als abhängige Variable von Copingstrategie (defensiv vs. sensitiv) und Beanspruchungstyp (Entscheidung und Umkehr). Ungleich hohe Kästchen veranschaulichen signifikante ($p < .05$) Interaktionseffekte in der Zweiweg-Varianzanalyse über Daten von 85 Personen, die an einem Schiebespiel-Versuch teilnahmen.

L I T E R A T U R

Abele, A., Brehm, W. (1984): Befindlichkeits-Veränderungen im Sport Hypothesen, Modellbildung und empirische Befunde. Sportwissenschaften, 3, 252-275.

Abrahams, V C., Hilton, S M., Zbrozyna, A W. (1964): The role of active muscle vasodilatation in the alerting stage of the defensive reaction. J Physiol, 171, 189-202.

Adler, M. (1979): Physiologische Psychologie Teil II: Spezielle Funktionssysteme. Stuttgart: Enke.

Aghajanian, G K., Wang, R Y. (1977): Habenular and other midbrain raphe afferents demonstrated by a modified retrograde tracing technique. Brain Res, 122, 229-242.

Amari, S. (1972): Learning patterns and pattern sequences by selforganizing nets of treshold elements (S 1197-1206). IEEE Trans Comp c, 21 .

Amari, S. (1977): Neural theory of association and concept-formation. Biol Cybern, 26 , 175-185.

Anderson, J A. (1972): A simple neural networks generating interactive memory. Math Biosci, 14 , 197-220.

Anderson, J R., Bower, G H. (1973): Human associative memory. Washington, D C: Winston.

Annable, A., Wearden, J H. (1979): Grooming movements as operants in the rat. J Exp Analysis Beh, 32 , 297-304.

Astrand, P -O., Rodahl, K. (1970): Textbook of work physiology. NewYork: McGraw-Hill.

Averill, J R. (1980): The emotions. In: Personality (E Staub Ed.). Englewood Cliffs, N J: Prentice Hall.

Averill, J R. (1982): Anger and aggression: An essay on emotion. NewYork: Springer.

Ax, A F. (1957): The physiological differentiation between fear and anger in humans. Psychosom Med, 15 , 433-442.

Axelrod, R., Hamilton, W D. (1981): The evolution of cooperation (S. 1390-1396). Science, 212.

Baerends, G P. (1956): Aufbau des tierischen Verhaltens. In: Handbuch der Zoologie Bd 8/10(3), 1 -32 (J -G Helmcke, H v Lengerken, D Starck Ed.). Berlin.

Barash, D P. (1980): Soziobiologie und Verhalten (Orig : Sociobiology and Behavior NewYork: Elsevier 1977). Berlin und Hamburg: Parey.

Bennet, C A., Franklin, N L. (1954): Statistical analysis in chemistry and the chemical industry. NewYork: Wiley.

Berger, H. (1930): Über das Elektroenzephalogramm des Menschen, I. J Psychol, 40 , 160-179.

Bergstrom, R M. (1969): Electrical parameters of the brain during ontogeny. In: Brain and early behavior, 15 -41 (R J Robinson Ed.). NewYork: Academic Press.

Berlyne, D E. (1960): Conflict, arousal and curiosity. NewYork.

Bertalanffy,L v. (1932): Theoretische Biologie. Bern: Francke.

Bertalanffy,L v. (1951): Zu einer allgemeinen Systemlehre. Biologia generalis, 19, 114-129.

Bevegard, B S., Shepherd, J T. (1967): Regulation of the circulation during exercise in man. Physiological Review, 47 , 178-213.

Birbaumer, N., Kimmel, H D. (1979): Biofeedback and self-regulation. In: (N Birbaumer, H D Kimmel Ed.). Hillsdale, N J: Lawrence Erlbaum.

Bird, E I. (1981): Sensitivity of the Activation-Deactivation Check List to activation during physical activities. Psychological Reports, 49 , 375-380.

Blackstock, E G. (1978): Cerebral asymmetrie and the development of early infantile autism. J Autism Child Schizophr, 8 , 339.

Bland, B H., Andersen, P., Ganes, T. (1975): Two generators of hippocampal theta activity in rabbits. Brain res, 94 , 199-218.

Bland, B H., Whishaw, I Q. (1976): Generators and topograhy of hippocampal theta (RSA) in the anesthetized and freely moving rat. Brain res, 118, 259-280.

Blau, P M. (1968): Social exchange. In: Intern Encycl Soc Sci Vol VII, 452-457 (D L Sills Ed.). .

Blumenthal, J A., Williams, R S., Needles, T L., Wallace, A G. (1982): Psychological changes accompany aerobic exercise in healthy middle-aged adults. Psychosomatic Medicine, 44 , 529-536.

Böcher, W. (1976): Zur physiologischen Psychologie menschlicher Gefühle. Psych Beitr, 18 , 143-173.

Bösel, R. (1974): Das erste Nervenfaserwachstum im Gehirn von Hühnerembryonen bis zum Stadium HH 17. J Hirnforsch, 15 , 23 -48 .

Bösel, R. (1974): Humanethologie Ethologische Aspekte menschlichen Verhaltens. Stuttgart: Kohlhammer.

Bösel, R. (1977): Signalverarbeitung in Nervennetzen. München: Reinhardt.

Bösel, R. (1978): Die Problematik potentieller Streßfaktoren. In: Streß: Einführ i d psychosom Belastungsforschung, 84 -90 (R Bösel Ed.).

Bösel, R. (1981): Physiologische Psychologie. Berlin, NewYork: DeGruyter.

Boesel, R., Otto, J., Wieland, R. (1985): Emotion und Coping; Bericht über den 43 Kongress der Deutschen Gesellschaft für Psychologie. In: (D Albert Ed.). Goettingen: Hogrefe.

Bok, S T. (1915): Die Entwicklung der Hirnnerven und ihrer zentralen Bahnen Die stimulogene Fibrillation. Folia neuro-biologica, 9 , 475-565.

Borkovec, T D. (1976): Physiological and cognitive processes in the regulation of anxiety. In: Consciousness and self-regulation, 1 , 261-312 (G E Schwartz, D Shapiro Ed.). .

Boucher, J. (1977): Alternation and sequencing behavior, and response to novelty in autistic children. J Child Psychol Psychiatr, 18 , 67 .

Bower, G H. (1981): Mood and memory. American Psychologist, 36 .

Bower, G H., Cohen, P R. (1982): Emotional influences in memory and thinking: Data and theory. In: Affect and cognition (M S Clark & S T Fiske Ed.). .

Bowsher, D. (1975): Diencephalic projections from the midbrain reticular formation. Brain Res, 95, 211-220.

Braines, S N., Napalkow, A W., Swetschinski, W. (1964): Neurokybernetik. Berlin: VEB Verlag Volk und Gesundheit.

Braines, S N., Svetcinskij,V B. (1970): Probleme der Neurokybernetik und Neurobionik. Stuttgart: Gustav Fischer.

Brams, St J. (1975): Newcomb's Problem and the Prisoner's dilemma. J Confl Resol, 19 , 596-612.

Bremer, F. (1935): Cerveau isole et physiologie du sommeil. C R Soc Biol (Paris) S 1235-1241, 118.

Bremner, F J. (1970): The effect of habituation and conditioning trials on hippocampal EEG. Psychonomic Sci, 18 , 181-183.

Bridges, K M B. (1932): Emotional development in early infancy. Child Devel, 3 , 324-341.

Broadbent, D E. (1977): The hidden preattentive processes. American Psychologist, 32 , 109-118.

Broadhurst, P L. (1957): Emotionality and the Yerkes-Dodson law. J Exp Psychol, 54 , 345-352.

Broadwell, R D., Jabowitz, D M. (1976): Olfactory relationships of the telencephalon and diencephalon in the rabbit (III The ipsilateral centrifugal fibers). J Comp Neurol, 170, 321-346.

Brocke, B. (1984): Zur Diagnose, Ätiologie und Therapie des Hyperkinese-Syndroms. Praxis der Kinderpsychologie und Kinderpsychiatrie, 33 , 222-233.

Bull, K., Lang, P J. (1972): Intensity judgements and physiological response amplitudes. Psychophysiol, 9 , 428-436.

Bull, N. (1951): The attitude theory of emotion. Nervous and Mental Disease Monographs, 81 .

Campbell, B G. (1979): Entwicklung zum Menschen (2. Aufl.). Stuttgart: Fischer.

Campbell, D T., Stanley, J C. (1963): Experimental and quasi-experimental designs for research. Chicago: Rand McNally.

Cannon, W B. (1927): The James-Lang theory of emotions: A critical examination and an alternative theory. Am J Psychol, 39 , 106-124.

Cannon, W B. (1929): Bodily changes in pain, hunger, fear, and rage. NewYork: Appleton-Century.

Carver, C S., Scheier, M F. (1981): Attention and self-regulation: A control theory approach to human behavior. New York: Springer.

Carver, C S., Scheier, M F. (1982a): Outcome expectancies, focus of attributions for expectancy, and self-directed attention as determinants of evaluation and performance. Journal of Experimental Social Psychology, 18 , 184-200.

Carver, C S., Scheier, M F. (1982b): Control theory: A useful conceptual framework for personality, social, clinical, and health psychology. Pschological Bulletin, 92 , 111-135.

Carver, C S., Scheier, M F. (1983): A control theory approach to human behavior and implications for self-management. In: Advances in cognitive-behavioral research, II (P C Kendall Ed.). New York: Academic Press.

Clara, M. (1959): Das Nervensystem des Menschen (3 Aufl). Leipzig: Barth.

Claridge, G S. (1967): Personality and arousal, a psychophysiological study of psychiatric disorder. Oxford: Pergamon Press.

Clark, M S., Isen, A M. (1982): Toward understanding the relationship between feeling states and social behavior. In: Cognitive social psychology (A H Hasdorf & A M Isen Ed.). New York: Elsevier/North-Holland.

Cohen, N J., Douglas, V J. (1972): Characteristics of the orienting response in hyperactive and normal children. Psychophysiol, 9 , 238-245.

Colby, M K., Parkinson, C. (1977): Handeness in autistic children. J Autism Child Schizophr, 7 , 3.

Conrad, L C A., Pfaff, D W. (1976a): Efferents from medial basal forebrain and hypothalamus in the rat I An autoradiographic study of the medial preoptic area. J Comp Neurol, 169, 185-220.

Conrad, L C A., Pfaff, D W. (1976b): Efferents from medial basal forebrain and hypothalamus in tha rat II An autoradiographic study of the anterior hypothalamus. J Comp Neurol, 169, 221-262.

Cooper, R., Osselton, J W., Shaw, J C. (1978): Electroencephalographie (2 Aufl). Stuttgart: G Fischer.

Coser, L A. (1968): Einige Funktionen abweichenden Verhaltens und normativer Flexibilität. In: Kriminalsoziologie, 21- 37 (F Sack, R König Ed.). Frankfurt.

Creery, B L., Bland, B H. (1980): Ontogeny of fascia dentata electrical activity and mototr behavior in the Dutch belted rabbit (Oryctolagus cuniculus). Exp Neurol, 67 , 554-572.

Cronbach, L J., Furby, L. (1970): How we should measure "change" - or should we? Psychol Bull, 74, 68- 80.

Crosby, E C., Humphrey, T., Lauer, E W. (1962): Correlative Anatomy of the Nervous System. NewYork: MacMillan.

Cruce, J A F. (1977): An autoradiographic study of the descending connections of the mamillary nuclei of the rat. J Comp Neurol, 176, 631-644.

Daniel, R. (1967): Alpha and Theta EEG in Vigilance. Percept Mot Skills, 25 , 697-703.

Davies, R C. (1958): The domain of homeostasis. Psychol Review, 65, 8-13.

Dawkins, R. (1976): The selfish gene (Dt. Übers.: Das egoistische Gen Berlin, Heidelberg, NewYork: Springer 1978). Oxford: Univ Press.

Debus, G. (1977): Gefühle. In: Handbuch psychologischer Grundbegriffe, 156-168 (T Herrmann, P R Hofstätter, H P Huber, F E Weinert Ed.). München: Kösel.

Deimel, H. (1983): Sporttherapie bei psychotischen Erkrankungen. Berlin: Marhold.

Dennis, B J., Kerr, D I B. (1976): Origins of olfactory bulb centrifugal fibres in the cat. Brain Res, 110, 593-600.

DesLauriers, A., Carlson, C F. (1969): Your child is asleep: early infantile autism. Homewood (Ill.): Dorsey Press.

DFG. (1984): Schwerpunktprogramm "Interozeption und Verhaltenskontrolle". Bonn-Bad Godesberg: Autor.

Dörner, D. (1976): Problemlösen als Informationsverarbeitung. Stuttgart: Kohlhammer.

Dörner, D. (1985): Verhalten, Denken und Emotionen. In: Emotion und Reflexivität (E D Lantermann & L Eckensberger Ed.). München: Urban & Schwarzenberg.

Domesick, V B. (1976): Projections of the nucleus of the diagonal band ofBroca in the rat. Anat Rec, 184, 391-392.

Duffy, E. (1972): Activation. In: Handbook of Psychophysiology (N S Greenfield, R A Sternbach Ed.). NewYork: Holt, Rinehart, Winston.

Economo, C v. (1927): Zellaufbau der Großhirnrinde des Menschen. Berlin.

Edwards, S B. (1975): Autoradiographic studies of the projections of the midbrain reticular formation: Descending projections of nucleus cuneiformis. J Comp Neurol, 161, 341-358.

Efron, R. (1970): The relationship between the duration of a stimulus and the duration of a perception. Neuropsych, 8 , 37 -55 .

Eibl-Eibelsfeldt, I. (1972): Grundriß der vergleichenden Verhaltensforschung 3 Aufl. München: Piper.

Eibl-Eibesfeldt, I. (1975): Krieg und Frieden aus der Sicht der Verhaltensforschung. München: Piper.

Eiff,A W v (Hg). (1976): Seelische und körperliche Störungen durch Streß. In: (A W v Eiff Ed.). Stuttgart: G Fischer.

Ekman, P. (1984): Expression and the nature of emotions. In: Approaches to emotion, 319-343 (K R Scherer Ed.). New York:: Erlbaum.

Ekman, P., Friesen, W V., Ellsworth, P C. (1972): Emotion in the human face: Guidelines for researchand an integration of findings. New York:: Pergamon Press.

Ekman, P., Friesen, W V., Ellsworth, P. (1982): What emotion categories or dimensions can observers judge from facial behavior?. In: Emotion in the human face (2nd rev Ed.), 39 -55 (P Ekman Ed.). Cambridge: Univ Press.

Ekman, P., Friesen, W V., Tomkins, S S. (1971): Facial affective scoring technique: A first validity study. Semoitica, 1 , 37 -53 .

Emde, R N., Gaensbauer, T. (1982): Modelle über Gefühle beim Kind. In: Verhaltensentwicklung bei Mensch und Tier, 671-692 (K Immelmann, G Barlow, L Petrinovich, M Main Ed.). Berlin, Hamburg: Parey.

Emde, R N., Koenig, K L. (1969): Neonatal smiling and rapid eye movement states. J Child Psychiatry, 8 , 57 -67 .

Engen, R., Levy, N., Schlosberg, H. (1958): The dimensions analysis of a new series of facial expressions. J Exp Child Psychol, 55 , 454-458.

Epstein, S. (1979): The stability of behavior: I On predicting most of the people much of the time. Journal of Personality and Social Psychology, 37 , 109-124.

Epstein, S. (1980): The stability of behavior: II Implications for psychological research. American Psychologist, 35 , 790-806.

Epstein, S. (1983): Aggregation and beyond: Some basic issues on the prediction of behavior. Journal of Personality, 51 , 369-392.

Epstein, S. (1984): Does aggregation produce spuriously high estimatesof behavior stabiltiy?. Unpublished manuscript.

Euler, U S v. (1967): Adrenal medullary secretion and its neural control. In: Neuroendocrinology, 2 , 283 (L Martini, W F Ganong Ed.). NewYork, London: Academic Press.

Ewert, J -P. (1976): Neuro-Ethologie. Berlin, Heidelberg, New York: Springer.

Eysenck, H J., Nias, D K B., Cox, D N. (1981): Sports and personality Paper presented at the Conference on Sports Psychology, Munich, West Germany.

Fahrenberg, J. (1965): Zur Frage einer differentiellen Physiologie der Affekte. Psychol Forsch, 28 , 422-438.

Fahrenberg, J. (1980): Psychophysiologische Methodik. In: Handbuch der Psychologie, 6 (K J Groffmann, L Michel Ed.). Göttingen: Hogrefe.

Fahrenberg, J., Walschburger, P., Foerster, F., Myrtek, M., Müller, W. (1979): Psychophysiologische Aktivierungsforschung. München: Minerva.

Fehr, F S., Stern, J A. (1970): Periphere physiological variables and emotions: The James-Lange-Theory revisited. Psychol Bull, 74 , 411-424.

Fleischl von Marxow, E. (1990): Mittheilung betreffend die Physiologie der Hirnrinde. Zbl Physiologie (Wien), 4 , 537-540.

Foa, U G. (1971): Interpersonal ans economic resources. Science, 171, 345-351.

Foerster, F., Walschburger, P. (1980): Zur Beurteilung individualspezifischer, stimulusspezifischer und motivationsspezifischer Reaktionsmuster im Aktivierungsexperiment. Zeitschr. f. experiment. u. angewandte Psychologie, 27 , 172-192.

Folkins, C H., Sime, W E. (1981): Physical fitness training and mental health. American Psychologist, 36 , 373-389.

Folkman, S., Lazarus, R S. (1985): If it changes it must be a process: A study of emotion and coping during three stages of a college eexamination. Journal of Personality and Social Psychology, 48 .

Ford, C S., Beach, F A. (1969): Formen der Sexualität. Reinbek/Hamburg: Rowohlt.

Fowles, D C. (1980): The three arousal model: Implications of Gray's two-factor learning theory for heart rate, electrodermal activity, and psychopathy. Psychopsysiology, 17 , 87 -104.

Frankenhaeuser,., M. (1969): Biochemische Indikatoren der Aktiviertheit: Die Ausscheidung von Katecholaminen. In: Methoden der Aktivierungsforschung, 195-214 (W Schönpflug Ed.). Bern: Huber.

Frankenhaeuser,., M. (1979): Psychoneuroendocrine approaches to the study of emotion as related to stress and coping. In: Nebraska Symposium on Motivation 1978, 123-161 (R A Dienstbier Ed.). Lincoln and London: Univ Nebraska Press.

Frankenhaeuser,., M., Patkai, P. (1965): Interindividual differences in catecholamine excretion during stress. Scandinavian J Psychol, 6 , 117-123.

Frankenhaeuser,., M., Sterky, K., Järpe, G. (1962): Psychophysiological relations in habituation to gravitional stress. Percept Motor Skills, 15 , 63 -72 .

Freeman, J A. (1970): Responses of cat cerebrellar Purkinje cells to convergent input from the cerebral cortex and peripheral sensory systems. J Neurophysiol, 33 , 697.

Freud, S. (1950): Warum Krieg?. Ges Werke, 16 London: Imago.

Frijda, N H. (1968): Emotion and recognition of emotion Third Symp on Feelings and Emotions Oct 10-12, 1968, Loyola Univ (Chicago). .

Frijda, N H. (1969): Recognition of emotion. In: Advances in experimental social psychology, 4 , 167-223 (L Berkowitz Ed.). NewYork: Academic Press.

Frijda, N H., Philipzoon, E. (1963): Dimensions of recognition of emotion. J Abnorm Soc Psychol, 66 , 45 -51 .

Frith, U. (1972): Cognitive mechanisms in autism: experiments with colour and tone sequence production. J Autism Child Schizophr, 2 , 160.

Fromm, E. (1974): Anatomie der menschlichen Destruktivität. Stuttgart: Deutsche Verlagsanstalt.

Fukushima, K. (1973): A model of associative memory in the brain. Kybernetik, 12 , 58 -63 .

Fuster, J M. (1980): The prefrontal cortex. NewYork: Raven.

Gale, A. (1977): Some EEG correlates of sustained attention In: Vigilance: Theory, operational performance and physiological correlates. In: Vigilance, 285-306 (R Mackie Ed.). : Nato Conference Series III: Hu.

Galtung, J. (1971): Gewalt, Frieden und Friedensforschung. In: Kritische Friedensforschung (S Senghaas Ed.). Frankfurt: Suhrkamp.

Gastaut, H., Roger, A. (1960): Les mechanismes de l'activite nerveuse superieure envisages au niveau des grandes structures fractionelles du cerveau. Electroenceph Clin Neurophysiol Suppl, 13 , 13 -38 .

Goddard, G V. (1964): Functions of the amygdala. Psych Bull, 62 , 89 -109.

Grabitz, H J., Gniech, G. (1978): Die kognitiv-psychologische Theorie von Schachter. In: Kognitive Theorien der Sozialpsychologie (D Frey Ed.). Bern: Huber.

Graham, F K., Clifton, R K. (1966): Heart rate changes as a component of the orienting response. Psychol Bull, 65 , 305-320.

Grandjean, E. (1961): Die zentrale Ermüdung. In: Handbuch der gesamten Arbeitsmedizin, 1 , 462 (G Lehmann Ed.). Berlin , München, Wien: Urban & Schwarzenberger.

Grandstaff, N W., Pribram, K H. (1972): Habituation: Electrical changes in the visual system. Neuropsychol, 10 , 125-132.

Gray, J A. (1970): Sodium amobarbital, the hippocampal theta rhythm and the partial reinforcement extinction effect. Psychol Rev, 77 , 465-480.

Gray, J A. (1971): Medial septal lesions, hippocampal theta rhythm and the control of vibrissae movement in the freely moving rat. Electroenceph Clin Neurophys, 30 , 189-197.

Gray, J A. (1978): The neuropsychology of anxiety. Br J Psychol, 69 , 417-434.

Gray, J A. (1982): The neuropsychology of anxiety. Oxford: Univ Press.

Gray, J A., Ball, G G. (1970): Frequency-specific relation between hippocampal theta rhythm, behavior, and amobarbital action (S. 1246-1248). Science, 168.

Gray, J A., McNaughton, N., James, D T D., Kelly, P H. (1975): Effect of minor traquillizers on hippocampal theta rhythm mimicked by depletion of forebrain noradrenaline. Nature (London), 258, 424-425.

Green, J D., Arduini, A A. (1954): Hippocampal electrical activity in arousal. J Neurophys, 17 , 533-557.

Greist, J H., Klein, M H., Eischens, R R., Faris, J., Gurman, A S., Morgan, W P. (1978): Running through your mind. Journal of Psychosomatic Research, 22 , 259-294.

Greist, J H., Klein, M H., Eischens, R R., Faris, J., Gurman, A S., Morgan, W P. (1979): Running as a treatment for depression. Comprehensive Psychiatry, 20 , 41 -54 .

Grossberg, S. (1972): Neural expectation: Cerebrellar and retinal analogs of cell fired by learnable or unlearned pattern classes. Kybernetik, 10 , 49 -57 .

Grossberg, S. (1974): Classical and instrumental learning by neural networks. Progr Theor Biol, 3 , 51 -141.

Grossberg, S. (1978): A theory of human memory: Self-Organisation and performance of sensory-motor codes, maps, and planes. Progr Theor Biol, 5 , 233-374.

Grossberg, S. (1980): How does a brain built a cognitive code. Psychol Rev, 87 , 1 -51 .

Guski, R. (1978): Orientierungs- und Defensivreaktionen. In: Streß, 50 -60 (R Bösel Ed.). Hamburg: Hoffmann und Campe.

Guthrie, G M., Verstraete, A., Deines, M M., Stern, R M. (1975): Symptoms of stress in four societies. Journal of Social Psychology, 95 , 165-172.

Hamilton, W D. (1964): The genetical theory of social behavior I and II. J Theor Biol, 7 , 1 -52 .

Hansen, J C., Hillyard, S A. (1980): Endogenous brain potentials associated with selective auditory attention. Electroencephalography a Clinical Neurophysiology, 49 , 277-290.

Harddy, K R. (1964): An appetitional theory of sexual motivation. Psychol Rev, 71 , 1 -18 .

Harlow, H F. (1958): The nature of love. Amer Psychol, 13, 673-685.

Harper, R M. (1971): Frequency changes in hippocampal electrial activity during movement and tonic immobility. Physiol Beh, 7 , 55 -58 .

Hassenstein, B. (1970): Biologische Kybernetik. Heidelberg: Quelle und Meyer.

Hassett, J. (1978): A primer of psychoCphysiology. San Francisco: Freeman.

Hastorf, A H., Osgood, E E., Ono, H. (1966): The semantics of facial expressions and the prediction of the meanings of stereoscopically fused facial expressions. Scand J Psychol, 7 , 179-188.

Hauser, S L., DeLong, R., Rosman, M P. (1975): Pneumographic findings in the infantile autism syndrome. Brain, 98 , 667.

Henry, J P., Ely, D L., Stephens, P M. (1974): The role of psychosocial stimulation in the pathogenesis of hypertension. Verh Dt Ges Innere Medizin, 80 , 10 -24 .

Herkenham, M., Nauta, W J H. (1977): Proections of the habenular nuclei in the rat. Anat Rec, 187, 603.

Hermelin, B., O'Connor, N. (1970): Psychological experiments with autistic children. Oxford: Pergamon Press.

Herzog, A G., VanHoesen, G W. (1976): Temporal neocrtical afferent connections to the amygdala in the rhesus monkey. Brain Res, 115, 57-69.

Hier, D B., LeMay, M., Rosenberger,P B. (1979): Autism and unfavorable asymmetries of the brain. J Autism Develop Dis, 9 , 153.

Hobson, J A., McCarley, R W., Pivik, R T., Freedman, R. (1974): Selektive firing by cat pontine brain stem neurons in desynchronized sleep. J Neurophysiol, 37 , 497-511.

Hochstetter, F. (1929): Beiträge zur Entwicklungsgeschichte des menschlichen Gehirns. Wien.

Hofstadter, D R. (1983): Metamagicum. Spektrum (Hefte 8 u 9), 8 -14 .

Hofstätter, P R. (1959): Die amerikanischen Tochterschule der Psychoanalyse. In: Handbuch der Neurosenlehre und Psychotherapie, 3, 507-530 (V Frankl, V E v Gebsattel, J H Schultz Ed.). München.

Holzkamp, K. (1973): Sinnliche Erkenntnis. Frankfurt: Athenäum Fischer.

Holzkamp, K. (1983): Nur wer Angst hat, kann vernünftig sein. Psychologie heute, 10 , 57 -62 .

Holzkamp-Osterkamp, U. (1975): Grundlagen der psychologischen Motivationsforschung I. Frankfurt: Campus.

Holzkamp-Osterkamp, U. (1978): Erkenntnis, Emotionalität, Handlungsfähigkeit. Forum Kritische Psychologie, 3 .

Homans, G C. (1958): Social behavior as exchange. Am J Soc, 63 , 597-606.

Homans, G C. (1967): Fundamental social processes. In: Sociology - An Introduction, 27 -78 (N J Smelser Ed.). NewYork.

Hopkins, D A. (1975): Amygdalotegmental projections in the rat, cat and rhesus monkey. Neurosci Letters, 1, 263-270.

Hull, C L. (1943): Principles of behavior. NewYork.

Hutt, C., Hutt, S J. (1970): Stereotypies and their relation to arousal: a study of autistic children. In: Behavior studies in psychiatrie, 175-204 (S J Hutt, C Hutt Ed.). Oxford: Pergamon Press.

Immelmann, K. (1979): Einführung in die Verhaltensforschung (2. Aufl). Berlin und Hamburg: Parey.

Isaacson, R L. (1982): The limbic system (2 Aufl). NewYork: Plenum Press.

Isen, A M. (1984): Toward understanding the role of affect and cognition. In: Handbook of social cognition, 3 (R S Weyer & T K Skrull Ed.). Hillsdale, N J :: Erlbaum.

Izard, C E. (1971): The face of emotion. NewYork: Appleton-Century-Crofts.

Izard, C E. (1981): Die Emotionen des Menschen. Weinheim: Beltz.

Jacobson, S., Trojanowski, J. (1975): Amygdaloid projections to prefrontal granular cortex in rhesus monkey demonstrated with horseradish peroxidase. Brain Res, 100, 132-139.

Jänig, W. (1977): Das vegetative Nervensystem. In: Physiologie des Menschen, 114-145 (R F Schmidt, G Thews Ed.). Berlin, Heidelberg, NewYork: Springer.

James, W. (1984): What is an emotion?. Mind, 9 , 188-205.

Janke, W. (1974): Psychophysiologische Grundlagen des Verhaltens. In: Medizinische Psychologie (M v Kerekjarto Ed.). Berlin: Springer.

Jennings, J R., Averill, J R., Opton, E M., Lazarus, R S. (1971): Some parameters of heart rate change: Perceptual versus motor task requirements, noxiousness, and uncertainty. Psychophysiol, 7 , 194-212.

Jones, E G., Leavitt, R Y. (1974): Retrogarde axonal transport and the demonstration of non-specific projections to the cerebral cortexand striatum from thalamic intralaminar nuclei. J Comp Neurol, 154, 34-378.

Jouvet, M. (1967): Neurop[hysiology of the states of sleep. Physiol Rev, 47 , 117-177.

Kahle, W. (1976): Nervensysteme und Sinnesorgane. Stuttgart: Thieme.

Kahnemann, D., Tverski, A. (1979): Prospect theory: An analysis of decision under risk. Econometrica, 47 , 263-291.

Kahnemann, D., Tverski, A. (1982): Risiko nach Maß: Psychologie der Entscheidungspräferenzen. Spektrum, 3 , 89 -98 .

Kanner, L. (1943): Autistic disturbances in affective contact. Nervous child, 2 , 217.

Kanwisher, J W., Ridgway, S H. (1983): Wale und Delphine: Anpassung ans Meer. Spektrum 8/1983, 56 -64 .

Katkin, E S. (1985): Blood, Sweat, and tears: Individual differences in autonomic self-perception. Psychophysiology, 22 , 125-137.

Katsuki, Y. (1961): Neural mechanism of auditory sensation in cats. In: Sensory communication, 561-584 (W A Rosenblith Ed.). Cambridge and NewYork: M I T Press and Wiley.

Keidel, W., Engelen, S., Rix, R. (1971): Versuch einer systemtheoretischen Erklärung des Alpha-Rhythmus im menschlichen Elektroencephalogramm. Naturwissenschaften, 58 ; 91 -93 .

Keller, J A. (1981): Grundlagen der Motivation. München: Urban & Schwarzenberg.

Kemper, T L. (1976): The organisation and connections of the human septum and septal area. Anat Rec, 184, 444.

Kerres, M. (1984): Objective and subjective arousal in test anxiety: Differential accuracy of internal perception. In: Advances in test anxiety research, 4 , 35 -42 (H M van der Ploeg, R Schwarzer, C D Spielberger Ed.). Lisse: Swets & Zeitlinger.

Kimble, D P., Bagshaw, M H., Pribram, K H. (1965): The GSR of monkeys during orienting and habituation after selective partial ablations of the cingulate and frontal cortex. Neuropsychol, 3 , 121-128.

Kimura, H., McGeer, P L., Peng, F., McGeer, E G. (1980): Choline acetyl-transferase-containing neurons in rodent brain demonstrated by immunohistochemistry S 1057-1059. Science, 208.

Kintsch, W. (1982): Gedächtnis und Kognition. Berlin:: Springer.

Kleinginna, P., Kleinginna, A. (1981): A categorized list of emotion definitions, with a suggestion for a consensual definition. Motivation and Emotion, 5 , 345-379.

Kimura, H., McGeer, P L., Peng, F., McGeer, E G. (1980): Choline acetyl-transferase-containing neurons in rodent brain demonstrated by immuno-histochemistry (S 1057-1059). Science, 208.

Klingberg, F. (1971): Hypersynchrony and learning. In: Biology of memory, 299-305 (G Adam Ed.). NewYork: Plenum.

Klix, F. (1971): Informatoin und Verhalten. Bern, Stuttgart, Wien: H Huber.

Klüver, H., Bucy, P C. (1939): Preliminary analysis of the functions of the temporal lobes in monkeys (S 979-1000). Arch Neurol Psychiat, 42 .

Knight, G. (1964): The orbital cortex as an objective in the surgical treatment of mental illness The results. Brit J Surg, 51 , 114-124.

Kohonen, T. (1972): Correlation matrix memories. IEEE Trans Comp c, 21, 353-359.

Kornhuber, H H. (1973): Neural control of input into long term memory: Limbic system and amnestic syndrome in man. In: Memory and transfer of information (H P Zippel Ed.). NewYork: Plenum Press.

Kortland, A. (1972): New Perspectives on Ape and Human Evolution. Amsterdam.

Kortland, A., Kooij, M. (1963): Protohominid Behavior in Primates. Symp Zool Soc London, 10 , 61 -88 .

Kramis, R., Vanderwolf, C H., Bland, B H. (1975): Two types of hippocampal slow activity in both the rabbit and the rat: Relations to behavior and effects of atropine,diethyl ether,urethane,and pentob. Exr Neurol, 49 , 58 -85 .

Krettek, J E., Price, J L. (1977): Projections, from the amygdaloid complex to the cerebral cortex and thalamus in the rat and cat. J Comp Neurol, 172, 687-722.

Krieger, M S., Conrad, L C A., Pfaff, D W. (1977): Axonal projections from the ventromedial nucleus of the hypothalamus. Anat Rec, 187, 770-771.

Krohne, H W. (1985): Das Konzept der Angstbewältigung. In: Angstbewältigung in Leistungssituationen, 1 -13 (H W Krohne Ed.). .

Kuypers, H G J. (1973): The anatomical organisation of the descending pathways and their contributions to motor control especially in primates. In: New Developments in EMG and Clinical Neurophysiol, 3, 38- 68 (J E Desmendt Ed.). .

Lacey, B C., Lacey, J I. (1974): Studies in heart rate and other bodily processes in sensorimotor behavior. In: Cardiovascular psychophysiology (P A Obrist, A H Black, J Brener, L V DiCara Ed.). Chicago: Aldine.

Lacey, J I. (1967): Somatic response patterning and stress: Some revisions of activation theory. In: Psychological stress: Issues in research (M H Appley, R Trumbull Ed.). NewYork: Appleton-Century-Crofts.

Lacey, J I., Bateman, D E., van Lehn, R. (1953): Autonomic response specificity. Psychosomatic Medicine, 15 , 8 -21 .

Lacey, J I., Lacey, B C. (1970): Some autonomic central nervous system interrelationships. In: Physiological correlates of emotion (P Black Ed.). NewYork: Academic Press.

Lang, P. (1979a): A bioinformational theory of emotional imagery. Psychophysiology, 16 , 495-512.

Lang, P. (1979b): Emotional imagery: Theory and experiment on instructed somatovisceral control. In: Biofeedback and selfregulation (H D Kimmel Ed.). New York: Erlbaum.

Lang, P J. (1984): Cognition in emotion: Concept and action. In: Emotions, cognitions, and behavior, 192-226 (C E Izard, J Kagan, R B Zajonc Ed.). Cambridge: Univ Press.

Lang, P., Kozak, M J., Miller, G A., Levin, D N., McLean, Jr ,A. (1980): Emotional imagery: Conceptual structure and pattern of somato-visceral response. Psychophysiology, 17 , 179-192.

Lantermann, E D. (1980): Interaktionen - Person, Situation und Handlung. München:: Urban & Schwarzenberg.

Lantermann, E D. (1980): Beliefs about and feelings toward situations Unveröffentl Ms Kassel 1980 Zit in: Lantermann 1982. .

Lantermann, E d. (1982): Integration von Kognitionen und Emotionen in Handlungen. In: Person und Situation, 67 -84 (H -W Hoefert Ed.). Göttingen: Hogrefe.

Lantermann, E D. (1982a): Person-Umwelt Interaktion aus handlungspsychologischer Sicht In: Wechselwirkungen Psychologische Analysen der Mensch-Umwelt-Beziehung (E.D. Lantermann Ed.). Göttingen: Hogrefe.

Lapidus, L B., Schmolling, P. (1975): Anxiety, arousal, and schizophrenia: a theoretical integration. Psychol Bull, 82 , 689-710.

Laufer, M W., Denhoff, E., Solomons, G. (1957): Hyperkinetic impulse disorder in childrens behavior problems. Psychosom Med, 19 , 38 -49 .

Lautmann, R. (1969): Wert und Norm Begriffsanalyse für die Soziologie. Opladen.

Laux, L., Glanzmann, P., Schaffer, P., Spielberger,C D. (1981): Das Trait-State-Inventar. Weinheim: Beltz.

Laux, L., Vossel, G. (1982): Paradigms in stress research: Laboratory versus field and traits versus processes. In: Handbook of stress (L Goldberger & S Breznitiz Ed.). New York: The Free Press.

Lazarus, R S. (1966): Psychological Stress and the Coping Process. NewYork, London: McGraw.

Lazarus, R S. (1975): A cognitively oriented psychologist looks at biofeedback. American Psychologist, 30 , 553-561.

Lazarus, R S. (1982): Thoughts on the relations between emotion and cognition. American Psychologist, 37 , 19 -24 .

Lazarus, R S. (1984): On the primacy of cognition. American Psychologist, 39 , 124-129.

Lazarus, R S., Averill, J R., Opton, E M. (1977): Ansatz zu einer kognitiven Gefühlstheorie. In: Psychophysiologie der Angst (N Birbaumer Ed.). München:: Urban & Schwarzenberg.

Lazarus, R S., Coyne, J C., Folkman, S. (1982): Cognition, emotion and motivation: The doctering of humpty-dumpty. In: Psychological stress and psychopathology (R W J Neufeld Ed.). New York: McGraw-Hill.

Lazarus, R S., Kanner, A D., Folkman, S. (1980): Emotions: A cognitive-phenomenological analysis. In: Theories of emotion (H Kellerman Ed.). New York: Academic Press.

Lazarus, R S., Launier, R. (1978): Stress-related transactions between person and environment. In: Perspectives in interactional psychology (L A Pervin & M Lewis Ed.). New York: Plenum.

LeMoal, M., Cardo, B. (1975): Rhythmic slow wave activity recorded in the ventral mesencephalic tegmentum in the rat. Electroenceph Clin Neurophysiol, 38 ., 139-147.

Leakey, R E., Lewin, R. (1978): Wie der Mensch zum Menschen wurde. Hamburg: Hoffmann und Campe.

Lee, R B. (1968): What Hunters do for a Living. In: Man the Hunter, 30-48 (R B Lee, I DeVore Ed.). Chicago: Aldine.

Leichnetz, G R., Astruc, J. (1977): The course of some prefrontal corticifugals to the pallidum, substantia innominata, and amygdaloid complex in monkeys. Exp Neurol, 54, 104-109.

Leventhal, H. (1979): A perceptual-motor processing model of emotion In P Pliner, K Blankenstein, & J M Spigel (Eds). Advances in the study of communication and affect, 5 New York: Plenum Press.

Leventhal, H. (1980): Towards a comprehensive theory of emotion. In: Advances in experimental social psychology, 13 (L Berkowitz Ed.). New York: Academic Press.

Leventhal, H. (1982): The integration of emotion and cognition: A view from the perceptual-motor theory of emotion. In: Affect and cognition (M S Clark & S T Fiske Ed.). Hillsdale, N J: Erlbaum.

Leventhal, H. (1984): A perceptual motor theory of emotion. In: Approaches to emotion (K R Scherer & Ekman, P Ed.). Hillsdale, N J: Erlbaum.

Leventhal, H., Everhart, D. (1979): Emotion, pain and physical illness. In: Emotion and psychopathology (C E Izard Ed.). New York:: Plenum.

Levi, L. (1972): Stress and distress in response to psychosocial stimuli Laboratory and real life studies on sympathicomedullary and related reactions. Acta Med Scand,Suppl 528/Int Ser Monogr Exp Psych, 17 Oxford: Pergamon Press.

Lewin, K. (1926): Vorsatz, Wille und Bedürfnis. Psychol Forschung, 7, 330-385.

Lewin, K. (1935): A dynamic theory of personality. NewYork.

Lewis, M., Wilson, C D. (1970): The cardiac response to a perceptual-cognitive task in the young child. Psychophysiol, 6 , 411-420.

Liebert, R M., Morris, L W. (1967): Cognitive and emotional components of test anxiety: A distinction and some initial data. Psychol Reports, 20 , 975-978.

Liebhart, E H. (1978): Wahrgenommene autonome Veränderungen als Determinanten emotionalen Verhaltens. In: Bielefelder Symposium über Attribution, 107-137 (D Görlitz, W -U Meyer & B Weiner Ed.). Stuttgart: Klett.

Lindsley, D B. (1951): Emotion. In: Handbook of experimental psychology (S S Stevens Ed.). NewYork: Wiley.

Lindsley, D B. (1970): The role of nonspecific reticulo-thalamo-cortical systems in emotion. In: Physiological correlates of emotion (P Black Ed.). NewYork: Academic Press.

Lindsley, D B., Wicke, J D. (1974): The electroencephalogram: Autonomous electrical activity in man and animals. In: Bioelectrical recording techniques, Part B (R F Thompson, M M Patterson Ed.). NewYork: Academic Press.

Lindvall, O. (1975): Mesencephalic dopamine afferents to the lateral septal nucleus of the rat. Brain Res, 87, 89- 95.

Livingstone, K., Escobar, A. (1971): Anatomical bias of the limbic system concept. Arch Neurol (Chic), 24 , 17 -21 .

Loiselle, D L., Stamm, J S., Maitinsky, S., Whipple, S C. (1980): Evoked potential and behavioral signs of attentive dysfunction in hyperactive boys. Psychophysiol, 17 , 193-201.

Lorenz, K. (1935): Der Kumpan in der Umwelt des Vogels. J Ornithol, 83 , 137-413.

Lorenz, K. (1955): Über das Töten von Artgenossen. Jahrbuch der Max-Planck-Gesellschaft, 105-140Göttingen.

Lorenz, K. (1978): Das Wirkungsgefüge der Natur und das Schicksal des Menschen. München und Zürich: Piper.

Lorenz, K. (1978): Vergleichende Verhaltensforschung. Grundlagen der Ethologie. Wien, Berlin: Springer.

Louis, W J., Doyle, A E., Anavekar, S. (1973): Plasma norepiphrenine levels in essential hypertension. New Engl J Med, 288, 599.

Luria, A R., Homskaya, E D. (1970): Frontal lobes and the regulation of arousal processes. In: Attention (D I Mostofsky Ed.). NewYork: Appleton-Century-Crofts.

Luria, A R., Pribram, K H., Homskaya, E D. (1964): An Experimental analysis of the behavioral disturbance produced by a left frontal arachnoidal endothelloma (meningioma). Neuropsychol, 2 , 257-280.

Lynn, R. (1966): Attention, arousal and the orientation reaction. Oxford.

Macfarlane, A G. (1964): Engineering Systems Analysis. London: Harrap & Co.

Mackay, C J. (1980): The measurement of mood and psychophysiological activity using self-report techniques. In: Techniques in psychophysiology (I Martin & P H Venables Ed.). New York:: Wiley.

Mandl, H., Huber, G L. (1983): Theoretische Grundpositionen zum Verständnis von Emotion und Kognition. In: Emotion und Kognition, 1 -60 (H Mandl, G L Huber Ed.). München, Wien: Urban & Schwarzenberg.

Mandler, G. (1975): Mind and emotion. New York:: Wiley.

Mandler, G. (1980): The generation of emotion: A psychological theory. In: Theories of emotion (R Plutchik & N Kellerman Ed.). New York: Academic Press.

Mandler, G., Kremen, I. (1958): Autonomic feedback: A correlational study. Journal of Personality, 26 , 388-399.

Mandler, G., Mandler, J M., Uviller, E T. (1958): Autonomic feedback: The perception of autonomic activity. Journal of Abnormal and Social Psychology, 26 , 367-373.

Maslow, A H. (1973): Psychologie des Seins. München.

Maze, J R. (1953): On some corruptions of the doctrine of homeostasis. Psychol Review, 60, 405-412.

McLean, P D. (1970a): The triune brain, emotion and scientific bias In:Intensive study program in the neurosciences. Neurosciences Research Program, Chpt 23, 336NewYork: Rockefeller University Press.

McLean, P D. (1970b): The limbic brain in relation to the psychosis. In: Physiological Correlates of Emotion (P Black Ed.). NewYork: Academic Press.

Meibach, R C., Siegel, A. (1977): Efferent connections of the septal area in the rat: an analysis utilizing retrograde and anterogradetransport methods. Brain Res, 119, 1 -20 .

Meienberg, P. (1972): Die Physiologie des normalen menschlichen Schlafes als Grundlage der experimentellen psychologischen Schlaf- und Traumforschung. Unveröff Diplomarbeit; Psych Inst d Univ München.

Mettler, A., McLardy, T. (1948): Posterior cuts in prefrontal leucotomy: A clinicopathological study. J Mental Sci, 94 , 555-564.

Meyer, P. (1981): Evolution und Gewalt Ansätze zu einer bio-soziologischen Synthese. Berlin und Hamburg: Parey.

Milgram, S. (1963): Behavioral study of obedience. J Abnormal Psychol, 67, 372-378.

Miller, G A., Galanter, E., Pribram, K H. (1960): Plans and the structure of behavior (Dt Übers : Pläne und Struktren des Verhaltens Stuttgart: Klett 1973). NewYork: Holt, Rinehart & Winston.

Mitscherlich, A. (1969): Die Idee des Friedens und die menschliche Aggressivität Vier Versuche. Frankfurt: Suhrkamp.

Morest, D K. (1961): Connections of the dorsal tegmental nucleus in rat and rabbit. J Anat (Lond), 95, 229-246.

Morgan, W P., Roberts, J A., Feinermann, A D. (1971): Psychologic effect of acute physical activity. Archives of Physical Medicine and Rehabilitation, 52 , 422-425.

Mullholland,T B. (1972): Occipital alpha revisited. Psychol Bull, 78 , 176-182.

Näätänen, R., Gaillard, A., Mäntysalo, S. (1978): The N1 effect of selective attention reinterpreted. Acta Psychologica, 42 , 313-329.

Nakano, K. (1972): Association - a model of associative memory. IEEE Trans on systems, Man, and Cybern SMC, 2 , 380-388.

Nauta, W J H. (1961): Fibre degeneration following lesions of the amygdaloid complex in the monkey. J Anat (Lond), 95, 515-531.

Nauta, W J H. (1962): Neural associations of the amygdaloid complex in the monkey. Brain, 95, 505-519.

Nauta, W J H., Haymaker, W. (1969): Hypothalamic nuclei and fiber connections. In: The Hypothalamus, 136-209 (W Haymaker, E Anderson, W J H Nauta Ed.). Sringfield: Thomas.

Neisser, U. (1963): Decision time without reaction time: Experiments in visual scanning. Amer J Psychol, 76 , 376-385.

Neisser, U. (1974): Kognitive Psychologie. Stuttgart: Klett.

Nesbitt, P D., Steven, G. (1974): Personal Space and Stimulus Intensity at a Southern California Amusement Park. Sociometry, 37, 105-115.

Niebeling, H -G. (1980): Einführung in die Elektroencephalgraphie. Berlin, Heidelberg, NewYork: Springer.

Nieuwenhuys, R., Voogd, J., van Huijzen, C. (1980): Das Zentralnervensystem des Menschen. Berlin, Heidelberg, NewYork: Springer.

Nolting, H P. (1981): Lernschritte zur Gewaltlosigkeit Ergebnisse psychologischer Friedensforschung. Reinbek: Rowohlt.

O'Keefe, J., Nadel, L. (1978): The Hippocampus as a cognitive map. Oxford: Claredon Press.

Obrist, P A. (1976): The cardiovascular-behavioral interaction as it appears today. Psychophysiol, 13 , 95 -107.

Obrist, P A., Howard, J L., Sutterer, J R., Hennis, R S., Murell, D J. (1973): Cardiac-somatic changes during a simple reaction time task: A development study. J Exp Child Psychol, 16 , 346-362.

Obrist, P A., Webb, R A., Sutterer, J RHoward, J L. (1970b): Cardiac deceleration and reaction time: An evaluation of two hypotheses. Psychophysiol, 6 , 695-706.

Obrist, P A., Webb R A., Sutterer, J R., Howard, J L. (1970a): The cardiac-somatic relationship: Some reformulations. Psychophysiol, 6 , 569-587.

Obrist, P A., Wood, D M., Perez-Reyes, M. (1965): Heart rate during conditioning in humans: affect of UCS intensity vagal blockade and adrenergic block of vasomotor activity. J Exp Psychol, 70 , 32 -42 .

Obuchowski, K. (1970): Orientierung und Emotion (Orig : Kody orientazji istruktura procesow emocjonalnych Warszawa, Panstwowe Wydawnictwo Naukowe). Köln: Pahl-Rugenstein.

Oldenbürger,H A., Becker, D. (1975): Are there clusters of frequencies in power spectra of EEG? How to find and prove them statistically. In: Quantitative Analysis of the EEG, 601-611 (M Matejcek, G K Schenk Ed.). Jogny sur Vevey: AEG-Telefunken, EDP-Division.

Osgood, C E. (1966): Dimensionality of the semantic space for communication via facial expressions. Scand J Psychol, 7 , 1 -30 .

Osgood, Ch E., May, W H., Miron, M S. (1975): Cross-cultural universals of affective meaning. Urbana: Univ of Illinois Press.

Otto, J. (1981): Regulationsmuster in Warte- und Vollzugssituationen. München: Minerva.

Otto, J H. (1982): Regulation und Fehlregulation im Verhalten VI: Anforderungen und Kapazität beim Warten und beim Ausführen von Tätigkeiten. Psychologische Beiträge, 24 , 478-497.

Otto, J H. (1984): Self-awareness and coping style: Differential effects of mild physical exercise. In: The self in anxiety, stress, and depression, 297-311 (R Schwarzer Ed.). Amsterdam: Elsevier.

Otto, J. (1984): The problem of attribution and cognitive therapy. In: Foundations of cognitive therapy, 73 -95 (N Hoffmann Ed.). NewYork: Plenum.

Otto, J H., Thayer, R E. (1985): Effects of mild physical exercise on mood. Manuscript submitted for publication.

Pandya, D N., Vanhoesen, G W. (1973): A congulo-amygdaloid projection in the rhesus monkey. Brain Res, 61, 369-373.

Papez, J W. (1937): A proposed mechanism of emotion. Arch Neurol Psychiat, 38 , 725-743.

Papez, J W. (1937): A proposed mechanism of emotion. Arch Neurol Psychiatry, 38 , 725-743.

Papez, J W. (1937): A proposed mechanism of emotion. Arch Neurol Psychiatry, 38, 725-743.

Partridge, B L. (1982): Wie Fische zusammenhalten. Spektrum (August 1982), 64- 74.

Partridge, B L., Pitcer, T J. (1980): The Sensory Basis of Fish Schools. J Comp Physiol, 135, 315-325.

Penfield, W., Jasper, H. (1954): Epilepsy and the functional Anatomy of the human brain. Boston: Little Brown.

Pennebaker, J W. (1982): The psychology of physical symptoms. NewYork: Springer.

Pennebaker, J W., Epstein, D. (1983): Implicit psychophysiology: Effects of common beliefs and idiosy ncratic physiological responses on sympyom reporting. Journal of Personality, 51 , 465-496.

Pennebaker, J W., Gonder-Frederick, L., Cox, D J., Hoover, C W. (19): General versus specific visceral perception and the regulation of behavior. In: Advances in Behavioral Medicine (E S Katkin & S B Manuck Ed.). Greenwich, CN: JAI Press.

Pennebaker, J W., Gonder-Frederick, L., Stewart, H., Elfman, L., Skelton, J A. (1982): Physical symptoms associated with blood pressure. Psychophysiology, 19 , 201-210.

Pennebaker, J W., Hoover, C W. (1984): Visceral perception versus visceral detection: Disentangling methods and assumptions. Biofeedback and Self-regulation, 9 , 339-352.

Petro, J K., Holland, A P., Bouman, L N. (1970): Instantaneous cardiac acceleration in man induced by a voluntary muscle contraction. J Appl Physiol, 24 , 794-798.

Petsche, H., Stumpf, C. (1960): Topographic and toposcopic study of the origin andspread of the regular synchronized arousal patternin the rabbit. Electroenc Clin Neurophys, 12 , 589-600.

Petsche, H., Stumpf, C., Gogolak, G. (1962): The significance of the rabbit's septum as a relaystation between the midbrain and hippocampus I The control of hippocampal arousal activity by. Electroenc Clin Neurophys, 14 , 202-221.

Pfaffelhuber, E. (1975): Correlation memory models - a first approximation in a general learning scheme. Biol Cybern, 18 , 217-223.

Piaget, P. (1981): Intelligence and affestivity: Their relationship during child development. Palo Alto: Annual Reviews Monograph.

Posner, M I. (1973): Cognition: An introduction. Glenview: Scott, Foresman.

Premack, D. (1971): Catching up with common sense or two sides of a generalisation: Reinforcement and punishment. In: The nature of reinforcement, 121-150 (R Glaser Ed.). .

Pribram, K H. (1971): Languages of the brain: Experimental paradoxes and principles in neuropsychology. Englewood Cliffs, N J: Prentice Hall.

Pribram, K H. (1976): Self-consciousness and intentionality: A model based on an experimental analysis of the brain mechanisms involved in motivation and emotion. In: Consciousness and self-regulation, 1 (G E Schwartz & D Shapiro Ed.). London: Wiley.

Pribram, K H. (1982): Rules and norms Vortrag an der Technischen Universität Berlin am 15 11 1982. .

Pribram, K H., McGuinness, D. (1975): Arousal, Activation, and Effort in the Control of Attention (Dt. Übers.: Arousal, Aktivierung und Anstrengung: gesonderte neurale Systeme. Z Psychol 184 (1976) 382-403). Psychol Rev, 82 , 116-149.

Pribram, K H., Tubbs, W E. (1967): Short-term memory, parsing, and the primate frontal cortex (S 1765-1767). Science, 156.

Pribram, K H., Tubbs, W E. (1967): The primate frontal cortex (p 1765). Science, 156.

Prichep, L S., Sutton, S., Hakerem, G. (1976): Evoked potentials in hyperkinetic and normal children under certainty and uncertainty: a placebo and methylphenidate study. Psychophysiol, 13 , 419-428.

Prigogine, J., Wiame, J M. (1946): Biologie et thermodynamique des phenumenes irreversibles. Experientia, 2, 451.

Pujol, J F., Stein, D., Blondaux, Ch., Petitjean, F., Froment, J L., Jouvet, M. (1973): Biochemical evidence for interaction phenomena between noradrenergic and serotoninergic systems in the cat brain. In: Frontiers in catecholamines research (E Usdin Ed.). NewYork: Pergamon Press.

Rapoport, A. (1966): Two-peson game theory. Michigan: Univ Press.

Rapoport, A. (1967): Escape from paradox. Scient Am, 217, 50- 56.

Rapoport, A., Chammah, A M. (1965): The prisoner's dilemma. Michigan: Univ Press.

Raskin, D C., Kotses, H., Bever, J. (1969): Cephalic vasomotor and heart rate measures of orienting and defensive reflexes. Psychophysiol, 6 , 149-159.

Reimann, V., Korth, M., Keidel, W. (1974): Korrelationsanalyse von EEG und Augenbewegung beim Menschen. Vision Research, 14 , 959-963.

Reisenzein, R. (1983): The Schachter theory of emotion: Two decades later. Psychol Bulletin, 94 , 239-264.

Renaud, L P., Hopkins, D A. (1977): Amygdala afferents from the mediobasal hypothalamus: An electrophysiological and neuroanatomical study in the rat. Brain Res, 121, 201-213.

Reykowski, J. (1973): Psychologie der Emotionen. Donauwörth: Auer.

Richards, D W. (1953): Homeostasis versus hyperexis, or: Saint George and the dragon. Scientific Monthly, 77, 289-294.

Richter-Heinrich, E., Läuter, J. (1969): A psychophysiological test as diagnostic tool with essential hypertensives. Psychother Psychosom, 17 , 153.

Riedl, R. (1981): Biologie der Erkenntnis (3. Aufl.). Berlin und Hamburg: Parey.

Riedl, R. (1979): Über die Biologie des Ursachen-Denkens: Ein evolutionistischer, systemtheoretischer Versuch. Mannheimer Forum 1978/79Mannheim: Boehringer.

Robinson, T E. (1980): Hippocampal rhythmic slow activity (RSA; theta): A critical analysis of selected studies and discussion of possible species-differences. Brain Res Rev, 2 , 69 -101.

Robinson, T E., Kramis, R C., Vanderwolf, C H. (1977): Two types of cerebral activation during active sleep: Relations to behavior. Brain Res, 124, 544-549.

Roeder, K. (1955): Spontaneous Activity and Behavior. The Scientific Monthly, 80 , 362-370.

Rohracher, H. (1960): Einführung in die Psychologie. Wien: Urban & Schwarzenberg.

Rosene, D L., VanHoesen, G W. (1977): Hippocampal efferents reach widespread areas of cerebral cortex and amygdala in the rhesus monkey. Science, 198, 315-317.

Rosenthal, R H., Allen, T W. (1978): An examination of attention, arousal, and learning dysfunctions of hyperkinetic children. Psychil Bull, 85 , 689-715.

Rosvold, H E., Mirsky, A F., Pribram, K H. (1954): Influence of amygdalectomy on social interaction in a monkey group. J Comp Physiol Psychol, 47 , 173-178.

Routtenberg, A. (1968): The two-arousal hypothesis: Reticular formation and limbic systems. Psychol Rev, 75 , 51 -80 .

Routtenberg, A. (1971): Stimulus processing and response execution: a neurobehavioral theory. Physiol Beh, 6 , 589-596.

Ruch, T C., Shenkin, H A. (1943): The relation of area 13 in orbital surface of frontal lobes to hyperactivity and hyperphagia in monkeys. J Neurophys, 6 , 349-360.

Rushton, J P., Brainerd, C J., Pressley, M. (1983): Behavioral development and construct validity: The principle of aggregation. Psychological Bulletin, 94 , 18 -38 .

Russett, B. (1983): The prisoners of insecurity. NewYork: Freeman.

Sachs, M L., Buffone, G W. (19): Running as therapy An integrated approach. In: (M L Sachs, G W Buffone Ed.). Lincoln, NE: University of Nebraska.

Sacks, M H., Sachs, M L. (1981): Psychology of running. In: (M H Sacks, M L Sachs Ed.). Champaign, IL: Human Kinetics Publishers.

Sahlins, M D. (1965): On the sociology of primitive exchange. In: The Relevance of Models for Social Anthropology, 139-236 (M Banton Ed.). London: Tavistock.

Sanders, A F. (1983): Towards a model of stress and human peformance. Acta Psychol, 53 , 61 -97 .

Saper, C B., Swanson, L W., Cowan, W M. (1976): The efferent connections of the ventromedial nucleus of the hypothalamus of the rat. J Comp Neurol, 169, 409-442.

Satterfield,J H. (1973): EEG issues in children with minimal brain dysfunction. Seminars in Psychiatrie, 5 , 35 -46 .

Satterfield,J H., Braley, B W. (1977): Evoked potentials and brain maturation in hyperactive and normal children. Electroenceph Clin Neurophysiol, 43 , 43 -51 .

Satterfield,J H., Dawson, M E. (1971): Electrodermal correlates of hyperactivity in children. Psychophysiol, 8 , 191-197.

Schachter, S. (1964): The interaction of cognitive and physiological determinants of emotional state. In: Advances in experimental social psychology, 1 (L Berkowitz Ed.). NewYork: Academic Press.

Schachter, S. (1975): Cognition and peripheralist-centralist controversies in motivation and emotion. In: Handbook of Psychobiology (M S Gazzaniga, C Blakemore Ed.). NewYork: Academic Press.

Schachter, S., Singer, J. (1962): Cognitive, social and physiological determinants of emotional state. Psychol Review, 69 , 379-399.

Schachter, S., Singer, J. (1979): Comments on the Maslach and Marshall-Zimbardo experiments. Journal of Personality and Social Psychology, 37 , 989-995.

Schandry, R. (1981): Psychophysiologie. München, Wien: Urban & Schwarzenberg.

Schank, S J., Abelson, R P. (1977): Scripts, plans, goals, and understanding: An inquiry into human knowledge. Hillsdale, N J: Erlbaum.

Scheier, M F., Carver, C S. (1982): Cognition, affect, and self-regulation. In: Affect and cognition (M S Clark & S T Fiske Ed.). New Jersey: Erlbaum.

Scherer, R. (1981): Wider die Vernachlässigung der Emotion in der Psychologie. In: Bericht über den 32 DGfP-Kongress (W Michaelis Ed.). Göttingen: Hogrefe.

Scherer, K R. (1983): Prolegomina zu einer Taxonomie affektiver Zustände: (Ein Komponenten-Prozess-Modell).In: Bericht über den 33 DGfP-Kongress (D Albert Ed.). Göttingen: Hogrefe.

Scherer, K R. (1984): On the nature of emotion: A component process approach. In: Approaches to emotion (K R Scherer & P Ekman Ed.). Hillsdale, N J: Erlbaum.

Scherer, K R. (1986): Vocal affect expression: A review and a model for further research. Psychol Bull, 99 , 143-165.

Schlosberg, H. (1954): Three dimensions of emotion. Psychol Rev, 61 , 81 -88 .

Schmajuk, N A. (1984): Psychological theories of hippocapal function. Physiological Psychology, 12 , 166-183.

Schmidt, G. (1975): Sexuelle Motivation und Kontrolle. In: Ergebnisse zur Sexualforschung, 30 -47 (E Schorsch, G Schmidt Ed.). Köln.

Schmidt-Atzert, L. (1981): Emotionspsychologie. Stuttgart: Kohlhammer.

Schmidt-Atzert, L., Kutscher, R., Reizammer, J. (1983): Körpersymptome bei semantisch ähnlichen und unähnlichen Emotionen. Zeitschr f experiment u angewandte Psychologie, 30 , 458-473.

Schmidtke, H. (1965): Die Ermüdung: Symptome, Theorien, Meßversuche. Bern: Huber.

Schönpflug, W. (1965): Eine Kategorienskala phänomenaler Aktivierung und ihre Beziehung zu Puls- und Hautwiderstandswerten. In: Bericht über den 24. Kongress der DGP, 281-288 (H Heckhausen Ed.). Göttingen: Hogrefe.

Schönpflug, W. (1965): Objektive und erlebte Aktivierung bei verschieden schneller und verschiden schwerer körperlicher Tätigkeit. Z exp angew Psychol, 12 , 124-160.

Schönpflug, W. (1969): Vorgänge psychophysiologischer Aktivierung und drei Ansätze zu ihrer Untersuchung. In: Methoden der Aktivierungsforschung, 11 -25 (W Schönpflug Ed.). Bern: Huber.

Schönpflug, W. (1979): Regulation und Fehlregulation im Verhalten: I, Verhaltensstruktur, Effizienz und Belastung - theoretische Grundlagen eines Untersuchungsprogramms. Psychol Beitr, 21 , 174-202.

Schönpflug, W. (1983): Coping efficiency ans situational demands. In: Stress and fatigue in human performance (G R Hockey Ed.). London:: Wiley.

Schönpflug, W. (1984): Behavior economics as an approach to stress theory. Luxembourg Conference at Psychol Stress Theory.

Schreiner, L., Kling, A. (1953): Behavioral changes following rhinencephalic injury in cat. J Neurophysiol, 16 , 643-659.

Schulz,P. (1980): Regulation und Fehlregulation im Verhalten V Diewechselseitige Beeinflussung von mentaler und emotionaler Beanspruchung. Psychologische Beiträge, 22 .

Schulz, P. (1982): Mental an emotional load in goal-directed actions. In: Mental load and stress in activity (W Bachmann & J Udris Ed.). Amsterdam:: North-Holland.

Schulz, P. (1982): Regulation und Fehlregulation im Verhalten VII Enstehungsbedingungen und Erscheinungsweisen der emotionalen Belastung in Leistungssituationen. Psychologische Beiträge, 24 , 498-522.

Schulz, P., Schönpflug, W. (1982): Regulatory activity during states of stress. In: Achievement, stress, and anxiety (H W Krohne & L Laux Ed.). Washington, D C: Hemisphere.

Schurig, V. (1975): Naturgeschichte des Psychischen (2 Bde). Frankfurt: Campus.

Schurig, V. (1976): Die Entstehung des Bewußtseins. Frankfurt: Campus.

Schwartz, G E., Davidson, R J., Goleman, D J. (1978): Patterning of cognitive and somatic processes in the self-regulation of anxiety: Effects of meditation versus exercise. Psychosomatic Medicine, 40 , 321-328.

Schwarzer, R. (1981): Stress, Angst und Hilflosigkeit. Stuttgart: Kohlhammer.

Scoville, W B. (1960): Late results of orbital undercutting Report of 76 patients undergoing quantitative selective lobotomies. Am J Psychiatry, 525-529.

Seitz, A. (1940): Die Paarbildung bei einigen Cichliden, I. Z f Tierpsychol, 4 , 40 -84 .

Selg, H. (1971): Zur Aggressiom verdammt? Psychologische Ansätze einer Friedensforschung. Stuttgart: Kohlhammer.

Semba, K., Szechtman, H., Komisaruk, B R. (1980): Synchrony among rhythmical facial tremor, neocortical "alpha" waves, and thalamic non-sensory neuronal bursts in intact awake rats. Brain Res, 195, 281-291.

Senghaas, D. (1972): Zur Analyse internationaler Politik. In: Politikwissenschaft (G Kress, D Senghaas Ed.). Frankfurt: Fischer.

Sheffield, F D., Wulff, J J., Backer, R. (1951): Reward value of copulation without sex drive reduction. J Comp Physiol Psychol, 44 , 3 -8 .

Shettleworth, S. (1975): Reinforcement and the organization of behavior in golden hamsters: Hunger, environment, and food reinforcement. J Exp Psychol (Animal Beh Proc), 1 , 56 -87 .

Shields, S A. (1984): Reports on bodily changes in anxiety, sadness, andanger. Motivation and Emotion, 8 , 1 -21 .

Shields, S A., Stern, R M. (1979): Emotion: The perception of bodily change. In: Advances in the study of communication and affect, 5 , 85 -106 (I M Spigel, P Pliner & K R Blankstein Ed.). NewYork: Plenum.

Shute, C C D., Lewis, P R. (1967): The ascending cholinergic reticular system: Neocortical, olfactory and subcortical projections. Brain, 90 , 497-520.

Silbernagel, S., Despopoulos, A. (1979): Taschenatlas der Physiologie. Stuttgart: Thieme.

Sinz, R. (1978): Zeitstrukturen und organismische Regulation. Berlin: VEB Wissenschaft.

Small, J G. (1971): Sensory evoked potentials of autistic children. In: Infantile Autism (D W Churchill, G D Alpern, M K DeMeyer Ed.). Springfield (Ill): Thomas Publ.

Smith, C M. (1972): The release of acetylcholine from rabbit hippocampus. British Journal of Pharmacology, 45 , 172.

Snyder, M. (1979): Self-monitoring processes. In: Advances in experimental social psychology, 12 (L Berkowitz Ed.). New York: Academic Press.

Steinbuch, K. (1961): Die Lernmatrix. Kybernetik, 1 , 36 -45 .

Stephan, H. (1975): Allocortex. In: Handbuch der mikroskopischen Anatomie, 4/9 (W Bargmann Ed.). Berlin: Springer.

Stern, R M., Higgins, J D. (1969): Perceived somatic reactions to stress: Sex, age and familial occurence. Journal of Psychosomatic Research, 13 , 77 -82 .

Sternbach, R A. (1966): Principles of psychophysiology. NewYork: Academic Press.

Studynka, G. (1974): Hirnforschung. Frankfurt/M: Fischer.

Stumpf, C. (1965): The fast component in the electrical activity of the rabbit's hippocampus. Electroenc Clin Neurophys, 18 , 477-486.

Swanson, L W. (1976): An autoraiographic study f the efferent connections of the preoptic region in the rat. J Comp Neurol, 167, 227-256.

Swanson, L W., Cowan, W M. (1977): An autoradiographuc study of the organisation of the efferent connections of the hippocampal formation in the rat. J Comp Neurol, 172, 49- 84.

Taylor, S E., Crocker, J. (1981): Schematic bases of social information processing In E T Higgins et al (Eds) The Ontario symposium on personality and social psychology. Hillsdale, N J: Erlbaum.

Taylor, W B., Moldofsky, H., Furedy, J J. (1985): Heart Rate Deceleration in REM Sleep: An Orienting Reaction Interpretation. Psychophysiology, 22 , 110-115.

Tecce, J J. (1972): Contingent negative variation (CNV) and psychological process in man. Psychol Bull, 77 , 73 -108.

Tembrock, G. (1968): Grundriß der Verhaltenswissenschaften. Stuttgart: G Fischer.

Thayer, R E. (1967): Measurement of activation through self-report. Psychol Rep, 20 , 663-678.

Thayer, R E. (1970): Activation states as assessed by verbal report and four psychophysiological variables. Psychophysiol, 7 , 86 -94 .

Thayer, R E. (1978a): Factor analysis and reliability studies on the Activation-Deactivation Adjective Check List. Psychol Rep, 42 , 747-756.

Thayer, R E. (1978b): Toward a psychological theory of multidimensional Activation (Arousal). Mot Emot, 2 , 1 -34 .

Thayer, R E.: Energy, tiredness, and tension effects of a sugar snack vs moderate exercise. J Pers Soc Psychol (in press).

Thayer, R E. (1985): Problem perception,optimism,and related states as a function of time of day (diurnal rhythm),and moderate exercise: Two arousal systems in interaction. Manuscript submitted for publication.

Thayer, R E., Cox, S J. (1968): Activation manifest anxiety, and verbal learning. Journal of Experimental Psychology, 78 , 524-526.

Thayer, R E., Moore, L E. (1972): Reported activation and verbal learning as a function of group size (social facilitation) and anxiety-inducing instructions. J Soc Psychol, 88 , 277-287.

Tohyama, M., Maeda, T., Shimizu, N. (1974): Detailed noradrenaline pathways of locus coeruleus neuron to the cerebral cortex with use of 6-hydroxydopa. Brain Res, 79, 139-144.

Tomkins, S S. (1962): Affect, imagery, consciousness (Vol 1 The positive affects). New York: Springer.

Tomkins, S S. (1982): Affect, imagery, and consciousness (Vol 3 Cognition and affect). New York: Springer.

Tomkins, S S. (1982): Affect theory. In: Emotion in the human face (2nd rev. Ed.), 353-395 (P Ekman Ed.). Cambridge: Univ Press.

Troiano, R., Siegel, A. (1975): The ascending and descending connections of the hypothalamus in the cat. Exp Neurol, 49, 161-173.

Turner, J L., Foa, E B., Foa, U G. (1971): Interpesonal reinforcements: Classification, interrelationship, and some differential properties. J Pers Soc Psychol, 19, 168-180.

Tverski, A., Kahnemann, D. (1981): The framing of decisions and the psychology of choice. Science, 211, 453-458.

Uesaka, Y., Ozeki, K. (1972): Some properties of association-type memories. JIEECE of Japan D, 55 , 323-330.

Ulich, D. (1982): Das Gefühl. München: Urban & Schwarzenberg.

Ursin, H., Kaada, B R. (1960): Functional localization within the amygdala complex within the cat. Electroenc Clin Neurophysiol, 12 , 120.

Valenstein, E S., Nauta, W J H A. (1959): A comparison of the distribution of the fornix system in the rat, guinea pig, cat and monkey. J Comp Neurol, 113, 337-363.

Valins, S. (1966): Cognitive effects of false heart rate feed-back. Journal of Personality and Social Psychology, 4 , 400-408.

Valins, S. (1967): Emotionality and information concerning internal reactions. J Pers Soc Psychol, 6 , 458-463.

Valins, S. (1970): The perception and labeling of bodily changes as determinants of emotional behavior. In: Physiological correlates of emotion, 229-243 (P Black Ed.). NewYork: Academic Press.

Van Andel, G E., Austin, D R. (1984): Physical fitness and mental health: A review of the literature. Adapted Physical Activity Quarterly, 1 , 207-220.

VanHoesen, G W., Pandya, D N. (1975): Some connections of the entorhinal area (area 28) and perirhinal area (area 35) cortices of the rhesus monkey I : Temporal lobe afferents. Brain Res, 95, 1- 24.

Vanderwolf, C H. (1975): Neocortical and hippocampal activation in relation to behavior Effects of atropine, eserine, phenothiazines, and amphetamine. J Comp Phys Psych, 88 , 300-323.

Vanderwolf, C H., Bland, B H., Whishaw, I Q. (1973): Diencephalic, hippocampal, and neocortical mechanisms in voluntary movement. In: Efferent organiz and the integr of behavior, 229-262 (J D Maser Ed.). NewYork: Academic Press.

Vanderwolf, C H., Goodale, M A. (1982): Does introspection have a role in brain-behavior resesrch?. Behavior and Brain Sciences, 5 , 448.

Vanderwolf, C H., Kramis, R., Gillespie, L A., Bland, B H. (1975): Hippocampal rhythmic slow activity and neocortical low-voltage fast activity: Relations to behavior. In: The Hippocampus, Neurophysiology and Behavior, 2 , 101-128 (R L Isaacson, K H Pribram Ed.). NewYork: Plenum.

Vanderwolf, C H., Kramis, R., Gillespie, L A., Bland, B H. (1975): Hippocampal rhythmic slow activity and neocortical low-voltage fast actuvuty: Relations to behavior. In: The Hippocampus,Vol2: Neurophysiology and Behavior, 2 , 101-128 (R L Isaacson, K H Pribram Ed.). NewYork: Plenum Press.

Vanderwolf, C H., Kramis, R., Robinson, T E. (1978): Hippocampal electrical activity during waking behavior and sleep: Analysis using centrally acting drugs (Ciba Symp). Function of the Septo-hippocampal System, 58 .

Vanderwolf, C H., Robinson, T E. (1981): Reticulo-cortical activity and behavior: A critique of the arousal theory and a new synthesis. Beh Brain Sci, 4 , 459-514.

Villiger. (1930): Gehirn und Rückenmark.

Vinogradova, O. (1970): Registration of information and the limbic system. In: Short-term changes in neural activity and behavior (G Horn, R A Hinde Ed.). Cambridge: Univ Press.

Wall, P D., Davis, G D. (1951): Three cerebral cortical systems affecting autonomic function. J Neurophys, 14 , 507-517.

Walter, W G. (1967): Electrical signs of association, expectancy, and decision in the human brain. Electroenc Clin Neurophysiol, 25 , 258-263.

Weber, A. (1981): Ich fühle mich unglaublich wohl. Psychologie heute, 8, 38 -41 .

Weber, A. (1982): Laufen - Motive und Wirkungen. Sportwissenschaft, 12 , 174-185.

Weiner, B. (1980): Human motivation. New York: Rinehart and Winston.

Weiskrantz, L. (1966): Experimental studies of amnesia. In: Amnesia (Ch 1) (C H W Whitty, O L Zangwill Ed.).

Weitzman, E D., Kremen, H. (1965): Auditory evoked responses during different stages of sleep in man. Electroenceph Clin Neurophysiol, 18 , 89 .

Whishaw, I Q. (1976): The effects of alcohol and atropine on EEG and behavior in the rabbit. Psychopharm (Berlin), 48 , 83 -90 .

Wick, E. (1964): Kreislaufuntersuchungen an Studenten unter emotionellen Belastungen. In: Funktinsabläufe unter emotionellen Belastungen, 94 -102 (K Fellinger Ed.). Basel: Karger.

Wieland, R. (1981): Schwankende Schallpegel, Leistungshandeln und der Wechsel von Arbeit und Erholung. Z Lärmbekämpfung, 28 , 117-122.

Wieland-Eckelmann, R. (1986): Regulation und Fehlregulation im Verhalten IX: Angstbewältigung beim Leistungshandeln. Psychologische Beiträge, 85, 1-30 .

Wieland-Eckelmann, R., Bösel, R. (19): Konstruktion eines Verfahrens zur Erfassung von dispositionellen Angstbewältigungsstrategien im Leistungsbereich (Im Druck). Z Differentielle und Angewandte Psychologie.

Wiener, N. (1930): Generalized Harmonic Analysis. Acta mathematica, 55, 117-258.

Wiener, N. (1948): Cybernetics or Control and Communication in the Animal and the Machine. Mass Inst of Technology.

Wigström, H. (1973): A neuron model with learning capability and its relation to mechanism of association. Kybernetik, 12 , 204-215.

Wilkinson, R T., Lee, M V. (1972): Auditory evoked potentials and selective attention. Electroencephalography a Clinical Neurophysiology, 33 , 411-418.

Winson, J. (1972): Interspecies differences in the occurence of theta. Beh Biol, 7 , 479-487.

Wood, R A., Obrist, P A. (1964): Effects of controlled and uncontrolled respirationon the conditioned heart rate response in humans. J Exp Psychol, 68 , 221.

Wundt, W. (1902): Grundzüge der Physiologischen Psychologie, Zweiter Band (5.Aufl.). Leipzig: Engelmann.

Wurmbach, H. (1968): Lehrbuch der Zoologie (2 Aufl). , 2 Stuttgart: Gustav Fischer.

Wyss, J M. (1977): Hypothalamic and brainstem afferents to the hippocampal formation in the rat. Neurosci Abs, 3, 209.

Yerkes, R M., Dodson, J D. (1908): The relation of strength of stimulus to rapidity of habitformation. J Comp Neur Psychol, 18 , 459-482.

Zajonc, R B. (1980): Feeling and thinking Preferences need no inferences. American Psychologist, 35 , 151-175.

Zajonc, R B. (1984): The integration of affect and cognition. In: Approaches to emotion (K R Scherer & P Ekman Ed.). Hillsdale, N J: Erlbaum.

Zeller, G. (1980): Quantitative EEG-Untersuchungen zur Psychophysiologie visueller Suchprozesse Dissertation an der Naturwissenschaftlichen Fakultät der Univ. Salzburg.

Zeller, G., Bente, D. (1983): Veränderungen der hirnelektrischen Organisation bei visuellen Such- und Diskriminationsprozessen. Z EEG-EMG, 14 , 177-185.

Zuckerman, M. (1976): General and situation-specific traits and states: New approaches to assesment of anxiety and other constructs. In: Emotions and anxiety (M Zuckerman & C D Spielberger Ed.). Hillsdale, N Y: Erlbaum.

SACHWORTREGISTER

MIX
Papier | Fördert gute Waldnutzung
FSC® C083411

Zeitfracht Medien GmbH
Ferdinand-Jühlke-Straße 7
99095 Erfurt, Deutschland
produktsicherheit@kolibri360.de